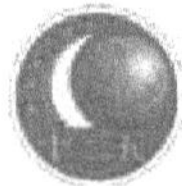

国家卫生和计划生育委员会"十二五"规划教材
全国高等医药教材建设研究会"十二五"规划教材

全国高等学校器官-系统整合教材

Organ-systems-based Curriculum

供临床医学及相关专业用

生物医学 PBL 教学案例集

主　　编　夏　强　钱睿哲

副 主 编　李庆平　潘爱华

编　　委（以姓氏笔画为序）

马长艳（南京医科大学）
王　晗（海南医学院）
王　琳（吉林大学）
王会平（浙江大学）
王丽静（中南大学）
王晓晟（中南大学）
孔丽君（滨州医学院）
关凤英（吉林大学）
许　勇（滨州医学院）
许会静（滨州医学院）
李　艳（吉林大学）
李庆平（南京医科大学）
李雅娜（滨州医学院）
汪　青（复旦大学）
宋德懋（北京大学）
张露青（南京医科大学）
岳少杰（中南大学）
赵冬梅（滨州医学院）
俞　颖（浙江大学）
夏　强（浙江大学）
顾卫琼（上海交通大学）
钱睿哲（复旦大学）
黄　英（四川大学）
梅文翰（上海交通大学）
靳英丽（吉林大学）
阚慕洁（吉林大学）
潘爱华（中南大学）
霍　然（南京医科大学）

学术秘书　王会平（浙江大学）

器官-系统
整合教材
P　B　L

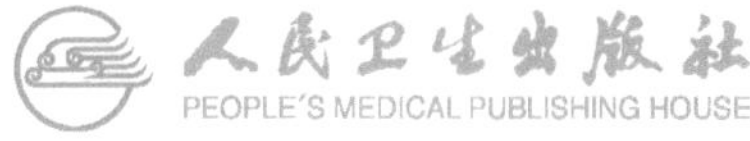

人民卫生出版社
PEOPLE'S MEDICAL PUBLISHING HOUSE

图书在版编目（CIP）数据

生物医学PBL教学案例集/夏强，钱睿哲主编. —北京：人民卫生出版社，2015

ISBN 978-7-117-21707-1

Ⅰ.①生… Ⅱ.①夏…②钱… Ⅲ.①生物工程-医学工程-教案（教育） Ⅳ.①R318

中国版本图书馆CIP数据核字（2015）第260424号

生物医学PBL教学案例集

主　　编：夏　强　钱睿哲
出版发行：人民卫生出版社（中继线 010-59780011）
地　　址：北京市朝阳区潘家园南里19号
邮　　编：100021
E - mail：pmph @ pmph.com
购书热线：010-59787592　010-59787584　010-65264830
印　　刷：北京虎彩文化传播有限公司
经　　销：新华书店
开　　本：850×1168　1/16　　**印张**：33
字　　数：908千字
版　　次：2016年2月第1版　2020年9月第1版第2次印刷
标准书号：ISBN 978-7-117-21707-1
定　　价：75.00元
打击盗版举报电话：010-59787491　E-mail：WQ @pmph.com
质量问题联系电话：010-59787234　E-mail：zhiliang @pmph.com

出版说明

20世纪50年代，美国凯斯西储大学（Case Western Reserve University）率先开展以器官-系统为基础的多学科综合性课程（organ-systems-based curriculum，OSBC）改革，继而遍及世界许多国家和地区，如加拿大、澳大利亚和日本等国家和地区的医学院校。1969年，加拿大麦克马斯特大学（McMaster University）首次将“以问题为导向”的教学方法（problem-based learning，PBL）应用于医学课程教学实践，且取得了巨大的成功。随后的医学教育改革不断将OSBC与PBL紧密结合，出现了不同形式的整合课程与PBL结合的典范，如1985年哈佛大学建立的“新途径（New pathway）”课程计划、2003年约翰·霍普金斯大学医学院开始的“Gene to society curriculum”新课程体系等。世界卫生组织资料显示，目前全世界约有1700所医药院校在开展PBL教学。

20世纪50年代起，我国部分医药院校即开始OSBC教学实践。20世纪80年代，原西安医科大学（现西安交通大学医学部）和原上海第二医科大学（现上海交通大学医学院）开始PBL教学。随后，北京大学医学部、复旦大学上海医学院、浙江大学医学院、四川大学华西医学院、中国医科大学、哈尔滨医科大学、汕头大学医学院、辽宁医学院等一大批医药院校开始尝试不同模式的OSBC和PBL教学。但长期以来，缺乏一套根据OSBC要求重新整合的国家级规划教材一直是制约我国OSBC和PBL教育发展的瓶颈。2011年，教育部、原卫生部联合召开了全国医学教育改革工作会议，对医学教育综合改革进行了系统推动，提出深化以岗位胜任力为导向的教育教学改革，把医学生职业素养和临床能力培养作为改革关键点，积极推进基础医学与临床课程整合，优化课程体系；积极推进以问题为导向的启发式、研讨式教学方法改革；积极推进以能力为导向的学生评价方式；强化临床实践教学，严格临床实习实训管理，着力提升医学生临床思维能力和解决临床实际问题的能力。

2013年6月，全国高等医药教材建设研究会、人民卫生出版社和教育部临床医学改革西安交通大学项目组共同对国内主要开展OSBC和PBL教学的医药院校进行了调研，并于同年10月在西安组织全国医学教育专家，对我国医学教育中OSBC和PBL教学现状、教材使用等方面进行了全面分析，确定编写一套适合我国医学教育发展的OSBC和PBL国家级规划教材。会议组建了“全国高等学校临床医学及相关专业器官-系统整合规划教材评审委员会”，讨论并确定了教材的编写思想和原则、教材门类、主编遴选原则及时间安排等。2014年3月，本套教材主编人会议在西安召开，教材编写正式启动。

本套教材旨在适应现代医学教育改革模式，加强学生自主学习能力，服务医疗卫生改革，培养创新卓越医生。教材编写仍然遵循“三基”“五性”“三特定”的特点，同时坚持“淡化学科，注重整合”的原则，不仅注重学科间知识内容的整合，同时也注重了基础医学与临床医学的整合，以及临床医学与人文社会科学、预防医学的整合。

整套教材体现五个特点。①纵横对接:基础与临床纵向贯通,实现早临床、多临床、反复临床;预防、人文和社会科学等学科横向有机融合,实现职业素养、道德和专业素质的综合培养。②"双循环"与"单循环"的对接:根据我国医学教育目前存在的 OSBC 和 PBL 师资不足以及传统教学机构设置等实际情况,此次教材编写中,各系统基础课程教材与临床课程教材暂时分开编写,即实现所谓"双循环"。器官 - 系统整合教材编写和课程实施最终将实现各系统基础与临床课程的全面整合,即所谓"单循环"打通。③点与面的对接:基础或临床的每个知识点都考虑与整个系统的对接与整合,同时做到知识、创新、岗位胜任力统一。④基础与临床的对接:教材编写和教学虽然按各器官 - 系统的基础课程和临床课程体系进行,但基础课程教材前瞻临床问题,临床课程教材回顾基础知识,相互对接,解决临床问题。组织一个共同的编委会进行基础与相应临床课程的教材编写,基础课程教材有相应领域的临床专家参与编写,临床课程教材也有相关的基础医学专家参与编写,以解决整合与交叉重复问题。⑤教与学的对接:变教材为学材,促进学生主动学习、自主学习和创新学习。

本套教材分为三类共 27 种,分别是导论与技能类 4 种,基础医学与临床医学整合教材类 21 种,PBL 案例教材类 2 种。

导论与技能类教材包括《器官 - 系统整合课程 PBL 教程》《基础医学导论》《临床医学导论》和《临床技能培训与实践》。

基础医学与临床医学整合类教材包括《运动系统》《运动系统损伤与疾病》《血液与肿瘤》《血液与肿瘤疾病》《中枢神经系统与感觉器官》《神经与精神疾病》《内分泌系统》《内分泌与代谢系统疾病》《病原与宿主防御系统》《感染性疾病》《心血管系统》《心血管系统疾病》《呼吸系统》《呼吸系统疾病》《消化系统》《消化系统疾病》《泌尿系统》《泌尿系统疾病》《生殖系统》《女性生殖系统疾病》和《儿童疾病与生长发育》。

PBL 案例类教材包括《生物医学 PBL 教学案例集》和《临床医学 PBL 教学案例集》。

为便于学生同步掌握重点内容,并兼顾准备国家执业医师资格考试复习,除 2 种 PBL 案例集、PBL 教程和《临床技能培训与实践》外,每种教材均编写了与之配套的学习指导及习题集。

本套教材主要用于长学制和五年制临床医学及相关专业教学,也可作为国家卓越医生培养计划及"5+3"住院医师规范化培训教材使用。

1	基础医学导论	主审　樊小力 主编　俞小瑞	副主编　秦晓群　郑立红
2	基础医学导论学习指导及习题集	主编　俞小瑞	副主编　秦晓群　郑立红
3	临床医学导论	主编　和水祥　黄　钢	副主编　陶晓南　赵　光　张　明　董　健
4	临床医学导论学习指导及习题集	主编　黄　钢　和水祥	副主编　张　明　赵　光　陶晓南　董　健
5	临床技能培训与实践	主编　刘　原　曾学军	副主编　刘成玉　刘　平　鲍红光
6	运动系统	主编　刘　勇　谭德炎	副主编　蔡道章　刘仁刚
7	运动系统学习指导及习题集	主编　谭德炎　刘　勇	副主编　蔡道章　刘仁刚
8	运动系统损伤与疾病	主审　陈仲强 主编　贺西京　裴福兴　田　伟	副主编　陈安民　邹利光　姜林娣
9	运动系统损伤与疾病学习指导及习题集	主编　贺西京　裴福兴　田　伟	副主编　陈安民　邹利光　姜林娣
10	血液与肿瘤	主审　文继舫 主编　苏　敏　陈建斌	副主编　马春蕾　金捷萍
11	血液与肿瘤学习指导及习题集	主编　陈建斌　苏　敏	副主编　韩安家　马春蕾
12	血液与肿瘤疾病	主审　黄晓军 主编　张　梅　胡翊群	副主编　邵宗鸿　胡　豫　陈正堂
13	血液与肿瘤疾病学习指导及习题集	主编　胡翊群　张　梅	副主编　邵宗鸿　胡　豫　陈正堂　贺鹏程
14	中枢神经系统与感觉器官	主审　鞠　躬 主编　闫剑群	副主编　王唯析　罗本燕　安美霞
15	中枢神经系统与感觉器官学习指导及习题集	主编　闫剑群	副主编　王唯析　罗本燕　安美霞
16	神经与精神疾病	主审　李春岩 主编　陈生弟　高成阁	副主编　庄明华　王丽华　陈　炜
17	神经与精神疾病学习指导及习题集	主编　高成阁　陈生弟	副主编　庄明华　王丽华　陈　炜
18	内分泌系统	主编　吕社民　刘学政	副主编　乔　虹　侯　琳
19	内分泌系统学习指导及习题集	主编　吕社民　刘学政	副主编　乔　虹　侯　琳
20	内分泌与代谢系统疾病	主审　宁　光 主编　施秉银　陈璐璐	副主编　童南伟　沈　洁
21	内分泌与代谢系统疾病学习指导及习题集	主编　陈璐璐　施秉银	副主编　童南伟　沈　洁
22	病原与宿主防御系统	主审　曹雪涛 主编　徐纪茹　吕昌龙	副主编　程彦斌　吴雄文
23	病原与宿主防御系统学习指导及习题集	主编　吕昌龙　徐纪茹	副主编　程彦斌　吴雄文

24	感染性疾病	主审 李兰娟 翁心华 主编 杨东亮 唐 红	副主编 毛 青 蔺淑梅
25	感染性疾病学习指导及习题集	主编 唐 红 杨东亮	副主编 毛 青 蔺淑梅
26	心血管系统	主审 杨宝峰 主编 臧伟进 吴立玲	副主编 王国平 黄 岚
27	心血管系统学习指导及习题集	主编 吴立玲 臧伟进	副主编 王国平 黄 岚 裴建明
28	心血管系统疾病	主审 葛均波 主编 马爱群 王建安	副主编 肖颖彬 刘锦纷 陈晓平 夏黎明
29	心血管系统疾病学习指导及习题集	主编 郑小璞 马爱群	副主编 孙彦隽 刘志军 黄 莹
30	呼吸系统	主编 郑 煜 陈 霞	副主编 艾 静 罗自强 郭雪君
31	呼吸系统学习指导及习题集	主编 陈 霞 郑 煜	副主编 艾 静 罗自强 郭雪君
32	呼吸系统疾病	主审 钱桂生 主编 杨 岚 沈华浩	副主编 王长征 郭述良 朱文珍
33	呼吸系统疾病学习指导及习题集	主编 沈华浩 杨 岚	副主编 王长征 郭述良 朱文珍
34	消化系统	主编 董卫国	副主编 魏云巍 富冀枫
35	消化系统学习指导及习题集	主编 董卫国	副主编 富冀枫 魏云巍
36	消化系统疾病	主编 赵玉沛 吕 毅	副主编 姜洪池 唐承薇 府伟灵
37	消化系统疾病学习指导及习题集	主编 吕 毅 赵玉沛	副主编 张太平 胡 兵 刘连新
38	泌尿系统	主审 郭应禄 唐孝达 主编 徐长福 魏 强	副主编 张 宁 赵成海 陈 斌
39	泌尿系统学习指导及习题集	主编 徐长福 魏 强	副主编 张 宁 赵成海 陈 斌 任淑婷
40	泌尿系统疾病	主审 刘志红 孙颖浩 主编 陈江华 王子明	副主编 陈 楠 邹和群 安瑞华
41	泌尿系统疾病学习指导及习题集	主编 王子明 陈江华	副主编 陈 楠 邹和群 安瑞华
42	生殖系统	主编 李 和 黄 辰	副主编 谭文华 谢遵江
43	生殖系统学习指导及习题集	主编 黄 辰 谢遵江	副主编 徐锡金 周劲松 郝爱军 李宏莲
44	女性生殖系统疾病	主编 李 旭 徐丛剑	副主编 刘彩霞 李雪兰 漆洪波
45	女性生殖系统疾病学习指导及习题集	主编 徐丛剑 李 旭	副主编 刘彩霞 李雪兰 漆洪波 鹿 欣
46	儿童疾病与生长发育	主审 许积德 主编 孙 锟 母得志	副主编 高 亚 武军驻 黄松明 祝益民
47	儿童疾病与生长发育学习指导及习题集	主编 母得志 孙 锟	副主编 高 亚 黄松明 祝益民 罗小平
48	生物医学 PBL 教学案例集	主编 夏 强 钱睿哲	副主编 李庆平 潘爱华
49	临床医学 PBL 教学案例集	主审 刘允怡 主编 李宗芳 狄 文	副主编 侯晓华 陈世耀 武宇明
50	器官-系统整合课程 PBL 教程	主审 陈震寰 主编 曹永孝	副主编 梅文瀚 黄亚玲

全国高等学校临床医学及相关专业器官-系统整合规划教材

评审委员会

器官-系统

整合教材

P B L

主编简介

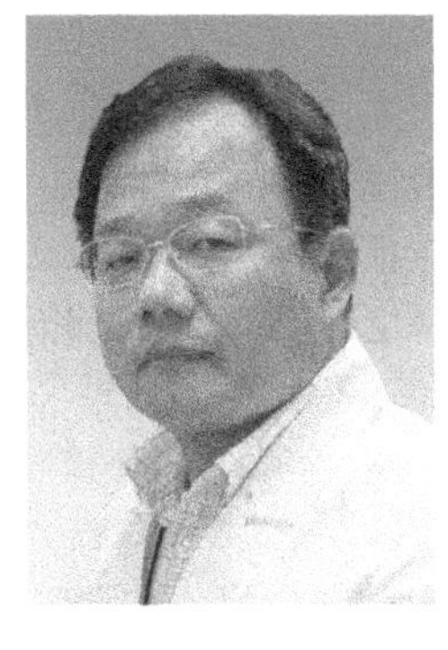

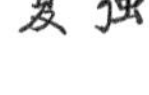

夏强

教授。1982 年毕业于浙江医科大学医学系本科，后攻读生理学硕士研究生和内科学博士研究生，获相应学位。本科毕业后留校任教，历任生理学助教、讲师、副教授、教授、生理学教研室/生理学系主任、基础医学院副院长、浙江大学教学研究处处长。30 多年来，从事生理学教学及心血管生理学研究。曾任中国生理学会副理事长、《生理学报》副主编，现任教育部基础医学教学指导委员会委员。曾担任整合实验课程教材《生理科学实验》和《人体形态学实验》主编和副主编、整合系列课程教材《基础医学教程》副主编、《临床医学 PBL 教程》副主编、"十二五"规划教材 8、7 年制用《生理学》(第 3 版)、器官-系统整合教材《心血管系统》编委。

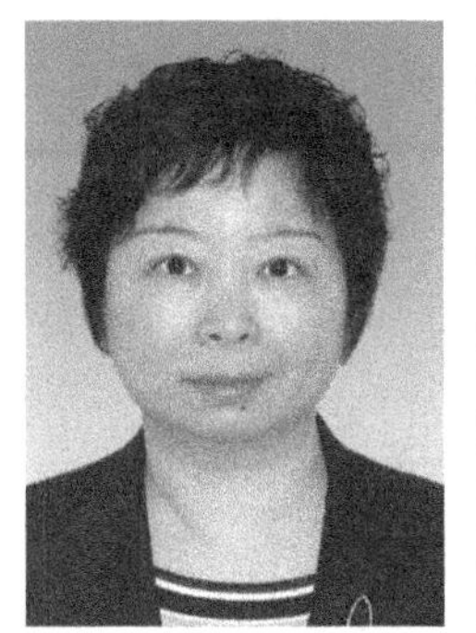

钱睿哲

病理生理学教授，博士生导师，复旦大学基础医学院副院长，负责本科生和研究生教学。1987 年毕业于上海医科大学医学系临床医学专业，日本昭和大学医学博士。加拿大 UBC、新西兰 Otago 大学医学院等访问学者。现任亚太健康科学 PBL 协会主席、全国高等医学教育学会基础医学教育分会副理事长、全国高等医学院校长学制"十二五"规划教材建设指导委员会委员、全国高等医学院校五年制临床医学专业"十三五"规划教材建设指导委员会委员、中国微循环学会理事、中国生物物理学会理事、上海市生理科学会理事和上海市病理生理学会理事，国家自然科学基金、教育部留学回国人员基金等评审人。

从事教学工作 29 年，主编国家卫生和计划生育委员会"十二五"长学制规划教材《病理生理学》、全国普通高等医学院校五年制临床医学专业"十三五"规划教材《病理生理学》和 *Pathophysiology Self-Assessment and Review* 等教材和参考书 11 本，副主编及参编教材和专著 9 本；上海市精品课程"基于疾病的多学科教学"以及上海市教委重点改革课题等负责人；培养硕士和博士生近 20 人。主要研究生物钟基因与心血管疾病，主持国家自然科学基金人才培养项目、国家自然科学基金条件支撑项目、国家自然科学基金和上海市科委项目等研究，以第一或通讯作者发表论文 50 余篇，担任 *BMC Molecular Biology*、*BMC Medical Genetics* 多本国内外杂志编委和特约审稿人。获宝钢优秀教师奖，上海市教学成果一等奖(第一完成人)等 7 项成果奖。

副主编简介

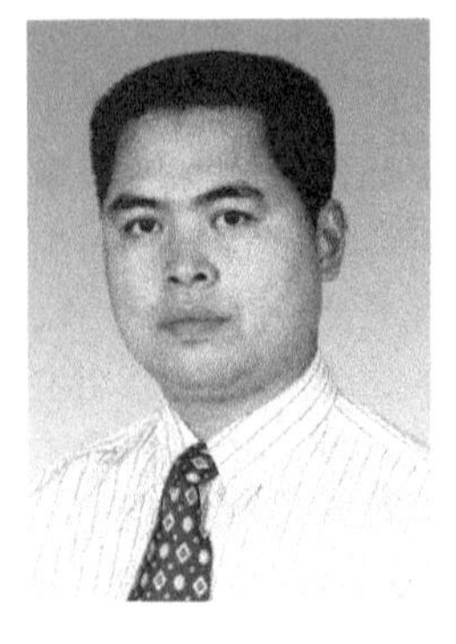

潘爱华

医学博士，博士后，中南大学湘雅医学院人体解剖学与神经生物学教授，研究生导师，西南铝教育奖励金优秀教师，中南大学医学形态学实验中心主任。首批国家级教学团队核心成员，国家精品课程、国家双语示范课程、国家精品资源共享课主讲教师。中国解剖学会理事、湖南省神经科学学会理事。

从事教学 24 年，主要承担人体解剖学、神经生物学、器官系统整合课程、PBL 等教学任务，整合课程“运动系统”负责人，中南大学湘雅医学院 PBL 教学指导委员会专家。主持 CMB 课题《湘雅医学院 PBL 教学的教师培训与案例写作》等省部级教学研究课题 20 项，发表教学论文 54 篇；主编、副主编教材 15 本，参编 30 多本，获省部级科研教学成果奖 8 项。2005—2006 年在 University of Washington 专门从事医学教育与教学管理培训，在国内多所大学医学院进行 PBL 教学的培训。多年来一直从事神经系统的发育、损伤、修复与再生的基础研究，主持完成多项国家自然科学基金及省级科研项目，并发表科研论文 57 篇。

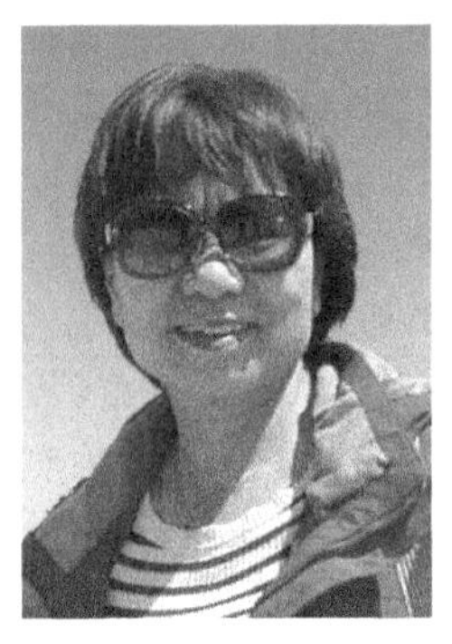

李庆平

博士，南京医科大学药理学系教授，博士生导师。1982 年临床医学本科毕业获医学学士学位；1990 年研究生毕业获医学硕士学位；2000 年博士研究生毕业获理学博士学位。2004 年 7 月—2005 年 7 月美国芝加哥 Loyola 大学医学中心高级访问学者 1 年。

南京医科大学资深教授，一直从事心血管药理研究，主要研究方向为心肌缺血和高血压心肌肥厚的发生、药物逆转和干细胞保护机制，尤其是局部肾素-血管紧张素系统和 NO-NOS 系统影响细胞增生与凋亡的分子机制。研究曾多次获国家和省部级基金资助，目前主持在研国家自然科学基金课题 2 项。研究工作曾获江苏省自然科学二等奖，已发表相关研究论文 50 余篇。常年担任本科生药理学、研究生临床药理学和留学生药理学主讲教师，在教学实践中多次开展 PBL 教学，深受学生好评。江苏省药理学会理事、江苏省药理学教学委员会副主任，南京医科大学教学委员会成员。主编和参编人民卫生出版社和科学出版社药理学及相关教材 6 部。

前　言

近半个世纪来，高等医学教育的教与学发生了巨大的变化，从1900年起，国际医学教育已经经历了三代改革。目前正在进行的教育改革是起于2000年的以系统为基础、以胜任力为导向的第三代医学教育改革，以健康和医疗卫生的需求界定医学毕业生的岗位胜任力，并以胜任力作为医学教育的学习成效目标，设计课程体系和评价体系。美国毕业后医学教育认证委员会（The Accreditation Council for Graduate Medical Education，ACGME）提出的住院医师六大核心胜任力或能力，也常被用作医学院校毕业生的胜任力要求，包括患者照护、医学知识、以现有医疗实践为基础的学习与改进、人际沟通技能、职业精神和在医疗体系内的执业能力。我国在2008年9月，教育部和卫生部联合印发的《本科医学教育标准——临床医学专业（试行）》（教高〔2008〕9号）提出了本科临床医学专业毕业生应达到的基本要求，包括思想道德与职业素质、知识和技能三大领域共三十五个目标。在这些对医学毕业生的胜任力或能力要求的国际和国内规范中，对学生专业素质养成、知识技能运用、人际交流与沟通、自主学习与终生学习能力等方面的要求具有高度的一致性。但是，从目前我国医学院校临床医学专业的培养方案看，有些方面较为薄弱，与本科医学教育标准中的有些基本要求缺乏对应的课程和培养环节支持，特别是缺乏基于培养学生自主学习和终生学习能力、综合多学科知识运用、团队合作与人际交流能力的环节，影响了人才培养目标的实现，进而影响了医学生的培养质量。

基于问题的学习（problem based learning，PBL）也即问题导向学习，1960年首创于加拿大McMaster大学医学院。PBL关注培养学生的临床思维能力、解决问题的能力、自主学习的能力、交流和表达能力以及对学科理论的深层次理解能力。PBL与多学科教学一起共同提供了解决目前医学教育存在问题的方法和手段。

《生物医学PBL教学案例集》作为全国高等学校临床医学专业“器官-系统”整合规划系列教材的有机组成部分，必然与其他系列教材存在逻辑联系。参编学校代表在编写会上确定了本书的编写原则。本书借鉴国际医学教育先进理念和成人学习理论的发展，体现编写内容的先进性；综合全国先行实施PBL院校的丰富经验，体现我国医学院校PBL的实践成果；从以学生为本出发，培育优质医学生为目标，注重职业精神培养；以器官系统课程为依托，兼顾其他课程体系；以PBL的全课程性为原则，体现跨学科特点。编委会对编写思路达成了共识，本书定位面向低年级医学生；案例内容与基于器官系统的课程相契合；案例覆盖范围除了涵盖各个器官系统外，尚须覆盖遗传学、人类生物学、病原生物学、公共卫生、伦理学等学科知识及全身性疾病；案例应具有情景性、兴趣性、合理性、挑战性、启发性；要体现书面案例与实际使用案例的差异性，为各院校提供编制个性化案例的基础。

《生物医学PBL教学案例集》全书编排主要分为两部分，即“案例”部分与“基于问题的学习与分析”部分。在“案例”部分共有62个案例，覆盖人体的11

个器官系统。在“基于问题的学习与分析”中,则提供针对每个案例的每个情境提出的相关学习问题,这些问题涉及临床思维、临床分析、检查与化验决定、诊断与推断、用药与手术决定以及可能的学习相关知识点等。由于“案例”部分与“基于问题的学习与分析”部分的密切关联性,以及在不同的学习模式或案例用途中这两部分的作用不同,特制定了“使用指南”供教师和学生根据自己的需要按照指南正确使用这两部分的材料,达到 PBL 的最佳学习效果。

本书适用于医学院校的临床医学专业和其他医学专业、护理学等专业的教师和学生使用。如果与器官系统整合课程或多学科教学联合匹配使用,则效果更好。本书可以作为院校教材使用,也可以由学生选择自主学习用。

由于本书的六十余个案例涉及的学科广泛,肯定存在不当或疏漏之处,诚恳希望使用本书的各位教师和学生批评指正,以便再版时修改。

夏强　钱睿哲

2015 年 10 月

PBL学习方法的正确与否决定了学生通过PBL进行学习的效率以及知识、能力和素质的获得程度。现代医学教育更侧重于培养学生发现问题、运用所学知识解决问题的能力、合作和沟通能力、终生学习能力以及职业道德和素质。PBL是一种以学生为中心的学习模式,有助于提高医学生的医学职业能力。本书根据医学院模式PBL的特点,采用模拟实际PBL运行的编排方式,帮助学生在案例学习的过程中获得医学及相关学科的知识、临床思维和决策能力以及其他的职业胜任力。

使用本书分两种情况,即医学院校采用本书作为PBL案例来源和学生自我导向学习。

一、医学院校采用本书作为PBL案例来源

医学院校可以采用本书案例作为该校PBL学习环节中的案例来源,可以分两种情况。

1. 完全采用本书案例作为PBL案例。建议本书作为教师用书,不建议学生人手一册,以免本书的"基于问题的学习与分析"部分导致学生的思维受到限制,进而影响学习效果。

各医学院校可以在PBL前复印选择案例的情境,在PBL阶段向学生逐个分发情境,每次讨论课的情境数量由教师决定,一般建议一个案例可以安排两次讨论课,每次讨论课1~2个小时。学生在每个情境的讨论时间由教师或学生组长调节。学生在每个情境中需要讨论的内容涉及四个方面,即患者资料、推断/假设、拟实施行动和拟学习问题,由学生抄写员将讨论情况整理并抄写在白板/黑板或PBL Matrix纸上。在第一次讨论结束时,小组整理并优化"拟学习的问题",学生自行决定并分配学习任务。学生领到学习任务后,需要对学习问题进行深入的学习和查找权威资料,写出针对这一学习任务的学习报告,上传到学校的网上平台与同组或同班同学分享。在第一次讨论课结束时,教师可以提出与本案例相关的文献阅读要求,并要求一位学生准备文献主要内容的讲演。第二次讨论课完成余下的案例情境讨论,过程与第一次相同,但是在第二次讨论课结束时,小组学生要进行文献讲演、案例总体回顾和报告,并对案例所涉及知识点画出Concept map以强化重点和梳理临床思维要点。

2. 以本书案例为基础,根据各医学院校的人才培养要求调整或改写案例内容。教师和学生可以人手一册作为参考,学生可以利用本书的"基于问题的学习与分析"拓展思路。教师可以根据本校的情况,选择本书的一些案例作为改写源,添加情境或改写内容,使案例更适合本校学生和本地区的实际。一个案例可以安排一到三次讨论课。案例的讨论过程基本同上,可以增加一些环节,如角色扮演等。

二、学生自我导向学习

学生可以用本书作为自我导向学习的资源,从不同系统的案例中学习相关

知识和临床思维，并提高自己的终生学习能力。

请学生循序渐进，按照以下步骤使用本书。以一个案例为例，说明使用本书的方法。

1. 首先，在本书目录中的“第一篇　案例”中选择一个感兴趣的案例，翻到该案例的“情境 1”页面。

2. 在“情境 1”页面，你会发现该页上部是案例内容的文字描述，该页下部有一个小四格表，包括患者资料、推断/假设、拟实施行动和拟学习问题等四个方面，这个四格表会出现在每一情境页面的下部，并在该案例的情境全部结束后再次以整页出现。仔细阅读案例内容并根据所学知识，将该情境相关的患者重要信息填入四格表中的“患者资料”，根据患者信息和案例情境描述将自己的判断或思考填入四格表的“推断/假设”，然后把下一步应该做什么（如叫救护车、预约、各类检查和化验、用药或手术等）的内容填入四格表的“拟实施行动”。在全面思考和整理该情境的相关信息和自己填写的信息，提出自己需要学习的内容或问题，填入四格表中的“拟学习问题”。

3. 对该案例的其余情境的学习过程同上，但是在该情境页面下部的四格表中，只需填写新的患者信息、修改的推断或假设、提出新的实施行动及学习问题。在第一情境以后的场景中，你可以发现自己在前一情境的学习过程中提出的诊断（推断/假设）、处理意见（拟实施行动）以及思考过程是否与该案例的发展和结果相符，从中获得学习体验，形成自己的临床思维模式。

4. 在完成该案例全部的情境学习后，你会发现以整页形式出现的 PBL 四格表。这提供了一个全面回顾和思考该案例的机会。学生可以在浏览所有位于案例情境下方的小四格表中的内容，然后整理到整页四格表中，梳理和提炼自己在这个案例的学习过程中的思路、推断或假设的发展和拟学习的问题。“拟学习的问题”实际上提出了自己可能存在的知识不足或不完备的方面，也提出了自我导向学习的内容。

5. 针对提炼出的“拟学习的问题”，进行查找资料、翻阅教材或参考书等环节，完善和填补自己的知识。建议最好对每个学习问题写出 1000 字左右的书面报告，这是一个训练书面表达能力的重要环节。这个过程可能需要 1 ~ 2 天时间。

6. 在完成了前面的环节后，学生可以进入“第二篇　基于问题的学习与分析”部分的学习。请注意，过早进入这一环节可能会导致案例学习效果的明显降低。

7. 在本书的目录中，在“第二篇　基于问题的学习与分析”部分找到你在“第一篇　案例”中学习过的同名案例，翻到该案例的页面。

8. 在这个部分，你可以发现案例的每一情境中有多个相关问题的提出，这些问题涉及临床思维、临床分析、检查与化验决定、诊断与推断、用药与手术决定以及可能的学习相关知识点等。你可以与你的整页 PBL 四格表内容对照，发现你提出的推断或决定是否与案例的设计者一致，或者有超越之处。

目　录

第一篇　案例　1

第一章　运动系统　3

案例1　“关心”带来的伤害　3
案例2　都是足球惹的祸　8
案例3　有罪的螃蟹　13
案例4　难道劳动也有错？　18

第二章　感觉器官与中枢神经系统　23

案例1　毫无先兆的抽搐　23
案例2　我的希望在哪里？　29
案例3　冬日暖阳　34
案例4　视力怎么越来越差了？　42
案例5　分错科的病号？　48
案例6　教授倒在餐厅　56

第三章　内分泌系统　61

案例1　“月子”后遗症　61
案例2　难以控制的“头痛”　67
案例3　他是真的癫痫吗？　73
案例4　危险的“感冒”　81
案例5　风湿关节炎又犯了？　88
案例6　她是更年期综合征？　93
案例7　她真的怀孕了？　101
案例8　晚饭后刘先生昏倒了　107

第四章　宿主防御系统　113

案例1　迁延不愈的咳嗽　113

案例2　被胶粘着双手的母亲　120
案例3　喘不过气来的小男孩　125
案例4　让人崩溃的疾病　131

第五章　心血管系统　137

案例1　不断换药的李阿姨　137
案例2　都是大餐惹的祸？　142
案例3　球迷的世界“悲”　148
案例4　“快乐”的背包客　155
案例5　青紫色的嘴唇　160
案例6　夕阳无限好　166
案例7　热爱跑步的帅哥　171
案例8　突如其来的胸痛　177

第六章　呼吸系统　185

案例1　“小珍珠”的颜色　185
案例2　胸痛　191
案例3　医生，我的孩子不能呼吸了！　198
案例4　咳嗽咳痰几十年了　203
案例5　咳嗽、咯血的何伯伯　211
案例6　淋雨之后　216

第七章　消化系统　221

案例1　酒精的考验　221
案例2　聚餐之后　227
案例3　皮肤怎么变黄了？　233
案例4　黑矇与黑便　241
案例5　长时间的腹泻　246
案例6　只能喝稀的　251
案例7　长治久安　257

第八章　泌尿系统　265

案例1　当健康渐行渐远时　265
案例2　误食毒蘑菇风波　270

案例 3　都是美白惹的祸　276
案例 4　他的感冒还没好？　283
案例 5　她是累着了吗？　288
案例 6　刘能是变胖了吗？　294

第九章　生殖系统　299

案例 1　逐渐膨大的腹部　299
案例 2　张小明的求子梦　305
案例 3　当上准妈妈的李婷　310
案例 4　一位厨师的难言之隐　315
案例 5　我想要一个健康的孩子　320
案例 6　女友的月经乱了　327

第十章　血液系统与肿瘤　333

案例 1　冬冬的眼　333
案例 2　与时间赛跑的疾病　338
案例 3　突如其来的打击　343
案例 4　下一个孩子还会这样吗？　348
案例 5　前妻的抉择　354

第十一章　皮被系统　360

案例 1　不痒的皮疹　360
案例 2　痒　365

案例用图　373

第二篇　基于问题的学习与分析　405

第一章　运动系统　407

案例 1　“关心”带来的伤害　407
案例 2　都是足球惹的祸　408
案例 3　有罪的螃蟹　409
案例 4　难道劳动也有错？　410

第二章 感觉器官与中枢神经系统 411

案例1 毫无先兆的抽搐 411
案例2 我的希望在哪里？ 413
案例3 冬日暖阳 414
案例4 视力怎么越来越差了？ 416
案例5 分错科的病号？ 418
案例6 教授倒在餐厅 420

第三章 内分泌系统 421

案例1 “月子”后遗症 421
案例2 难以控制的“头痛” 423
案例3 他是真的癫痫吗？ 425
案例4 危险的“感冒” 427
案例5 风湿关节炎又犯了？ 429
案例6 她是更年期综合征？ 430
案例7 她真的怀孕了？ 431
案例8 晚饭后刘先生昏倒了 432

第四章 宿主防御系统 433

案例1 迁延不愈的咳嗽 433
案例2 被胶粘着双手的母亲 434
案例3 喘不过气来的小男孩 435
案例4 让人崩溃的疾病 436

第五章 心血管系统 437

案例1 不断换药的李阿姨 437
案例2 都是大餐惹的祸？ 438
案例3 球迷的世界“悲” 440
案例4 “快乐”的背包客 442
案例5 青紫色的嘴唇 443
案例6 夕阳无限好 445
案例7 热爱跑步的帅哥 447
案例8 突如其来的胸痛 448

第六章 呼吸系统 450

案例 1 “小珍珠”的颜色 450
案例 2 胸痛 452
案例 3 医生,我的孩子不能呼吸了! 454
案例 4 咳嗽咳痰几十年了 456
案例 5 咳嗽、咯血的何伯伯 458
案例 6 淋雨之后 459

第七章 消化系统 460

案例 1 酒精的考验 460
案例 2 聚餐之后 462
案例 3 皮肤怎么变黄了? 464
案例 4 黑矇与黑便 466
案例 5 长时间的腹泻 468
案例 6 只能喝稀的 470
案例 7 长治久安 472

第八章 泌尿系统 473

案例 1 当健康渐行渐远时 473
案例 2 误食毒蘑菇风波 475
案例 3 都是美白惹的祸 477
案例 4 他的感冒还没好? 479
案例 5 她是累着了吗? 480
案例 6 刘能是变胖了吗? 481

第九章 生殖系统 482

案例 1 逐渐膨大的腹部 482
案例 2 张小明的求子梦 484
案例 3 当上准妈妈的李婷 486
案例 4 一位厨师的难言之隐 488
案例 5 我想要一个健康的孩子 490
案例 6 女友的月经乱了 492

第十章　血液系统与肿瘤　493

案例1　冬冬的眼　493
案例2　与时间赛跑的疾病　495
案例3　突如其来的打击　496
案例4　下一个孩子还会这样吗？　498
案例5　前妻的抉择　500

第十一章　皮被系统　502

案例1　不痒的皮疹　502
案例2　痒　503

参考文献　504

案例主要疾病提示　505

第一篇 案 例

第一章 运动系统 3

案例 1 “关心”带来的伤害 3
案例 2 都是足球惹的祸 8
案例 3 有罪的螃蟹 13
案例 4 难道劳动也有错？ 18

第二章 感觉器官与中枢神经系统 23

案例 1 毫无先兆的抽搐 23
案例 2 我的希望在哪里？ 29
案例 3 冬日暖阳 34
案例 4 视力怎么越来越差了？ 42
案例 5 分错科的病号？ 48
案例 6 教授倒在餐厅 56

第三章 内分泌系统 61

案例 1 “月子”后遗症 61
案例 2 难以控制的“头痛” 67
案例 3 他是真的癫痫吗？ 73
案例 4 危险的“感冒” 81
案例 5 风湿关节炎又犯了？ 88
案例 6 她是更年期综合征？ 93
案例 7 她真的怀孕了？ 101
案例 8 晚饭后刘先生昏倒了 107

第四章 宿主防御系统 113

案例1 迁延不愈的咳嗽 113
案例2 被胶粘着双手的母亲 120
案例3 喘不过气来的小男孩 125
案例4 让人崩溃的疾病 131

第五章 心血管系统 137

案例1 不断换药的李阿姨 137
案例2 都是大餐惹的祸？ 142
案例3 球迷的世界“悲” 148
案例4 “快乐”的背包客 155
案例5 青紫色的嘴唇 160
案例6 夕阳无限好 166
案例7 热爱跑步的帅哥 171
案例8 突如其来的胸痛 177

第六章 呼吸系统 185

案例1 “小珍珠”的颜色 185
案例2 胸痛 191
案例3 医生，我的孩子不能呼吸了！ 198
案例4 咳嗽咳痰几十年了 203
案例5 咳嗽、咯血的何伯伯 211
案例6 淋雨之后 216

第七章 消化系统 221

案例1 酒精的考验 221
案例2 聚餐之后 227
案例3 皮肤怎么变黄了？ 233
案例4 黑矇与黑便 241
案例5 长时间的腹泻 246
案例6 只能喝稀的 251
案例7 长治久安 257

第八章 泌尿系统 265

案例1 当健康渐行渐远时 265
案例2 误食毒蘑菇风波 270
案例3 都是美白惹的祸 276
案例4 他的感冒还没好？ 283
案例5 她是累着了吗？ 288
案例6 刘能是变胖了吗？ 294

第九章 生殖系统 299

案例1 逐渐膨大的腹部 299
案例2 张小明的求子梦 305
案例3 当上准妈妈的李婷 310
案例4 一位厨师的难言之隐 315
案例5 我想要一个健康的孩子 320
案例6 女友的月经乱了 327

第十章 血液系统与肿瘤 333

案例1 冬冬的眼 333
案例2 与时间赛跑的疾病 338
案例3 突如其来的打击 343
案例4 下一个孩子还会这样吗？ 348
案例5 前妻的抉择 354

第十一章 皮被系统 360

案例1 不痒的皮疹 360
案例2 痒 365

案例用图 373

第一章 运动系统

案例1 “关心”带来的伤害

情境 1

陈女士，28岁，最近有点郁闷，结婚快1年了，本想过2年再要孩子，但是家里人轮番上阵对她进行劝导，连她想骑着摩托车上班都被严格限制。今早想趁着大家都不注意，快点骑着车出门，但是刚一出家门就看到一只小白狗窜了出来，为了躲开它，陈女士连同摩托车与地面来了个“亲密接触”。左上臂直接与硬物撞击，当即感觉疼痛异常，不能活动。家人听到动静，马上出来将其拉起，后因陈女士直呼疼痛，家人拿起其臂部检查伤处，因没有看到明显的伤口，于是在疼痛明显的左肩、左臂按揉，希望能够减轻疼痛，但疼痛不仅未能缓解，反而呈持续性剧痛，并且冷汗淋漓。遂由120送医院急诊。

患者资料	拟实施行动
推断/假设	**拟学习的问题**

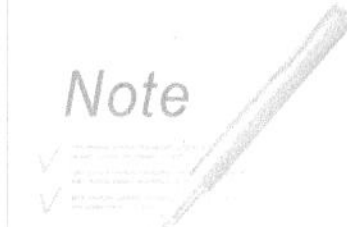

情　境　2

入院后陈女士直呼口渴，自诉头晕，心慌。问诊发现，陈女士能清晰回忆起事件发生的全过程。体格检查：神志清，面色苍白，脉搏细弱，四肢冷，出汗，T 37℃，P 102 次/分，R 22 次/分，BP 110/60mmHg。体格检查专科情况：左上臂中下段肿胀、畸形，无开放伤口。局部压痛、可扪及左肱骨中下段骨折摩擦感。左上臂假关节活动。左手伸指受限，桡侧两手指麻木症状，左手虎口区痛触觉减弱，左桡动脉搏动可触及，指端血运未见异常。

既往资料：平素体健，无不良嗜好。

患者资料	拟实施行动
推断/假设	**拟学习的问题**

情 境 3

经查体考虑陈女士有肱骨骨折,要求行 X 线检查,但家属强烈反对,认为陈女士正在准备妊娠,担心 X 线检查会导致不孕。后经医师解释,同意行 X 线检查。X 线检查显示:左肱骨中下段骨折(图 1-1-1)。诊断:左肱骨中下段闭合性骨折。切开复位内固定手术,臂外侧切口,术中见骨折移位使软组织扭曲,对桡神经造成牵拉。

患者资料	拟实施行动
推断/假设	**拟学习的问题**

情 境 4

术后陈女士左手伸指受限,桡侧两手指麻木症状,左手虎口区痛触觉减弱,并出现垂腕。结合术中所见,考虑有桡神经牵拉损伤。其家人担心有进一步的神经损伤,所以严格限制患者左上肢的活动,以期早日康复。

术后2个月,X线复查,显示对位良好。虎口区,食指,拇指感觉已经基本完全恢复,伸腕力弱。但肘关节无法完全伸直,只能伸120°,医生了解情况后,告诉陈女士的家人,陈女士的肘关节是因为运动较少所导致的关节僵硬。

患者资料	拟实施行动
推断/假设	**拟学习的问题**

PBL 四格表

案例 1 “关心”带来的伤害

患者资料	拟实施行动
推断/假设	**拟学习的问题**

（赵冬梅 潘爱华）

案例2 都是足球惹的祸

情 境 1

2014 年巴西世界杯绿茵场上给虎子留下深刻的印象，心里暗暗发誓一定要学好足球，让中国的足球冲向世界。一大早，16 岁的虎子拿着新买的足球向学校走去。走在马路上，虎子越看越喜欢，恨不得马上就拿出足球来拍几下，而这时，他想起爸爸的叮嘱："记住，马路上不能拍足球、踢足球！千万不能！"虎子继续往前走，可刚走了一小段路，便说什么也挡不住新足球的诱惑，在马路上就踢开了足球，但不小心被对面来的人从侧面撞倒而扭伤右膝，当即感到右膝剧痛，皮肤破裂，简单处理后送来医院。

患者资料	拟实施行动
推断/假设	**拟学习的问题**

情　境　2

入院后医生检查发现右膝呈微屈姿势，严重肿胀，尤其髌上区肿胀显著。沿胫侧副韧带有压痛，胫侧副韧带在胫骨的附着处压痛特别剧烈，小腿外展时疼痛加重。在麻醉下强力外展小腿做 X 线片检查，见膝关节股骨内侧髁和胫骨内侧髁间距明显增宽。被动屈膝呈 90°，牵拉胫骨向前，胫骨向前的移动范围明显增加，伸膝关节明显受限。

患者资料	拟实施行动
推断/假设	**拟学习的问题**

情 境 3

经过1周的药物保守治疗后，虎子的症状无明显缓解。经 MRI 检查显示膝关节内侧半月板后角撕裂，后角见粗线状高信号，达关节面，髌上囊积液，半月板已经破裂（图1-2-1），医生决定手术治疗。

患者资料	拟实施行动
推断/假设	**拟学习的问题**

情 境 4

膝关节手术摘除破损的半月板，术后恢复 1 周后出院。但虎子的心情一点也没有好起来，喜爱足球的心情荡然无存，真是有一失足成千古恨的感觉，都是足球惹的祸。

患者资料	拟实施行动
推断/假设	**拟学习的问题**

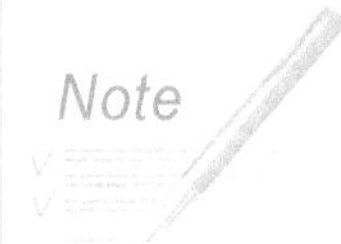

PBL 四格表

案例2 都是足球惹的祸

患者资料	拟实施行动

推断/假设	拟学习的问题

Note

（潘爱华）

案例3 有罪的螃蟹

情 境 1

患者张某某,男,48岁,近海海鲜养殖工作人员。主诉:左手环指红肿2个月,加重1周。现病史:患者自诉于2个月前无明显诱因突然出现左手环指红肿,无痛,并逐渐向环指掌指关节及手掌扩散,曾到当地医院间断口服消炎药治疗(头孢类,具体不详)后无明显好转,上周起左手红肿逐渐加重,中指及手掌部出现肿胀,但没有明显疼痛。既往体健,入院体检:左环指近节及第四掌指关节背侧均见明显红肿,局部皮温稍高,无明显压痛。

患者资料	拟实施行动
推断/假设	**拟学习的问题**

情 境 2

经抗炎治疗1周后,患者左环指及第四掌指关节背侧积脓,皮下出现积脓,予以切开排脓。

患者资料	拟实施行动
推断/假设	**拟学习的问题**

情 境 3

1 周后患者出现左拇指、示指和中指麻木。检查发现患者手掌面出现皮下积脓，腕前区触诊饱满，Tinel 征阳性。追问病史，患者回忆发病 2 周前左环指有螃蟹刺伤病史。

患者资料	拟实施行动
推断/假设	**拟学习的问题**

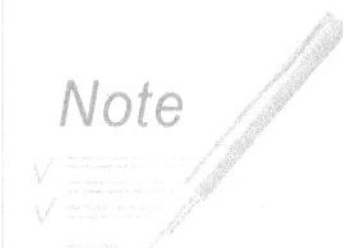

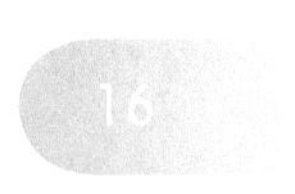

情 境 4

脓液培养提示为海洋分枝杆菌感染。行腕管切开探查，见腕管内血管、神经、肌腱被炎性肉芽组织粘连在一起，仔细分离，逐条彻底清除包裹在其周围的炎性或坏死组织后，充分进行负压引流，联用克拉霉素、利福平、乙胺丁醇连续治疗2个月后痊愈。

患者资料	拟实施行动
推断/假设	**拟学习的问题**

Note

PBL 四格表

案例 3 有罪的螃蟹

患者资料	拟实施行动
推断/假设	**拟学习的问题**

（潘爱华 王晓晟）

Note

案例4 难道劳动也有错?

情 境 1

患者李某,男,45岁,建筑工人。自诉3天前在建筑工地被钢丝刺扎伤右手内侧,在当地医务室简单包扎处理后并抗炎治疗,右手肿胀未见消退,1天前突发高烧、感头痛及全身肌肉酸痛入院。

患者资料	拟实施行动
推断/假设	**拟学习的问题**

情境 2

入院时体格检查：血压 110/70mmHg，脉搏 100 次/分，体温 39.5℃，手掌肿胀，右手掌尺侧肿胀，中指、环指、小指肿胀明显，触痛明显，关节轻度弯曲，被动伸直疼痛剧烈。实验室检查：血常规示白细胞 $14.9\times10^9/L$，嗜中性粒细胞 82%，淋巴细胞 16%，嗜酸性粒细胞 2%，血小板 $100\times10^9/L$，红细胞 $3.8\times10^{12}/L$，血红蛋白 112g/L，血细胞比容 32.4，MCHC 33，尿常规示 WBC 27.5/μl，RBC 52/μl，上皮细胞 25/μl。

患者资料	拟实施行动
推断/假设	**拟学习的问题**

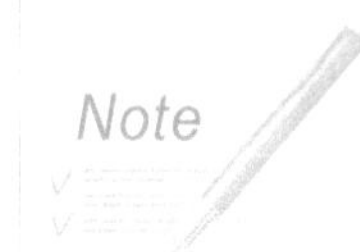

情 境 3

患者入院 2 小时后突感恶心、呕吐，血压 80/60mmHg，脉搏 110 次/分，呼吸 24 次/分钟，体温 39.5℃。

患者资料	拟实施行动
推断/假设	**拟学习的问题**

情 境 4

经过抗休克治疗,血压平稳后立即切开引流。经治疗后1周痊愈出院。

患者资料	拟实施行动
推断/假设	**拟学习的问题**

PBL四格表

案例4 难道劳动也有错?

患者资料	拟实施行动
推断/假设	**拟学习的问题**

（潘爱华 王晓晟）

Note

第二章　感觉器官与中枢神经系统

案例1　毫无先兆的抽搐

情　境　1

这是一个初秋的傍晚，61 岁的刘奶奶从小区对面的幼儿园接了孙子强强，一路向家里走去。自从宝贝孙子出生以来，刘奶奶就从老家来到城市，帮着儿子照顾孙子，料理家务。儿子和媳妇在同一家外企工作，平时工作很忙。前两天刚好有个澳洲短期学习的机会，两人一道去了。现在家里就只有刘奶奶和 4 岁的强强两个人。

路过小区中心花园的儿童活动区，强强照例非要再玩一会儿。疼爱孙子的刘奶奶看看时间还早，她也乐得陪孙子玩一会儿，还可以利用这个时间和邻居们聊聊天。于是，她站在滑梯旁边，一边看着强强开心地上上下下，一边与王阿姨愉快地聊着。

王阿姨性格开朗，非常健谈，她女儿和强强在同一个班。因为经常在接送孩子的时候相遇，她和王奶奶很熟。而且，刘奶奶热心肠，会告诉她许多带孩子的经验，所以她也很喜欢和刘奶奶聊天。此刻，她眼睛盯着和强强一块儿玩的女儿，正在请教刘奶奶怎么让孩子不挑食多吃饭，可是刘奶奶这次却没有回答她。王阿姨奇怪地扭过头去，惊骇地发现刘奶奶两眼发直、仰面向后倒了下去。

患者资料	拟实施行动
推断/假设	**拟学习的问题**

Note

情 境 2

王阿姨吓坏了，一边喊着“刘奶奶，刘奶奶……”，一边急忙俯下身去，想把刘奶奶扶起来。强强也急忙从滑梯上滑下来来到奶奶身边。看到奶奶不省人事，牙齿咬得咯咯作响，口吐白沫，头和四肢都在剧烈地抖动，吓得大哭起来。

人群渐渐围拢过来，看到刘奶奶嗓子里似乎堵住了什么东西，憋得面色发紫。有的人喊起来：“快、快掐人中！”也有人在询问：“老太太是哪栋楼的？快通知她家里人！”还有的人大喊：“快打120！”

就在人们乱成一团时，刘奶奶已经不再抽搐，渐渐平复下来。过了好一会儿，她慢慢睁开眼睛，困惑地看着聚拢在身边的人们。这时，王阿姨拿出纸巾，轻轻拭去刘奶奶嘴边的秽物，关切地问刘奶奶：

“您感觉怎么样？”

“我这是怎么了？是摔倒了吗？为什么躺在地上？”

“奶奶，您刚才可吓人了，我以为您要死了……”小孙子带着哭腔说。

“您试试能坐起来吗？”

看到刘奶奶表示同意，王阿姨喊了一个人帮忙，把刘奶奶扶了起来。

刘奶奶在王阿姨的搀扶下，在附近的花坛边坐了一会。刘奶奶仍感到浑身无力，王阿姨耐心地等刘奶奶感觉好点了，才搀扶她和女儿一路护送她和孙子回家。

患者资料	拟实施行动
推断/假设	**拟学习的问题**

Note

情　境　3

在回家的路上，刘奶奶慢慢了解了自己刚才的状况。她也有点紧张，毕竟儿子和媳妇都不在家，身体万一有什么问题，孙子怎么办？想想自己是农家人出身，尽管半生操劳，但身体一直很好，虽然随着年龄增长，血压有点高，小毛小病也渐渐多起来，但从来没有"晕过去"过。最近虽说儿子媳妇不在家，但其实自己反而清闲了些，因为不用起早贪黑为赶时间上班的儿子媳妇烧饭，少两个人在家，家务也减少了些，因此肯定不是累的。思来想去，刘奶奶觉得还是要去医院看看。

几天后，刘奶奶抽空去医院看了神经科。医生听了刘奶奶的陈述，建议刘奶奶去做个头颅磁共振成像(MRI)检查。

当检查结果出来后，刘奶奶紧张了，因为颅脑 MRI 检查示："右侧顶部占位，考虑脑膜瘤"！

由于儿子媳妇都不在家，刘奶奶和医生商量，等儿子媳妇从澳洲回来，再来进一步诊治。医生给刘奶奶提出一些注意事项，并给刘奶奶开了些药，让刘奶奶日常服用。刘奶奶在等待儿子回来的日子里，生活一切如常，也没再发生突然晕厥抽搐的现象。

患者资料	拟实施行动
推断/假设	**拟学习的问题**

Note

情 境 4

半个多月后，刘奶奶在儿子的陪同下，再次来到医院。门诊以“右侧顶叶脑膜瘤”收入院，住进脑外科病房。入院病史记录如下：

患者1个月前无诱因下突发抽搐一次，为全身性大发作，当时意识丧失。病程期间进食可，无呕吐，无发热抽搐，无记忆力减退及定向力障碍，饮食睡眠良好，二便正常。既往体健，否认有肝炎、结核、伤寒等传染病史，无糖尿病史，无手术史，无食物药物过敏史，有高血压史。

体格检查：T 37.2℃，R 15次/分，P 85次/分，BP 139/96mmHg；发育正常；营养中等；体型匀称型。皮肤颜色正常，无皮疹，无斑痣。毛发正常。淋巴结：全身浅表淋巴结未触及肿大。周围血管：未见短绌脉。颈部：软，气管居中，甲状腺未见肿大。眼：未见畸形。耳：未见畸形。鼻：未见异常分泌物。口腔：正常。胸部：心律齐，未闻及杂音。两肺呼吸音清。腹部：腹软，肝脾肋下未触及。肛门及外阴：未检。脊柱：未见畸形。四肢：未见畸形。头颅磁共振成像（MRI）检查：右侧额叶占位（图2-1-1）。

根据入院后所作各项相关术前检查，医生决定择日为刘奶奶手术，摘除肿瘤。

患者资料	拟实施行动
推断/假设	**拟学习的问题**

Note

情　境　5

等待手术过程中刘奶奶癫痫再次发作。医生发现，刘奶奶的抽搐特征表现为从拇指-腕部-前臂-肘-肩-口角-面部逐步发展，明显符合“Jackson 癫痫”，即杰克逊发作。

为防止刘奶奶癫痫再次发作，医生让刘奶奶口服丙戊酸钠缓释片 0.5g，1 日 2 次。用药后刘奶奶的癫痫未再发作。

1 周后，医生顺利地为刘奶奶切除肿瘤，并建议刘奶奶继续口服丙戊酸钠，连续口服 3 个月后逐渐减量并停药。刘奶奶遵从医嘱，从未间断服药，儿子儿媳也悉心照料，常常提醒老人服药。如今手术 1 年过去了，让刘奶奶和家人紧张的癫痫再也没发作过。

患者资料	拟实施行动
推断/假设	**拟学习的问题**

PBL 四格表

案例1 毫无先兆的抽搐

患者资料	拟实施行动
推断/假设	**拟学习的问题**

（李庆平）

Note

案例2　我的希望在哪里？

情　境　1

大二学生小刘在姐姐的陪同下来到医院。他情绪低落，表情麻木，面容憔悴，两眼无神，说话吃力，寡言少语。由于他总觉得自己是个十足的失败者，这是他半年来第2次企图自杀。

患者资料	拟实施行动
推断/假设	**拟学习的问题**

情 境 2

通过与小刘姐姐的沟通，医生了解到，小刘出身农村，是家中唯一的男孩，上面有三个姐姐。尽管父母文化程度不高，家庭经济条件较差，但由于小刘从小学习就很好，望子成龙的爸妈对他期望很高。小刘也很争气，从小学到初中都是班上的尖子。初中毕业小刘顺利考到了省城的重点高中，妈妈也随小刘来到省城，一边打工，一边照料小刘的生活。这所高中人才济济，小刘已很难跻身前几名的行列。但为了自己和全家人的梦想，要强的小刘投入了十二分的努力，成绩一直还不错。孰料天有不测风云，高考前3个月，妈妈被查出肝癌晚期，在小刘高考前几天不幸去世了。强忍悲伤参加高考的小刘发挥失常，最终成绩虽过了一本线，但进名牌大学的希望却成为泡影。在得知高考成绩的最初几天，小刘心情极为矛盾，他很想复读1年，来年考上自己心仪的大学，可看着日渐苍老还在打工的父亲，懂事的小刘放弃了复读，挑了省城一所大学，默默地离开家。

来到大学后，小刘的心情并没有从此好起来。由于对所学专业不感兴趣，他对上课几乎没有热情。尽管周围的同学个个活力十足，也很友好，但他觉得自己本不该与这些同学为伍，心中充满抵触。大学里社团和活动众多，小刘却对什么都提不起兴趣。他常常在内心为自己抱屈，觉得造物弄人，毁了自己的美好前程。渐渐地，小刘觉得学习和与人交往都成了他的负担，总想着能逃避这一切。由于常常怀疑自己受到同学的疏远和讥笑，小刘一直独来独往，很少参加班级和学校的活动。大一的第一学期，一向优秀的小刘各科考试成绩都不理想，还有两门挂了科，小刘的情绪更加低落了。

大一的第二学期，小刘显得更孤僻了，不仅在班里形单影只，甚至遇到别人在一起交谈和开心地大笑，他也总疑心是针对自己，并常常为了一点小事与人发生口角。他已不记得大一的第二学期是怎么混过去的，只记得又有两门挂了科。

大二开学时，小刘待在家里没去报到，姐姐为他办了休学手续。

这段时间，小刘几乎从不出门。面对家人的关心，他甚至认为自己是个十足的失败者，与其继续忍受痛苦和为他人带来烦扰，还不如离开这个世界。

患者资料	拟实施行动
推断/假设	**拟学习的问题**

Note

情 境 3

医生还了解到，小刘从未患过什么大病，但最近一两年常感觉疲劳无助，经常失眠。

“我的健康每况愈下，常感乏力、心慌、胸闷、气短，有时会无端地感到紧张。”

“我现在真的感到人生毫无意义，生活枯燥乏味。”

“我这么失败，已经没有希望了。”

在回答医生的询问时，小刘语速缓慢，常常停顿。看得出来，他很为自己的现状和未来焦虑和痛苦。否认有幻觉、妄想和躁狂症状。有自杀念头并曾实施。

一般检查：面色苍白，身高 172cm，体重 78kg；BP 116/68mmHg，P 88 次/分，心律略有不齐，无早搏及杂音等。

神经系统检查：神志清楚，定向力正常，反射对称，随意步态正常，肌力正常，感觉完整对称，Ⅱ ~ Ⅷ对脑神经正常。

生化检查：未见异常。

患者资料	拟实施行动
推断/假设	**拟学习的问题**

情　境　4

小刘被诊断为重度抑郁症。医生开了5-羟色胺再摄取抑制药,要求小刘坚持服用。医生还对小刘和姐姐分别提了一些建议。经过半年多的综合治疗,小刘渐渐摆脱了抑郁的阴影,重新回到了学校。

患者资料	拟实施行动
推断/假设	**拟学习的问题**

PBL 四格表

案例 2　我的希望在哪里？

患者资料	拟实施行动
推断/假设	**拟学习的问题**

（李庆平）

案例3 冬日暖阳

情 境 1

冬至已过,一场大雪把王家村通往山外的盘山路封住了。腊月十五这天,王老伯像往常一样早起送孙女秀秀去山外的小学念书,他趟着及小腿肚深的雪,带着孙女深一脚浅一脚地走在山路上。他和老伴都是地道的农民,儿子在外地打工,留下孙女在身边生活。雪还在纷纷扬扬地下,突然,一个踉跄,王老伯摔倒在雪地上,秀秀见状,赶忙去扶起爷爷,可是此时秀秀发现爷爷说话不清楚、手臂没力气,不能动弹。

患者资料	拟实施行动
推断/假设	**拟学习的问题**

Note

情　境　2

正在秀秀惊慌失措的时候，山路的转弯处出现了两个身影，是一对年轻的夫妻，他们是进城置办年货的。见此情况，连忙拨打了120，可是120的医生告诉他们由于大雪，急救车根本无法顺利开进山。此时王老伯精神越来越差，嘴巴开始偏斜，感觉头痛、头昏、恶心。见此情景，年轻夫妇立即决定叫来村里的几个壮汉，用平板车将王老伯运至山下，然后叫车接至县城的医院。

患者资料	拟实施行动
推断/假设	**拟学习的问题**

Note

情 境 3

到医院，门诊的杨大夫为王老伯做了体格检查。

T 37.0℃（参考值：36.0～37.7℃），P 116 次/分（参考值：60～100 次/分），R 16 次/分（参考值：16～20 次/分），BP 182/104mmHg（参考值：收缩压<120mmHg；舒张压<80mmHg）。一般检查无异常。

神经专科检查：精神较差，言语不流利，右利手。右侧鼻唇沟浅、伸舌右偏，双眼视力正常，眼球运动正常，视野正常，双侧瞳孔等大等圆，直径 3.0mm（参考值：2～4mm），对光反射灵敏，检眼镜检查正常。颈软，无抵抗感。右侧上下肢肌力 4 级、右侧巴宾斯基征阳性，左侧肢体未检及异常，脑膜刺激征阴性。NIHSS 评分 4 分。

相关辅助检查：WBC 9.07×10^9/L[参考值：(4.0～10.0)$\times10^9$/L]，N 81%（参考值：50%～70%），Hb 130g/L（参考值：120～160g/L），PLT 378×10^9/L[参考值：(100～300)$\times10^9$/L]，血沉 33.0mm/h（参考值：0～15mm/h）。血凝常规正常，血小板活化功能正常，甲状腺功能正常。生化示电解质正常，肝肾功能正常，血脂分析示 TG 及 TC 及 HDL-C 正常，LDL-C 3.53mmol/L 高（参考值：2.07～3.12mmol/L），血同型半胱氨酸正常。血葡萄糖糖化血红蛋白 6.5%（参考值：3.8%～6.0%）、总糖化血红蛋白 8.70%（参考值：5.0%～8.0%），空腹血糖 9.4mmol/L（参考值：3.9～6.4mmol/L）、餐后 2 小时血糖 14.8mmol/L（参考值：<7.8mmol/L）。心电图(-)。胸片(-)。颈部血管彩超示：两侧颈总动脉、颈内动脉、椎动脉硬化，流速正常。头颈部 CTA 示两侧大脑后动脉近侧段及左侧椎动脉末端局部管腔狭窄。

MRI 检查显示（图 2-3-1）：左侧基底节区腔隙性脑梗死。

患者资料	拟实施行动
推断/假设	**拟学习的问题**

Note

情　境　4

大雪终于停了，太阳出来了，路上厚厚的积雪已经都被推土机清理干净了，道路也没那么难走了。秀秀放了学就到医院照顾爷爷，闲暇之余，她可以隔着玻璃观看外面的景色，外面的积雪在一点一点地慢慢融化。爷爷被诊断为：短暂性脑缺血发作，高血压病 3 级极高危组，2 型糖尿病。

秀秀看到爷爷的病历上，杨医生写着："予巴曲酶降纤、辛伐他汀调脂、拜阿司匹林抗血小板聚集、加用二甲双胍缓释片降血糖治疗，予活血化瘀、改善脑部血液循环、去除氧自由基脑保护、营养脑细胞。近期患者血压波动性大，血压不宜骤降。"

患者资料	拟实施行动
推断/假设	**拟学习的问题**

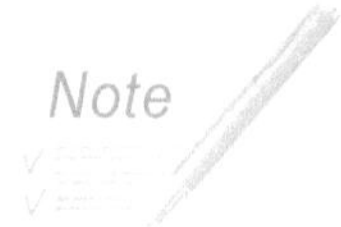

情 境 5

住院第4天中午王老伯坐在床上吃饭时突然感觉天旋地转、恶心呕吐、大汗淋漓、心慌。几分钟后他老伴发现他右手臂和腿不自主抽动,持续数秒钟缓解,连忙叫来值班的罗医生。

患者资料	拟实施行动
推断/假设	**拟学习的问题**

情　境　6

罗医生急测血糖 8.7mmol/L、血压 212/111mmHg、心率 90 次/分，右上肢肌力 1 级、右下肢肌力 2 级、右侧病理征阳性，紧急予异丙嗪注射液抗眩晕、奥美拉唑保护胃黏膜治疗，并予心电监测、改每 2 小时测血压脉搏，约半小时后头晕、心悸、恶心、呕吐缓解。反复出现的右侧上下肢不自主抽动，持续数秒钟缓解，罗医生诊断为：脑梗死后继发性癫痫，予苯巴比妥钠、托吡酯抗癫痫治疗。

经过 2 周的降血压、降血糖、营养脑细胞、调脂、抗血小板聚集、改善脑部血液循环、活血化瘀等治疗，王老伯身体有所好转，说话清楚一些，右手和腿也有些力气了。

患者资料	拟实施行动
推断/假设	**拟学习的问题**

Note

情境 7

2 个月过去了，寒冷的冬天即将过去，气候一天天温暖起来。王老伯身体在恢复中，还不能干农活，除了按时服药、合理膳食，他每天还做适当肢体康复训练。令王老伯高兴的是，村干部刚来探望过他，并告诉他 5 年前他在村里办理的"大病统筹"医疗保险可以负担他此次生病的大部费用。小秀秀也告别了家乡来到了在城市打工的父母身边，开始了她的借读生活。在繁华的城市里，生活着许许多多普通的农民工，他们的子女，与城市中的孩子相比，有太多的不同。同样是花一样的年纪，却体验着不一样的成长轨迹。希望他们能像城里的孩子一样安心学习、快乐生活和健康成长，让他们的成长过程多一些感动的经历，长大之后有一颗感恩的心。

患者资料	拟实施行动

推断/假设	拟学习的问题

Note

PBL四格表

案例3　冬 日 暖 阳

患者资料	拟实施行动
推断/假设	**拟学习的问题**

（张露青）

Note

案例4 视力怎么越来越差了?

情 境 1

今年35岁的孙女士,是一名私企白领,10年前她怀揣梦想来城市打拼,然而生活成本不断攀高,工资薪水缓慢增长,医疗、房价、孩子的教育等现实问题让孙女士充满无奈,生活这杯水让她甘苦自知。作为企划主管,面对快节奏的工作和生活,种种压力让她时时刻刻绷紧神经。每天她妆容精致,和电脑、电话在一起的时间,要比和家人朋友在一起的时间多很多,工作经常加班,不按时吃饭,周末也很少休息。

今天早上孙女士起床后感觉头晕,乏力,持续头痛加剧,左眼皮下垂,左眼看东西模糊。被家人紧急送入医院。

患者资料	拟实施行动
推断/假设	**拟学习的问题**

Note

情 境 2

孙女士告诉医生，她的头痛大致开始于3年前，头顶部的跳痛，左侧明显，一阵阵的，持续几个小时，没有明显加重或缓解因素，有时发作时吃止痛药。近半年来类似的情况反复发作，并逐渐感到左眼发胀，左眼视力逐渐下降，伴有轻度疼痛。多次到社区医院就诊，效果不佳。2天前，感觉头痛比以前明显加重，整个头有胀痛，恶心，没有呕吐。同时左眼皮下垂，看东西是双影。

患者资料	拟实施行动
推断/假设	**拟学习的问题**

Note

情 境 3

医生为孙女士做了详细的体检：

体格检查：T 36.9℃，P 82 次/分，R 18 次/分，BP 140/80mmHg，W 63kg，H 162cm。神志清，精神可。痛苦面容。体格检查合作。皮肤色泽正常，无黄染、皮疹、瘀斑。无斑痣。浅表淋巴结未触及肿大。头颅大小正常。眼睑无水肿，巩膜无黄染。口唇不发绀，咽部不充血，双侧扁桃体不肿大。颈部气管居中，无颈静脉怒张，甲状腺无肿大。胸廓正常。两肺呼吸运动对称，胸骨无叩痛。双肺叩诊呈清音。心前区无隆起和塌陷，搏动范围正常，未触及心包摩擦感。心率 82 次/分，窦性心律，无瓣膜病理性杂音。双侧桡动脉搏动正常，对称。脊柱四肢无畸形，关节无红肿。肛门外生殖器未检。

专科检查：双眼矫正视力为 6/6，AOH-R-R 假等色表检查，左眼色觉轻度减退；右瞳直径 3mm（参考值：2～4mm），直接和间接对光反射灵敏。左侧上睑下垂，左瞳直径 4mm，相对瞳孔传入障碍 1.0Log 单位，直接和间接对光反射均下降，瞳孔周期时间延长。左眼球外展位，内转、上转、下转及外下注视受限。检眼镜检查示：左侧视盘颞侧略苍白，无水肿。对比视野和 Goldmann 动态视野测定左眼鼻侧缺损，黄斑回避，并呈沿中央垂直子午线轻度不规则的倾斜边缘。左侧角膜反射迟钝，余脑神经未见异常；颈软，四肢肌力Ⅴ级，肌张力正常，生理反射存在，病理反射未引出。

实验室检查：未见异常。

影像学检查：①检眼镜检查（图 2-4-1）；②MRI 检查示海绵窦区囊性占位（图 2-4-2）。

初步诊断：颅底海绵窦旁皮样囊肿。

患者资料	拟实施行动
推断/假设	**拟学习的问题**

情　境　4

医生向孙女士及家属耐心地解释了病情及治疗计划：全麻下行开颅鞍区占位切除术，术前行腰部蛛网膜下腔穿刺置管，手术顺利，术中诊断为表皮样囊肿，部分侵犯海绵窦，术中在内镜辅助下将囊内容物全部清除，囊内壁用3%过氧化氢溶液处理，并缝合囊壁开口，术后止血、消炎、健脑等对症治疗，术后7天头部顺利拆线，病理提示胆脂瘤。

患者资料	拟实施行动
推断/假设	**拟学习的问题**

情 境 5

术后半年随访，头痛症状消失，左眼外展仍轻度受限。术后视觉检查示：双眼矫正视力为6/6，左眼瞳孔传入障碍为1.2Log单位，AOH-R-R等色表检查左眼识别11/15，右眼识别13/15。左眼瞳孔周期时间恢复正常，视盘颞侧苍白和单眼鼻侧偏盲依然存在。

现在，孙女士开始调整生活节奏，逐渐养成健康的生活习惯，按时吃饭，定期健身，每天正常下班回家给自己和家人做一顿健康的晚餐，然后看看电视，与家人共享天伦。平和的心态让孙女士感到生活更快乐、轻松和幸福！

患者资料	拟实施行动
推断/假设	**拟学习的问题**

PBL 四格表

案例4　视力怎么越来越差了

患者资料	拟实施行动
推断/假设	**拟学习的问题**

（张露青）

Note

案例5 分错科的病号?

情 境 1

大一的早期临床见习,学生跟随带教老师来到神经内科门诊。

第一个患者是X先生,由一位老年女性陪同,一进来在其搀扶下落座,有些气呼呼的。说:"我是腿脚和胳膊不好,要挂外科去看看,你们导医台的小闺女非说挂神经科,挣钱也不能瞎整,我又没有神经病,上什么神经科?"

陪同的女士赶紧接话说:"老头子,人家不是说了么——疯子是精神病,和神经科不是一回事儿。"

看到已就坐的患者仍然气愤愤的,右手搭在右腿上,频率比较高地颤颤着。

带教老师已经打开病历本,满脸含笑:"大叔别生气,其实好多人都对我们科的名字有误解……"

几句话安抚了患者,开始问诊查体。

患者资料	拟实施行动
推断/假设	**拟学习的问题**

Note

情　境　2

问诊得知：X 先生，67 岁，渔民，出生于山东烟台，从来没到过外地，吸烟 30 余年，约 10 支/日，戒烟 12 年。饮酒 40 余年，约 1 两/日。平素身体健康，没有高血压、冠心病、糖尿病，也没有患过肝炎、结核等传染病，没受过重大外伤，未做过手术，没输过血。也没有对药物、食物过敏。半年前无明显诱因出现右下肢震颤，症状进行性加重，2 个月前出现右上肢震颤，肢体震颤休息时明显，活动时减轻。不发烧，不头痛、头晕，不恶心、呕吐，看东西不重影，喝水不呛咳，意识清楚，无乏力感，没有心慌气短、胸闷。发病以来，饮食、睡眠尚可，大小便如常，体重无明显变化。X 夫人说先生夜间会踢她，早晨醒来被褥会纠结成团。否认工业毒物、粉尘及放射性物质接触史。否认家族遗传病、传染病及类似疾病史。

带教老师让患者去做头部 MRI，检查结果：右侧基底节、双侧半卵圆中心缺血灶，双侧筛窦炎症，左侧乳突蜂房内异常信号。

患者资料	拟实施行动
推断/假设	**拟学习的问题**

Note

情 境 3

医嘱给予神经内科护理常规，2 级护理，低盐低脂普食，监测血压。给予脑蛋白水解物、胞磷胆碱、阿司匹林肠溶片、阿托伐他汀、多巴丝肼、盐酸苯海索治疗。完善辅助检查，向患者交代病情，监测病情变化。

患者资料	拟实施行动
推断/假设	**拟学习的问题**

Note

情 境 4

副主任医师查房，经详细查体后对患者病史及体征无补充，分析患者病例特点：①老年男性，既往体健；②患者于半年前无明显诱因出现右下肢震颤，症状进行性加重，2 个月前出现右上肢震颤，肢体震颤为休息时明显，活动时减轻，行动较前缓慢，轻微小碎步，右下肢发板感，逐渐加重；③入院查体：BP 130/80mmHg，神志清，言语清晰，理解力、反应力、定向力正常，双侧瞳孔等大形圆，直径约 3.0mm，对光反射灵敏，无眼球震颤，双侧眼球活动自如，口角不歪，伸舌居中，颈部抵抗，克氏征、布氏征阴性，双侧浅感觉无异常，四肢肌力 5 级，四肢肌张力增高，腱反射正常，双侧巴氏征阴性，双侧指鼻试验阴性，右侧肢体静止性震颤。心肺腹未及明显阳性体征，双下肢无水肿；④辅助检查：头 MRI 显示右侧基底节、双侧半卵圆中心缺血灶，双侧筛窦炎症，左侧乳突蜂房内异常信号（图 2-5-1）。入院查心电图示左室高电压；X 线片示双髋关节退行性变。综上所述，副主任医师考虑诊断：帕金森病、双髋关节退行性变。

查体较前无明显变化。化验结果回报，肝肾功、血糖、血脂、心肌酶、凝血常规、乙肝六项、血流变、血沉、血常规、尿沉渣基本正常，但粪便为黄褐色软便，隐血呈弱阳性。给予奥美拉唑口服，并嘱患者进食清淡，次日复查。其余治疗暂无调整，继续观察。

患者资料	拟实施行动
推断/假设	**拟学习的问题**

Note

情 境 5

患者要求出院。主治医师查房,考虑患者病情较稳定,同意明日出院。

嘱患者注意休息,加强锻炼。院外继续药物治疗:阿司匹林肠溶片 0.1g,1 天 1 次;阿托伐他汀 10.0mg,每晚 1 次;盐酸苯海索 2.0mg,1 天 2 次;多巴丝肼 1/4 片,1 天 3 次;胞磷胆碱钠胶囊 0.2g,1 天 3 次;盐酸普拉克索 0.125mg,1 天 2 次。定期门诊复查,若有不适及时就诊。

患者资料	拟实施行动
推断/假设	**拟学习的问题**

Note

情 境 6

5年后,X先生72岁了,期间未按医嘱来院复查,自行根据病情调整用药的量和频次,病情时轻时重。近来感觉药效大不如前,连续几周,每日下午4点开始全身僵硬,不能活动,最多时有2小时。其子言其健忘,容易忘记时间、遗落物品、忘事,反复问同一问题、做同样的事。应对别人提问时会迟疑很长时间。最明显的事例就是反复去查看渔船的船舱,说是遗落了鱼虾在里面。

医生安排X先生做脑CT扫描。

患者资料	拟实施行动
推断/假设	**拟学习的问题**

Note

情 境 7

医生决定给 X 先生换用恩地卡朋双多巴片(达灵复),每日 3 次,每次 2 片。

CT 检查显示 X 先生轻中度全脑萎缩。

经精神科会诊,诊断为阿尔茨海默病,给予阿尼西坦 500.0mg,每日 3 次,维生素 E 400IU,每日 1 次。

患者资料	拟实施行动
推断/假设	**拟学习的问题**

PBL 四格表

案例5　分错科的病号?

患者资料	拟实施行动
推断/假设	**拟学习的问题**

（许　勇）

Note

案例6 教授倒在餐厅

情 境 1

你辛苦学习了一天,来到餐厅犒劳一下"咕噜噜"叫的肚子。

打好饭端着餐盘满大厅找空位,突然发现一个比较空的区域,急忙过去坐下。这时才发现旁边的位置坐着一位见过几面的老教授和几位体育老师,也正在用餐。同老师们打过招呼后,开始专心对付盘子里的家伙们。

"S 教授,您怎么了?!"突然一阵惊呼。

眼的余光中,瞥见 S 教授身子慢慢地向一侧倾斜,腿无力地蜷曲,最终身体从餐凳上滑落下来。几位体育老师眼疾手快,一位拉住 S 教授的一只胳膊,另一位托住头部,把他缓缓平放在长凳上,使 S 教授避免了严重的摔伤。

顾不上吃饭,你急忙过来看如何帮忙。餐厅中好多同学也围过来了解情况,打算帮忙。

但却听到了体育老师的暴喝:"闪开闪开!不要围过来!有临床医学院的老师在么?内科的?神内的?心内的?"

患者资料	拟实施行动
推断/假设	**拟学习的问题**

Note

情　境　2

在体育老师喊人的同时，已经有人在拨打急救中心和校医院的电话了。

“我是心内的！”一位在同一楼层用餐的老师一边喊，一边分开人群跑了过来。

你看到还有一位护理学院的教授也正赶了过来。

心内的老师把S教授的头歪向一侧，接过护理学教授递过来的筷子，垫在上下牙间，解开衣领扣子。

这时，大家看到S教授眼睛睁开了，眨着眼却说不了话。一位体育老师急忙凑向前：“S教授，您别急，这是咱附院的心内科大夫，这是咱护理学院的Y教授，急救中心和校医院的电话已经打过了，救护车一会儿就到，您不会有事儿的。”

说话间，校医院的救护车已到，几个人把S教授抬上车，送往附属医院。

患者资料	拟实施行动
推断/假设	**拟学习的问题**

Note

情 境 3

次日，你的早期临床见习是在附属医院神经内科。查房时，你又见到了S教授。

带教老师："S教授，今天感觉怎么样啊？"

"好多了。"S教授道，"昨天来的时候右臂和腿都动不了，想说话也说不出来，紧张坏了，以为这次就要完了呢。真是谢谢你们啊！"

接着S教授又向大家演示了自己的恢复情况："你看，胳膊能动了，腿也能动了，就是还没有劲儿。"边说边活动右臂和腿，展示给医生。

显然，S教授已经能一定程度地控制肢体，但腿还不能离开床面，力量不足。

随后带教老师做了常规体检，下达医嘱，补充多项化验检查、颈动脉超声检查等，调整了药物种类和剂量。

患者资料	拟实施行动
推断/假设	**拟学习的问题**

Note

情　境　4

在护士站，你听到了医护人员们私下对S教授的谈论。

S教授于前年退休，现担任学校的教学督导员。夫人去加拿大帮女儿带孩子，出国快一年了，教授目前单身一人在家。

S教授生平唯好杯中之物，而且烟酒不分家，每天能吸1～2包烟。自年轻时就常常引三五同好聚饮，不醉不归。现在夫人不在家，他更是日日宴饮，无酒不欢，还喜欢“三中全会”（一餐之中白酒、葡萄酒、啤酒都喝）。

尽管62岁了，S教授却仅有些高血压。他多才多艺，能拉会唱，爱好运动，曾经是学校百米纪录保持者；球技高超，打得乒乓球健将出身的体育老师都俯首称臣，直到发病前还天天打球。以前从没有发生过心绞痛、脑缺血的情况，这次却突发意外。

7天后，S教授出院。出院前检查：患者能自行行走，但右侧肢体仍感乏力，无头晕、头痛，无视物旋转、复视，无言语不清、肢体活动不灵。查体：BP 150/80mmHg，精神好，眼球运动正常，无眼球震颤。双侧瞳孔等大等圆，直径3mm，对光反应灵敏。ECG正常节律，心率92次/分；颅脑CT检查无出血迹象；颈动脉超声显示正常血流。实验室检查发现有高胆固醇血症。

出院医嘱：

1. 注意休息，低盐低脂饮食，继续用药治疗：阿斯匹林肠溶片0.1，每日1次，辛伐他汀20mg，每晚1次，全天麻胶囊2粒，每日3次。
2. 定期门诊复查，病情变化及时就诊。

患者资料	拟实施行动
推断/假设	**拟学习的问题**

PBL 四格表

案例6 教授倒在餐厅

患者资料	拟实施行动
推断/假设	**拟学习的问题**

（许 勇）

Note

第三章　内分泌系统

案例1　“月子”后遗症

情　境　1

刘大妈今年58岁，自从生下小儿子后就落下了“月子病”：不思饮食、失眠多梦，经常出现全身关节酸疼、怕冷、头晕、无力、嗜睡、心慌、面色苍白、头发稀疏等，脾气也和以前大不一样，渐渐地变得终日闷闷不乐、少言寡语、情感淡漠。刘大妈是村卫生所的常客，经常感冒、发烧，有时还会出现意识模糊，医生给开了好多常备药，有抗生素、硫酸亚铁片、葡萄糖注射液等。随着年纪增长，刘大妈身体情况越来越差，大女儿就将刘大妈接到城里生活。

患者资料	拟实施行动
推断/假设	**拟学习的问题**

Note

情 境 2

刘大妈刚到城里没几天，下楼遛弯时不小心淋了雨，受凉后开始发烧，吃了 2 天退烧药不仅没有好转，还开始呕吐，大女儿带着刘大妈到社区卫生站准备输液，刚进卫生站刘大妈就突然开始抽搐，随后昏迷，大家立刻拨打了 120 急救电话。

市人民医院急诊科的王医生接诊刘大妈，查体：体温 38.8℃，脉搏 89 次/分，呼吸 22 次/分，血压 100/65mmHg，浅昏迷状态，贫血貌，浅表淋巴结无肿大，眉毛稀疏，双眼睑无水肿，口唇黏膜苍白，双肺呼吸音粗，未闻及干湿性啰音，心脏各瓣膜听诊区未闻及病理性杂音，腹部平软，全腹无压痛、反跳痛，移动性浊音(-)，肠鸣音亢进，双下肢无水肿。

随后，王医生建议赶紧做相关辅助检查。

患者资料	拟实施行动
推断/假设	**拟学习的问题**

Note

情 境 3

王医生通过询问得知，刘大妈一共有五个孩子，17 年前小儿子出生时刘大妈产后大出血，出现了长时间休克，虽经抢救后脱离生命危险，但产后无乳汁分泌，大概 3 年后出现闭经、体毛脱落等。多年来，刘大妈一直体弱多病，干不了体力活。

超声检查结果：肝、胆、胰、脾、双肾回声及血流未见异常；心电图及胸片大致正常；血常规：WBC 5.32×10^9/L，RBC 2.35×10^{12}/L，Hb 78g/L，PLT 204×10^9/L；实验室检查：空腹血糖 3.5mmol/L，血钠 114mmol/L，血钾 3.2mmol/L，血氯 90.8mmol/L，血钙 2.02mmol/L。

患者资料	拟实施行动
推断/假设	**拟学习的问题**

情　境　4

刘大妈办理了住院手续，转入内分泌科接受抗炎、补液等治疗，并做了进一步检查。

超声检查结果：子宫萎缩，卵巢变小、无卵泡发育、亦无排卵；颅脑 MRI 显示：空状蝶鞍；实验室检查：游离甲状腺素（FT_4）6.67pmol/L，游离三碘甲腺原氨酸（FT_3）3.02pmol/L，血清皮质醇 257.8nmol/L，血清雌二醇（E_2）54.3pmol/L，促甲状腺激素（TSH）1.85mU/L，催乳素（PRL）8.4ng/ml，促卵泡激素（FSH）6.8mU/ml，黄体生成素（LH）5.8mU/ml，促肾上腺皮质激素（ACTH）22.8ng/L，24 小时尿游离皮质醇（24h uFC）39.2nmol/24h，24 小时尿钠：391mmol/24h。

患者资料	拟实施行动
推断/假设	**拟学习的问题**

情　境　5

刘大妈被诊断为“希恩综合征致低钠血症”，给予静脉补钠、补钾，并给予醋酸泼尼松、甲状腺素片口服，2周后刘大妈病情好转出院。医生嘱托刘大妈出院后继续服药、加强营养、定期复诊。

患者资料	拟实施行动
推断/假设	**拟学习的问题**

PBL 四格表

案例1 "月子"后遗症

患者资料	拟实施行动
推断/假设	**拟学习的问题**

(李雅娜)

案例2 难以控制的“头痛”

情 境 1

42 岁的秦先生是一名企业主，平时应酬特别多，经常吸烟、喝酒，近几年“将军肚”随生意规模的不断壮大而逐年增长。1 年前，秦先生开始经常出现心跳加快、呼吸急促，有时还会全身大汗淋漓，体检结果提示：血压偏高、轻度脂肪肝，医生建议多注意休息，戒烟、戒酒。在妻子的监督下，秦先生开始戒烟、戒酒，但还会经常出现心跳加快、呼吸急促的症状，并且时不时还会头痛，有时出现隐隐的胸痛。

患者资料	拟实施行动
推断/假设	**拟学习的问题**

情 境 2

近半年以来,因为生意忙碌,经常熬夜、频繁应酬,秦先生的头痛症状越来越频繁。妻子建议去医院检查,秦先生却认为是遗传性的高血压,头痛厉害时就服用医生给母亲开的硝苯地平,头痛的症状会有所减轻。

2个月前的1天,秦先生下班回家途中,突然感觉剧烈头痛、心悸、心前区疼痛、恶心、全身大汗淋漓、面色苍白,到当地医院就诊。查体:P 80次/分,R 18次/分,BP 165/100mmHg,ECG检查提示心房颤动,症状缓解后ECG检查正常,考虑"阵发性房颤",给予β受体拮抗剂、盐酸胺碘酮治疗。

患者资料	拟实施行动
推断/假设	**拟学习的问题**

Note

情 境 3

近20天来，秦先生的头痛症状逐渐加剧，经常胸痛、心悸，有时还出现视力模糊的症状，服药后头痛也不见好转。在妻子的陪同下，秦先生转入我院就诊。

门诊医生详细询问了发病情况，秦先生否认高血压、心脏病及糖尿病病史，否认药物过敏史，母亲患有高血压，父亲2年前因高血压引起的脑出血导致死亡，为进一步诊治，将秦先生收入内科病房。

入院后每日测血压6次，头痛时有发生，血、尿、便常规检查未见明显异常，血生化显示：血肌酐(Cr)70μmol/L，血尿素氮(BUN)5.0mmol/L，甘油三酯(TG)1.4mmol/L，低密度脂蛋白(LDL)1.1mmol/L，高密度脂蛋白(HDL)1.12mmol/L；ECG检查未见异常，心脏彩超未见异常。

患者资料	拟实施行动
推断/假设	**拟学习的问题**

Note

情 境 4

入院第4天，进一步完善相关辅助检查。

24小时动态心电图：窦性心律（48～116次/分），房性早搏39次/分，连发3次，成串1次。

尿生化检查显示：尿香草扁核酸（VMA）48.9μmol/24h，尿肾上腺素（E）26.1μg/24h，尿去甲肾上腺素（NE）34.7μg/24h，尿多巴胺（DA）448.1μg/24h。

血生化检查显示：血甲氧基肾上腺素（MN）72.3pg/ml、血甲氧基去甲肾上腺素（NMN）131.5pg/ml。

患者资料	拟实施行动
推断/假设	**拟学习的问题**

Note

情　境　5

应用 α 受体拮抗药控制血压后进行影像学检查。

CT 显示：右侧肾上腺区可见较大软组织密度肿块，其内密度不均匀，可见不规则形低密度坏死区，病变与周围组织分界清楚，邻近结构受压移位；增强扫描病变实性部分明显强化（图 3-2-1、3-2-2）。

诊断为：①高血压 2 级；②嗜铬细胞瘤。

秦先生转入外科病房，进一步治疗。

患者资料	拟实施行动
推断/假设	**拟学习的问题**

PBL 四格表

案例 2　难以控制的"头痛"

患者资料	拟实施行动
推断/假设	**拟学习的问题**

（李雅娜）

案例3　他是真的癫痫吗？

情　境　1

王先生，男，47 岁，是一家建筑公司的施工工程师，2012 年 3 月 1 日清晨，他起床后打算去盥洗时突然摔倒在卫生间。妻子上前询问，他应答含糊、吐字不清，双手颤抖不止、背部衣服较湿，妻子着急地大声叫来儿子，二人分别抱住头、脚两端将王先生抱起放到沙发上。王先生的声音越来越低弱，逐渐对呼唤无法应答、并出现了小便失禁的情况。妻子惊慌失措，不断摇晃拍打着丈夫的身体，大哭不止，不知如何是好。儿子先反应过来拨打了 120 急救电话，两人合力用床单将王先生托起，运送到楼下，在小区门口等待救护车。期间，儿子不断地用力掐住王先生面部的人中穴，希望父亲能醒过来。

患者资料	拟实施行动
推断/假设	**拟学习的问题**

情 境 2

救护人员立即展开急救，并在运送途中急查血糖为 2.0mmol/L(3.3 ~ 6.0mmol/L)，随即给予5%葡萄糖液静脉滴注。随着时间的推移，王先生的身体状态就有了明显好转，呼之可应。15分钟后，救护车到达医院，送入病房进行体格检查，情况如下：

T 36.8℃，P 60 次/分，R 20 次/分，BP 110/68mmHg。

患者中等体型，体重指数(BMI)24.82kg/m^2(18.5 ~ 25kg/m^2)。嗜睡状态，心肺腹无异常。压眶反射存在，双侧瞳孔等大等圆，直径约 2.5mm，对光反射存在。鼻唇沟对称无变浅，口角无歪斜。四肢肌张力正常。双膝腱反射存在，未引出病理反射。颈软，脑膜刺激征(-)。

继续5%葡萄糖液静脉滴注2小时后，神志恢复如常，询问周围家属自己处于何处，发生了什么事情。复测血浆血糖 6.3mmol/L。

患者资料	拟实施行动
推断/假设	**拟学习的问题**

Note

情 境 3

救护车到来后，妻子向救护人员哭诉说，王先生以往也有发作但都没有这么严重。救护人员询问得知，王先生曾于2010年7月因病毒感染引起高热，因自觉平时身体状况比较好仍坚持工作，在施工现场发生抽搐，抽搐持续5分钟后缓解，后被送到医院，经治疗后热退出院。但自此以来，每当疲劳时、饥饿时、高强度体力活动后均有心慌、乏力、脾气暴躁、出冷汗，严重时四肢抽搐，大都在2分钟左右自行缓解。王先生曾到医院检查，诊断为“癫痫”。药物“卡马西平”治疗，但无效果。患者自行停药。自觉特别容易饿，尤其是清晨和熬夜的时候，不吃东西就会心慌，特别爱吃甜食，随身携带面包、饼干，饿了就吃，饱食状态下发病就比较少，因此体重不断增加，2年间增重10kg。

罹患“癫痫”给王先生的生活带来了很大的困扰，最近公司以照顾其身体为名停掉了其施工组长的职务，在工作中也不能接大项目，严重影响了王先生一家最近的收入。情绪上的低落严重影响了其睡眠，其妻诉说王先生常和她说起经常睡眠差，凌晨容易醒来，伴做噩梦，出冷汗。

患者资料	拟实施行动
推断/假设	**拟学习的问题**

Note

情 境 4

入院后进一步检查,查找低血糖病因。口服葡萄糖耐量试验、胰岛素和C肽释放:

指标	正常区间	不同时间点的测定值(分钟)						
		0	30	60	120	180	240	300
血糖(mmol/L)	3.3~6.0	3.15	7.87	7.74	6.01	3.49	3.26	3.13
胰岛素(μIU/ml)	2.1~30.8	16.7	79.6	60.5	34.8	10.4	18.0	22.5
C-肽(pg/ml)	0.5~3.73	3.10	12.80	10.28	5.53	2.14	3.03	3.67

血皮质醇、生长激素、促肾上腺皮质激素、甲状腺激素水平均正常。

肿瘤标记物:甲胎蛋白(AFP)、癌胚抗原(CEA)、CA19-9、CA125均在正常范围。

患者资料	拟实施行动
推断/假设	**拟学习的问题**

Note

情 境 5

根据王先生的情况，医生怀疑其为胰岛素瘤，对王先生进一步施行了饥饿试验。在禁食23小时后诱发出低血糖反应，遂终止试验，即刻抽血化验，并嘱进食。

指标	正常区间	不同时间点的测定值（小时）				
		0	6	12	18	23
血糖（mmol/L）	3.3～6.0	3.45	3.05	4.13	3.02	2.20
胰岛素（μIU/ml）	2.1～30.8	16.3	18.4	19.5	16.5	17.6
C肽（pg/ml）	0.56～3.73	3.05	3.12	3.29	2.98	3.01

CT平扫+增强的腹部横断位图像（图3-3-1）：平扫可见胰腺体部一类圆形低密度影，与周围正常组织分界较清；动脉期可见肿块明显增强；实质期肿块的强化程度降低。提示：考虑胰腺腺瘤可能性大。

患者资料	拟实施行动
推断/假设	**拟学习的问题**

情 境 6

确诊胰岛素细胞瘤后,王先生转入外科实行手术。术后复查血糖、胰岛素恢复正常,医生对王先生及家人进行低血糖教育后,出院。

患者资料	拟实施行动
推断/假设	**拟学习的问题**

情　境　7

1 年后，王先生因慢性腹泻 1 周后剧烈腹痛入院，在消化科住院治疗。实验室检测显示：血糖 2.6mmol/L，血钙 2.9mmol/L（2.25～2.75mmol/L），PTH 276pg/ml（30～90pg/ml）。胃镜显示十二指肠溃疡。医生给予大量补液、呋塞米、鲑鱼降钙素及质子泵抑制剂等药物治疗，纠正了高钙血症。并在颈部甲状腺 B 超检查中发现了一甲状旁腺腺瘤，临床诊断为“甲状旁腺功能亢进症”，予手术切除颈部肿瘤。

患者资料	拟实施行动
推断/假设	**拟学习的问题**

Note

PBL四格表

案例3 他是真的癫痫吗？

患者资料	拟实施行动
推断/假设	**拟学习的问题**

（顾卫琼 梅文瀚）

案例4 危险的“感冒”

情 境 1

李先生51岁，是一名重点高中数学老师，工作量较大，深受学生爱戴。最近半年来，李先生在上课时经常感到口渴，连着上几节课时经常感到肚子饿。李先生认为是自己年龄增长的原因，并没有太在意，只是去买了个600ml的保温杯上课时用，妻子也为李先生准备了饼干放在办公室。可是最近1周，李先生感觉特别累，上课带了水还是觉得口渴，每天大概要喝6～7大杯水还是感觉不够，每节课下课几乎都要跑一次厕所，学生课间来提问都没有心思回答了。妻子也觉得李先生最近几个月瘦了，在家经常和女儿抢零食吃，有点担心。妻子陪着李先生前去医院内科就诊。

患者资料	拟实施行动
推断/假设	**拟学习的问题**

Note

情 境 2

医生详细询问了李先生病史。李先生自述没有高血压、心脏病、肝炎、结核病，哥哥有糖尿病。妻子说李先生最近体重轻了5斤。

医生为李先生做了体检：T 36.4℃，P 81次/分，R 17次/分，BP 135/81mmHg，身高174cm，体重76kg，BMI 25.1kg/m^2(18.5～25kg/m^2)，神清，精神可。双肺呼吸音清，未闻及干湿性啰音；心率81次/分，律齐；双下肢无水肿，双侧足背动脉搏动良好。无皮疹，浅表淋巴结无肿大，巩膜无黄染，双眼晶状体透明无混浊，甲状腺(-)。

医生为李先生查了快速血糖为16mmol/L(3.3～6.0mmol/L)。

医生建议李先生到内分泌科做进一步检查。

患者资料	拟实施行动
推断/假设	**拟学习的问题**

情境 3

李先生在内分泌专科门诊进行了一系列辅助检查：
空腹葡萄糖 15.0mmol/L，餐后 2 小时血糖 20.6mmol/l（≤7.8mmol/L）。
尿常规：尿糖（+），酮体（-）。
糖化血红蛋白 9.5%（4% ~6%）。
空腹 C 肽 1.03pg/ml，餐后 C 肽 3.23pg/ml（0.56 ~3.73pg/ml）。
空腹胰岛素 8.06μIU/ml，餐后胰岛素 39.92μIU/ml（2.1 ~30.8μIU/ml）。
胰岛素抗体、胰岛细胞抗体、谷氨酸脱羧酶抗体、酪氨酸磷酸酶抗体均为阴性。
肝、肾功能正常。
心电图示窦性心律。
尿 24 小时总蛋白、白蛋白，24 小时肌酐，尿白蛋白/尿肌酐正常。
颈动脉彩超示右侧颈动脉斑块。

患者资料	拟实施行动
推断/假设	**拟学习的问题**

情 境 4

李先生被诊断为2型糖尿病。

医生医嘱李先生口服二甲双胍治疗,并控制饮食,适当进行运动,定期监测血糖。

李先生非常关心自己是否需要注射胰岛素。而李先生的妻子有点焦虑,问了医生很多治疗中的注意事项,并询问女儿将来是否也会得糖尿病。

医生建议李先生和妻子参加内分泌科组织的糖尿病科普班,并学习如何在家进行血糖的检测。

李先生严格遵照医嘱,坚持控制饮食和适当运动,每天服三片二甲双胍,3个月后李先生病情基本稳定,血糖控制情况较为理想,糖化血红蛋白下降至7.8%,平时也无不适。因此,李先生十分得意,觉得自己颇为幸运,碰到患有糖尿病的同事朋友,还经常介绍经验。

患者资料	拟实施行动
推断/假设	**拟学习的问题**

Note

情　境　5

5 年后，李先生因着凉而发烧，出现咳嗽、口渴、多饮、多尿等症状，李先生自认为是感冒受凉，小事一桩，没有在意，服用了一些感冒药。由于发烧，李先生胃口不好，吃得很少，便自作主张地瞒着妻子停了二甲双胍，想着等感冒好了再继续服用。

2 天后，李先生的感冒没有好转，反而卧床不起，进而神志也迷糊不清了，妻子急忙把他送到医院急诊。

患者资料	拟实施行动
推断/假设	**拟学习的问题**

Note

情 境 6

李先生体温38.7℃，心率120次/分，血压80/50mmHg，呼吸深而大，呼吸音粗，有烂苹果味，无干湿啰音。

随机血糖21.6mmol/L，Hb 15.1g/dl(12～16g/dl)，WBC 10.6×10^9/L(4～10×10^9/L)，N 53%(50%～70%)，PLT 273×10^9/L[(100～300)×10^9/L]。

尿液检查：尿酮体(+++)，尿糖(+++)。

血气分析：pH 7.17(7.35～7.45)，PO_2 82mmHg(80～100mmHg)，PCO_2 32mmHg(35～45mmHg)，血HCO_3^- 9.30mmol/L(22～27mmol/L)，氧饱和度97%(95%～98%)，BE -25mmol/L(±2.3mmol/L)。

胸片显示肺炎。

老李被诊断为感染诱发的酮症代谢性酸中毒，立即住院进行抢救。

经过补液、输注胰岛素、消炎疗法等抢救措施，老李的病情得到控制，转危为安。事后医生告诉家属，老李的病情十分严重。如果不是治疗及时，可能性命难保。糖尿病是慢性病，以后一定要坚持规律治疗，不能因为病情一直比较稳定就随便停药了。

患者资料	拟实施行动
推断/假设	**拟学习的问题**

PBL 四格表

案例4　危险的"感冒"

患者资料	拟实施行动
推断/假设	**拟学习的问题**

（梅文瀚）

Note

案例5 风湿关节炎又犯了？

情 境 1

老李，男，43岁，某沿海城市大货车司机，平时身体健康。今晨起床，下地时突然右脚大脚趾骨疼痛，像刀割的一样，不能落地。家人找来止痛药口服后及贴风湿膏疼痛症状有所缓解。现在踝关节也开始疼痛，难以忍受，发热，自测体温38℃。在家人搀扶下，到我院门诊就诊，张主任热情地接待他，详细询问他的发病情况及既往史。经过详细的询问得知这是李先生第2次发病，上次是4个月前与朋友聚会后，于凌晨感觉右脚跖趾关节剧痛，呈持续性疼痛，活动受限，自服消炎止痛药及贴上止痛膏，疼痛好转，未予重视。这次发作前一天晚上又与同学聚会。发病前无寒战，无头晕、头痛，偶有尿液混浊，无尿急、尿频和尿痛。平素嗜酒和喜食海鲜，父亲曾患有痛风30年，1年前因脑出血病逝；母亲高血压。李先生否认糖尿病、高血压、肺结核及肝炎病史。

患者资料	拟实施行动
推断/假设	**拟学习的问题**

Note

情　境　2

张主任为老李进行认真的查体：T 37.6℃，P 102 次/分，R 21 次/分，BP 135/85mmHg。急性病容，体型较胖，身高 1.72m，体重 90kg，体重指数（BMI）27.6kg/m^2。神志清楚，心肺无异常。腹软，无包块，肝、脾未触及。下肢右侧跖趾关节肿胀，皮肤红，触痛明显。右踝关节轻度肿胀，有压痛。膝反射存在，病理反射未引出。张主任根据老李的症状及体征，需要进行相关的实验室检查及影像学检查。

患者资料	拟实施行动
推断/假设	**拟学习的问题**

Note

情 境 3

老李的检查报告：

血液常规检验：白细胞 11.7×10^9/L[(4.0～10.0)×10^9/L]，中性粒细胞 0.82(0.5～0.7)，其余正常。

临床生化检验：血清尿酸(UA)758μmol/L(150～416μmol/L)，血清总胆固醇(TC)6.4mmol/L(<5.2mmol/L)，血清甘油三酯(TG)2.3mmol/L(<1.7mmol/L)，血清尿素(Urea)6.8pmol/L(3.2～7.1mol/L)，血清肌酐(Cr)108μmol/L(53～106μmol/L)，空腹血糖(FBG)6.0mmol/L(3.9～6.1mmol/L)。

临床免疫学检验：血清类风湿因子(RF)、血清抗角蛋白抗体(AKA)、血清抗中性粒细胞胞质抗体(ANCA)、血清髓过氧化物酶抗体(抗 MPO)、血清抗蛋白酶3(抗 PR3)、人体白细胞抗原B27(HLA-B27)检查均为阴性。

尿、便常规：未见异常。

腹部 B 超：肝、胆、胰、脾未见异常。

X 线片：右侧跖趾关节软组织肿胀。纯尿酸结石能被 X 线透过而不显影。

患者资料	拟实施行动
推断/假设	**拟学习的问题**

Note

情　境　4

张主任根据老李的症状、体征及相关检查，作出的最后诊断为急性痛风关节炎。老李经过张主任 1 个月的降酸止痛综合治疗，精神及食欲良好，关节疼痛消失，体温及血压恢复正常。复查血清尿酸也正常。出院后门诊随访治疗。3 个月后复查血、尿尿酸检验均正常。老李的家人经常提醒他要严格遵守医嘱，低嘌呤饮食，多饮水，碱化尿液，戒除喝酒，降脂减肥，避免外伤、劳累、受凉，适当运动，定期复查。从上次发作到现在已有 2 年，老李再没有关节疼痛发作。老李非常关心自己是否以后还会发病，同时有点疑虑，自己的儿子将来是否也会患上痛风病，如何进行预防，需要同学们作出解释与宣讲教育。

患者资料	拟实施行动
推断/假设	**拟学习的问题**

PBL 四格表

案例5 风湿关节炎又犯了？

患者资料	拟实施行动
推断/假设	**拟学习的问题**

（李艳 许会静）

Note

案例6　她是更年期综合征?

情　境　1

王小蒙妈妈,今年53岁,在小蒙豆制品厂做会计工作。她是个温和贤惠善良的好母亲好妻子。因王小蒙结婚3年没有怀孕,亲家公谢广坤思孙心切,提出要抱养孙子。小蒙妈妈为此事近2个月里失眠、烦躁不安、心慌。这不,因谢广坤又来电话找小蒙爸王老七商量此事。小蒙妈妈知道后与王老七发生了矛盾,他们大吵一场,事后她自己也感觉为这点小事不值得,浑身没劲,多汗,好像自己得了一场大病,晚上睡不着觉,多梦,老是感觉饿,刚吃饭,又饿了,体重也下降了很多,1个月内下降4公斤;爱发脾气,怕热、眼睛流泪、双手抖动,她想自己是不是到了更年期了?于是到村里诊所医生给她打了3天针,症状也不见好转。王老七与小蒙商量,开车把她妈送到市里就诊。医院沈主任热情接诊,并进行详细的体格检查。

患者资料	拟实施行动
推断/假设	**拟学习的问题**

Note

情 境 2

沈主任为小蒙妈妈进行了详细的体格检查：R 19 次/分，P 116 次/分，BP 135/70mmHg。急性病容，双眼上睑肿胀、迟落，双眼轻度突出，目光有神，瞬目减少，集合能力减弱。甲状腺Ⅱ度肿大弥漫性，质地柔软，无结节，无压痛，双侧甲状腺上极可闻及血管杂音。第一心音亢进，心界稍向左扩大，双肺正常。腹软，肝、脾不大，双下肢无水肿，皮肤潮湿；稀便，大便每天 4～5 次，无脓血。双手平举有细震颤，双侧腱反射活跃，病理征未引出。闭经已半年。否认肝炎、结核等传染病史，无手术、输血、外伤及药物过敏史。沈主任需要为小蒙妈妈做一些相关的检查。

患者资料	拟实施行动
推断/假设	**拟学习的问题**

情　境　3

小蒙妈妈在实验室检查的系列报告：

1. 临床血液生化检验　促甲状腺激素（TSH）0.062mU/L（0.35～5.5mU/L），血清总三碘甲腺原氨酸（TT_3）13nmol/L（1.6～3.0nmol/L），血清总甲状腺素（TT_4）177nmol/L（65～155nmol/L），血清游离三碘甲腺原氨酸（FT_3）30.8pmol/L（6.1～11.4pmol/L），血清游离甲状腺素（FT_4）53.5nmol/L（10.3～25.7pmol/L），血清反三碘甲腺原氨酸（rT_3）3.2nmol/L（0.2～0.8nmol/L）。E_2 40pmol/L（40.0～100.0pmol/L），FSH 24U/L（30.0～118.0U/L）。

2. 血、尿、便常规　稀便，其余未见异常。

3. 心电图显示　窦性心动过速。

4. 甲状腺彩超检查　甲状腺呈弥漫性、对称性、均匀性肿大。

5. 双眼眶 CT　双眼轻度前突，双侧内外直肌肌腹和眶尖部稍增厚。

患者资料	拟实施行动
推断/假设	**拟学习的问题**

Note

情 境 4

沈主任又为小蒙妈妈补充了实验室检查项目：TSH受体抗体（TRAb）57U/L（0～12U/L），甲状腺球蛋白抗体（TSAb）50U/ml（0～30U/ml），甲状腺过氧化酶抗体（TPOAb）94U/ml（0～10U/ml），血清钾（K^+）3.1mmol/L（3.5～55mmol/L）。

根据患者的症状、体征及实验室、超声、CT的检查结果，沈主任明确诊断为甲亢（GD）。向小蒙及小蒙妈妈耐心解释了病情，并制订了治疗方案。经过他巴唑治疗1个月，症状好转出院，回家继续口服药物。沈主任嘱咐小蒙妈妈回家后多注意休息，补充足够热量和营养，包括糖、蛋白质和B族维生素。定期到医院进行血常规及肝功能检验，同时注意监测甲状腺激素的水平。

小蒙向沈主任咨询，她妈妈为什么患上这种病？这种病会遗传吗？

患者资料	拟实施行动
推断/假设	**拟学习的问题**

情 境 5

1 年后，小蒙妈妈感觉乏力、怕冷、容易感冒、咳嗽、腹泻、盗汗，双腿酸软无力，头发掉得多，少言懒语，没精神，老犯困，胸闷，眼睛干涩，体重增加等症状，再次到医院就诊。沈主任对其进行体格检查，患者慢性病容，面色苍白、表情淡漠、眼睑水肿、动作迟缓、毛发稀疏干燥、皮肤粗糙，皮肤温度低。腹软，无压痛。R 16 次/分，P 55 次/分，跟腱反射时间长。沈主任考虑可能继发为甲减，需要对小蒙妈妈抽血，进行实验室检查。

患者资料	拟实施行动
推断/假设	**拟学习的问题**

情 境 6

小蒙妈妈的实验室检验报告：

1. 临床血液生化检验 促甲状腺激素（TSH）12.6mU/L（0.35～5.5mU/L），血清总三碘甲腺原氨酸（TT_3）0.8nmol/L（1.6～3.0nmol/L），血清总甲状腺素（TT_4）54nmol/L（65～155nmol/L），血清游离三碘甲腺原氨酸（FT_3）3.8pmol/L（6.1～11.4pmol/L），血清游离甲状腺素（FT_4）5.5nmol/L（10.3～25.7pmol/L），血清反三碘甲腺原氨酸（rT_3）0.16nmol/L（0.2～0.8nmol/L）。TSH受体抗体（TRAb）57U/L（0～12U/L），甲状腺球蛋白抗体（TSAb）50U/ml（0～30U/ml），甲状腺过氧化酶抗体（TPOAb）94U/ml（0～10U/ml），血清总胆固醇（TC）7.4mmol/L（<5.2mmol/L），血清甘油三酯（TG）2.3mmol/L（<1.7mmol/L）。

2. 血液常规检验 红细胞计数 3.18×10^{12}/L，血红蛋白 104g/L，白细胞 3.5×10^{9}/L。

患者资料	拟实施行动
推断/假设	**拟学习的问题**

情境 7

小蒙妈妈经过沈主任的诊断和及时给予左甲状腺素（L-T_4）用药，经过定期的随访及检查，实验室检查指标正常了。经过2年多的治疗，小蒙妈妈的病症完全没有了，又恢复了健康。她说，感谢医院沈主任及医生护士的治疗，感谢自己的家人一直以来默默支持，陪她走过了最艰难的人生岁月。但沈主任嘱咐小蒙妈要终生服药。小蒙来到医院咨询沈主任，她妈妈所患的病是否能预防？

患者资料	拟实施行动

推断/假设	拟学习的问题

PBL四格表

案例6 她是更年期综合征?

患者资料	拟实施行动
推断/假设	**拟学习的问题**

（李 艳）

案例7　她真的怀孕了?

情　境　1

王小蒙,女,31 岁,是象牙山村小蒙豆制品厂厂长。她美丽淳朴,善良温柔,稳重大方,她对爱情的坚持,对现状的改变,对事业的追求,是现代女性的典型代表。小蒙结婚 4 年了,没有怀孕。公公谢广坤思孙心切,提出要抱养一个孙子,家里的其他人都反对,他对此已经折腾 1 年多了,这使小蒙的思想压力大,心情不好,睡不好觉,休息不好,疲乏无力,偶有头痛、腰痛。最近谢广坤感觉她饭量增加,脸变圆了,腰也粗了,人胖的体形都发生了改变,忙让老伴去问,小蒙告诉她已经有 2 个多月没来月经了,这可把老俩口高兴坏了,以为小蒙终于有“喜”了。但小蒙并不认可,因她自己刚做了“早早孕试纸条”,是阴性。小蒙爸觉得这事还是把握点好,督促小蒙早点到医院检查。可小蒙工作太忙了,过了 3 周后,她感觉自己腹部越来越胖了,节食与运动后肥胖无改善,就与爱人到市里医院作检查。导诊护士把他们介绍给内分泌科沈主任,主任热情耐心地接待小蒙。

患者资料	拟实施行动
推断/假设	**拟学习的问题**

情 境 2

沈主任详细询问了小蒙的病史:1 年内体重增加 5kg,以面部及向躯干部明显。既往身体健康,无用药史。家人无类似病史。

查体:T 36.3℃,R 16 次/分,P 77 次/分,BP 140/95mmHg。身高 1.63m,体重 80.2kg,BMI 29.4kg/m^2。体胖不匀称,腹部变肥,脸部圆,可见痤疮,四肢瘦小,体毛粗,下蹲起立困难。甲状腺未触及肿大。双肺呼吸音清,未闻及明显干湿啰音。心脏浊音界正常,心律齐。腹部饱满,腹软,无压痛及反跳痛,肝脾肋下未触及,未触及包块,移动性浊音阴性。双肾区无叩击痛。双下肢无水肿,生理反射正常,病理反射未引出。沈主任需要为小蒙做实验室检查及影像学检查。

患者资料	拟实施行动

推断/假设	拟学习的问题

Note

情　境　3

王小蒙的检查报告：

血液临床生化检验：血清 K^+ 1.7mmol/L(3.5～5.5mmol/L)，血清 Na^+ 154mmol/L(135～145mmol/L)，血糖 6.5mmol/L(3.89～6.1mmol/L)，血浆皮质醇(上午 8 时)739nmol/L(140～630nmol/L)，(下午 4 时)620nmol/L(80～410nmol/L)，(晚上 20 时)545nmol/L(<上午 8 时 50%)。血清促肾上腺皮质激素(ACTH)(上午 8 时)1.5pmol/L(2.2～12.0pmol/L)，(午夜 12 时)0.9pmol/L(<2.2pmol/L)。

尿液游离皮质醇 388nmol/24h(130～304nmol/24h)，尿液 17-羟类固醇(17-OH)58.7μmol/24h(11.0～27.6μmol/24h)，尿液 17-酮类固醇(17-KS)63.4μmol/24h(17.5～52.5μmol/24h)。

血、尿、便常规：未见异常。尿 HCG 检查：阴性。

腹部 B 超检查：左肾上腺区椭圆形软组织密度影，直径 20mm，提示肾上腺腺瘤。

小蒙的家人问沈主任有什么治疗方法？手术能根治不？

患者资料	拟实施行动
推断/假设	**拟学习的问题**

Note

情境 4

沈主任为了明确病因、性质及定位诊断,又让小蒙做了下列相关检查。地塞米松抑制试验:小剂量和大剂量均不被抑制。肾上腺 CT 显示:左侧肾上腺皮质腺瘤,包膜完整,直径 20mm。垂体 CT、MRI 报告:未见异常。胸部 X 线片及 CT 报告:未见异常。沈主任申请泌尿外科主任会诊,专家小组明确王小蒙的诊断:库欣综合征、左肾上腺皮质腺瘤。同时提出治疗方案,首选行腹腔镜左肾上腺腺瘤切除术,可获根治。

小蒙也咨询沈主任,她的病会遗传吗?治疗后影响她生育功能吗?

患者资料	拟实施行动
推断/假设	**拟学习的问题**

Note

情 境 5

沈主任向王小蒙及家人介绍专家会诊的结果及治疗方案，小蒙及家人接受了专家组的建议。患者接受了外科手术切除肿瘤，术后病理显示“左肾上腺皮质腺瘤”，同时用氢化可的松替代治疗。经过手术与治疗，临床症状逐渐消失。出院时体重减轻，面部粉刺消失，血压及血糖下降至正常参考区间。经半年的随访和定期复查，小蒙已正常康复，体重 51.5kg，面部清秀，月经正常。3 年半后王小蒙生下一个健康的女儿，一家人生活和睦幸福，小蒙的豆制品公司也做得红红火火，她正在为公司的下一步发展做更大的规划。

患者资料	拟实施行动
推断/假设	**拟学习的问题**

Note

PBL四格表

案例7 她真的怀孕了?

患者资料	拟实施行动
推断/假设	**拟学习的问题**

（李艳 许会静）

Note

案例8 晚饭后刘先生昏倒了

情境 1

2天前，刘先生开始出现周身乏力，少言懒动，今日尽管食欲不佳，但还是坚持吃了晚餐。饭后他逐渐出现精神不振，昏昏欲睡，待妻子洗刷碗筷结束，发现刘先生躺在沙发上已意识不清，呼之不应了，家人迅速把他送到医院。主治医生从刘太太的叙述中得知，刘先生高血压病史6年，血压最高时170/100mmHg，一直服用降压药物，血压维持在正常范围。2年前无明显原因地出现口渴多饮，夜间小便次数增多，近半年来，饭量比以前明显增加却仍感觉饥饿，体重从84kg减轻到76kg，最近1个月疲乏无力，特别是活动之后更加明显，偶有视力模糊。

患者资料	拟实施行动
推断/假设	**拟学习的问题**

情 境 2

入院时的刘先生处于浅昏迷,偶有躁动,急查头颅 CT 无异常,血糖 31.8mmol/L,血酮体阴性。医生立即实施抢救,快速补充液体,给予小剂量胰岛素持续静点等,同时监测生命体征和心功能。

体格检查:T 37.7℃,P 110 次/分,R 26 次/分,BP 150/94mmHg。神经系统检查正常,心电图无异常。

眼部检查:眼底动脉硬化。

肝胆胰脾肾彩超:轻度脂肪肝。

实验室检查:血常规 RBC 4.78×10^9/L,Hb 170g/L,WBC 12.40×10^9/L,PLT 308×10^9/L,N 86.0%,L 10%,E 4%。

血生化:甘油三酯 3.42mmol/L,总胆固醇 5.82mmol/L,高密度脂蛋白 1.87mmol/L,低密度脂蛋白 3.76mmol/L,血钠 154mmol/L(偏高),血钾 4.92mmol/L,有效血浆渗透压 349.6mOsm/L(≥320 可以诊为高渗),血酮体(-)。

尿常规:尿糖(++++),隐血(-),尿蛋白(±),尿酮体(-),尿素 8.6mmol/L。

经内分泌科、神经科大夫对刘先生昏迷原因的会诊,排除高血压引发的脑卒中后,提出了诊疗意见。

初步诊断:2 型糖尿病,高渗高血糖综合征,高血压病 2 级。

患者资料	拟实施行动
推断/假设	**拟学习的问题**

Note

情境 3

经过医护人员的抢救治疗，刘先生脱离了生命危险，意识清醒，病情稳定，大夫告诉刘先生及其家属，根据病史、体格检查及辅助检查，刘先生昏迷的原因是由于血糖太高引起而不是中风，他已被确诊患有糖尿病，这次昏迷就是由于糖尿病没有及时就医诊治引起的高渗高血糖综合征。

患者资料	拟实施行动
推断/假设	**拟学习的问题**

Note

情 境 4

通过静脉补液、补钾、给予胰岛素皮下注射等综合治疗，刘先生的病情趋于稳定，空腹血糖降为6.8mmol/L，早餐后2小时血糖10.2mmol/L，血压正常，食欲逐渐恢复，病情控制可以出院了。住院期间，医护人员对刘先生进行了糖尿病“健康教育”，告知他糖尿病是终生性疾病，要有良好的心理状态和正确的生活方式，要多学习糖尿病的相关知识，学会自己监测血糖，定期复诊。若不重视正确地进行规范的治疗，各种相关并发症会在不知不觉中发生发展，严重时可影响生活质量甚至危及生命，所以平时要注意饮食，结合药物治疗，才能得到有效的治疗，预防或延缓各种并发症的发生和发展。

患者资料	拟实施行动
推断/假设	**拟学习的问题**

情　境　5

刘先生出院后回家继续治疗，自己能够重视监测和控制血糖，尤其重视膳食安排和饮食控制。坚持早晚餐后 1 小时的散步，在药物治疗方面，根据医生的指导刘先生选择了“预混人胰岛素”，定期监测血糖和去糖尿病专科复查，血糖控制一直较好，空腹血糖维持在6.5～7.5mmol/L，餐后 2 小时血糖 8.5～11.2mmo/L。

患者资料	拟实施行动
推断/假设	**拟学习的问题**

Note

PBL 四格表

案例 8 晚饭后刘先生昏倒了

患者资料	拟实施行动
推断/假设	**拟学习的问题**

（孔丽君）

第四章　宿主防御系统

案例1　迁延不愈的咳嗽

情　境　1

38岁的刘方在农村靠种地难以维持一家6口人的生计，他开始到外地打工。3年前他来到某城市从事搬运工作，并与其他工友租住在一间简易的房子里。半年前的一天早晨，刘方起床后感觉头晕、乏力、心慌、咳嗽，咳出少量白色黏痰，他想可能是晚上着凉了，于是就到附近的药店买了感冒药，服药后继续打工。自从"感冒"后，刘方一直感觉不舒服，经常咳嗽，夜间加重，甚至影响睡眠，于是他又到当地诊所看病。测体温37.8℃，仍按"感冒"治疗2周(用药情况不详)，症状没有明显缓解，疲劳感明显，期间没有停止打工，比以前消瘦了。20天前，刘方的病情加重，他时常感觉胸闷气短，发烧、夜间大量出汗，咳嗽加重咳痰增多，有时痰中带血，体重减轻了5kg。

患者资料	拟实施行动
推断/假设	**拟学习的问题**

情 境 2

这天下午,刘方在老乡的陪护下来到人民医院就诊。医生在询问病情后,对他进行了体格检查,发现刘方虽神志清楚,但精神不振,疲乏怠倦,体温 38.1℃,心率 100 次/分,呼吸 20 次/分,血压 120/80mmHg。右上肺触觉语颤增强、呼吸音稍增强,叩诊呈浊音,可闻及病理性支气管呼吸音。根据病情和初步检查,医生建议并安排他转院到市结核病防治医院进行诊治。

患者资料	拟实施行动
推断/假设	**拟学习的问题**

情　境　3

在市结核病防治医院,医生为刘方进一步做了检查:

1. 入院后血液学检查　血常规 WBC 3.80×10^9/L,N 34%,L 62%,Hb 120g/L,PLT 118×10^9/L。血沉 100mm/h(增快)。

2. 结核菌素试验(PPD 试验)　强阳性。

3. 痰培养阳性　两次痰涂片查见抗酸杆菌(++)。

4. 胸部 X 线片检查(图 4-1-1)。

诊断:继发性肺结核,右肺,初治。

患者资料	拟实施行动
推断/假设	**拟学习的问题**

Note

情境 4

住院后，医生了解了刘方的药物过敏史和肝肾疾病史，并对他进行了呼吸道隔离，嘱咐他注意卧床休息，加强营养，同时予以镇静、止血治疗。同时为他进行抗结核化学药物治疗。经过3周的化疗和精心护理，刘方的病情明显好转，咳嗽减轻，其他临床症状逐渐消失，痰菌阴性，准备出院。

患者资料	拟实施行动
推断/假设	**拟学习的问题**

Note

情 境 5

明天刘方就要出院了,医生嘱咐他一定要继续坚持服药治疗,至少需要规律、联合用药6个月以上才能完成整个化疗疗程。对此,医护人员耐心地告诉他所有结核患者都需要接受全程督导化疗管理,不可中途停药,否则前功尽弃。

患者资料	拟实施行动
推断/假设	**拟学习的问题**

情 境 6

出院之后，刘方按医生的嘱咐保持家中空气流通、饮食营养丰富、注意休息和坚持化疗。漫长的在家治疗期间，刘方谨记医护人员对他进行的健康教育，定期到医院进行肝功能、血常规、痰结核分枝杆菌、X 线片复查。经过近 1 年的治疗，刘方发热、乏力、咳嗽、咳痰等症状均消失，胸片显示肺内病灶消失，痰中查不到结核分枝杆菌，专科医生让他停止了治疗。

患者资料	拟实施行动

推断/假设	拟学习的问题

Note

PBL 四格表

案例 1　迁延不愈的咳嗽

患者资料	拟实施行动
推断/假设	**拟学习的问题**

（孔丽君）

案例2 被胶粘着双手的母亲

情 境 1

小刘的妈妈51岁了，除了上班还要每日辛劳地操持家务。一天早晨起床时，妈妈对小刘说："我浑身无力，关节酸痛，感觉最近这几天越来越严重了。"小刘劝妈妈尽早就医，于是她们来到人民医院诊治。小刘的妈妈告诉医生，大约1年前不知什么原因双肩关节疼痛，逐渐地双肘、腕、手指关节、足趾关节也感觉肿痛，后来自行服用了同事给的药酒(药酒名不详)，未有好转。最近2个月，双膝、右踝、右肘及双手的关节疼痛加重，于是又自服活血化瘀和止痛药肿痛减轻，但停药后又加重。每天早晨醒来双手像被胶粘着似的，伸不开握不紧，起床后干一会儿家务，双手慢慢就伸开，活动正常了。

患者资料	拟实施行动
推断/假设	**拟学习的问题**

Note

情　境　2

小刘的妈妈看起来精神欠佳，医生进一步询问得知，她有高血压病史2年，一直服用降压药治疗，但没有规律地监测血压。日常生活中她会经常感觉疲乏、情绪低落、食欲不振。1年来体重下降3公斤。关节疼痛常因受凉而加重，自服多种药（药名不详）后效果不明显，在关节疼痛严重时，她梳头、洗脸、系扣及握拳等活动都感觉不能自如。

患者资料	拟实施行动
推断/假设	**拟学习的问题**

情 境 3

根据小刘妈妈的叙述,医生给她进行了查体,发现她双踝、双腕对称性肿痛,右手近端指间关节肿胀,压痛明显。之后给她开出了化验单和X线片检查。

体格检查:T 37.2℃,P 82次/分,R 20次/分,BP 120/80mmHg,双肘、掌指关节肿胀、压痛,双肩、双膝关节压痛,余正常。

辅助检查:Hb 106g/L,ESR 77mm/h,RF(+),C反应蛋白46.3mg/L。

X线片检查:软组织肿胀,关节间隙狭窄,骨质疏松(图4-3-1)。

诊断:类风湿性关节炎。

患者资料	拟实施行动
推断/假设	**拟学习的问题**

情　境　4

医生为小刘的妈妈制订了治疗方案：阿司匹林、皮质激素、青霉胺等药物进行止痛，改善免疫功能，并告诉她服药的重要性及用药的注意事项。按照医生的嘱咐，小刘的妈妈每天还积极进行局部热疗，服药期间定期复诊血常规和肝功能。经过1个月的综合治疗，她的关节肿痛消失，活动自如了，虽偶有关节不适，但不影响家务活动。复诊后，小刘妈妈在医生的指导下调整用药继续治疗，坚持理疗和功能锻炼，至今病情没有加重。

患者资料	拟实施行动
推断/假设	**拟学习的问题**

Note

PBL 四格表

案例2 被胶粘着双手的母亲

患者资料	拟实施行动
推断/假设	**拟学习的问题**

（孔丽君）

案例3　喘不过气来的小男孩

情　境　1

星期天一早，一位焦急的妈妈带着孩子来急诊室就诊。男孩大约5、6岁，脸色不好，微微耸着肩，急促地喘着气，完全没有了这个年龄的孩子应有的生气。

男孩的妈妈告诉医生，昨天天气很好，而且正值春暖花开的时节，便带了孩子去郊外游玩，孩子与小伙伴们在花丛中、草地上玩了一整天，很兴奋也特别开心。傍晚一回家孩子就从冰箱里取出饮料咕嘟咕嘟喝了不少，还受到妈妈责骂。晚饭后孩子开始有些不安，时不时地咳嗽两声，妈妈看他好像呼吸有点费劲，想着或许是玩累了，便安顿孩子早早休息。谁知孩子一直折腾着睡不着，呼吸越来越急促，躺下去就难受，坐起来稍好些。孩子服了妈妈给的药，半躺着迷迷糊糊地过了一宿，但早上情况还是没有明显好转。

患者资料	拟实施行动
推断/假设	**拟学习的问题**

Note

情 境 2

医生在询问过程中得知，男孩婴儿期曾患过较严重的皮肤湿疹，他的妈妈和舅舅皆有哮喘史，但都在青春发育期后痊愈，妈妈同时还对青霉素过敏。这位母亲儿时的哮喘发作多因食用虾或其他食物、家中装修时油漆的异味等所引发，但青春期后发作次数逐渐减少，大学毕业后至今没有再发作。男孩妈妈说昨晚曾拿出家中备有的咳嗽药水给孩子服用，并且将自己备用的喷雾剂给孩子吸了吸，好像有点效果。

患者资料	拟实施行动
推断/假设	**拟学习的问题**

Note

情　境　3

医生给孩子做了全面检查：

体格检查：体温 36.7℃，心率 90 次/分，心律齐，未闻及杂音。两肺皆有哮鸣音，未闻及湿啰音。唇周发绀，吸凹征(+)。腹部检查未见异常。

X 线胸片：肺纹理略有增粗，肺部没有明显的渗出性病变。

肺功能检查：VC_{Max} 1.67L，FVC 1.57L，FEV_1 1.36L，FEV_1/VC_{Max} 85.47%，PEF 3.40L/s，FEF_{25} 3.11L/s，FEF_{50} 2.19L/s，FEF_{75} 1.12L/s。

医生告诉这位母亲，孩子是过敏引发的哮喘，需要进行平喘治疗，并进一步查明引发哮喘的过敏原。

患者资料	拟实施行动
推断/假设	**拟学习的问题**

情 境 4

血清变应原特异性 IgE 检测的结果显示:花粉(++)(较强阳性);尘螨(+++++)(极强阳性);混合食物蛋白(-)(阴性)。

经过吸氧、雾化吸入、抗过敏等综合治疗,孩子的症状有所缓解。医生叮嘱母亲平时要尽量让孩子避免接触变应原,哮喘发作时可使用气雾剂。妈妈听说药物中有"激素",很紧张,询问医生除了药物治疗,是否还有其他可选择的治疗方式?同时联想到自己过去的经历,对儿子未来是否能痊愈表示十分担忧。

患者资料	拟实施行动
推断/假设	**拟学习的问题**

情　境　5

回家后母亲一直按照医生的嘱咐给孩子服药,男孩逐渐康复,至今已经2个月没有再发作了。然而,母亲仍然有困扰需要医生解答:孩子还会反复发作吗?平时要注意些什么呢?

患者资料	拟实施行动
推断/假设	**拟学习的问题**

PBL 四格表

案例3　喘不过气来的小男孩

患者资料	拟实施行动
推断/假设	**拟学习的问题**

（汪　青）

案例4　让人崩溃的疾病

情　境　1

36 岁的王磊生长在云南，工作和家庭都很称心，可爱的女儿也已经 5 岁了。可是近半年来，这个曾经的棒小伙感觉自己的身体出了问题，老是莫名其妙地感冒、发烧、拉肚子，体重也减轻了不少。妻子心疼他工作辛苦，人参、虫草没少给他补，可效果却不明显。4 个月前王磊开始感觉右腿有些麻木、无力，近 2 个月变得越来越严重，连站立、行走都有些困难。在妻子的再三督促下，小伙子请假来医院就诊。

患者资料	拟实施行动
推断/假设	**拟学习的问题**

情 境 2

接诊医生仔细询问病情，得知王磊以前身体一直很好，没有家族遗传病、传染病、药物过敏史等。6个月前曾有过一次比较严重的发热、感冒，曾去医院就诊，医生检查后说是“真菌感染”，吃药打针后就慢慢恢复了。另有几次稍轻的感冒咳嗽都是自服感冒药治好的。

医生为王磊做了体格检查：体温36.4℃，呼吸20次/分，脉搏82次/分，血压110/76mmHg，双侧颈部可及数个肿大的淋巴结，质地硬、可活动、无触痛。心肺和腹部检查未见异常，脊柱四肢无畸形，上肢肌力和感觉正常，下肢肌力右侧2级、左侧3级，下肢无感觉障碍，肌腱反射减弱，病理反射未引出。

患者资料	拟实施行动
推断/假设	**拟学习的问题**

Note

情境 3

王磊的病情让医生怀疑是HIV感染所引起的神经炎，建议王磊做艾滋病相关检查。闻听此言，王磊一跳三丈高，连连表示绝不可能。在妻子质疑的眼光中，他坚决否认自己曾有不洁性行为史，而且他说自己也从不吸毒，没开过刀、输过血。在医生的反复追问下，他回忆起9年前曾在一家个体牙科诊所补过牙。

患者资料	拟实施行动
推断/假设	**拟学习的问题**

情境 4

王磊的相关检查结果终于证实了医生的假设：HIV 抗体阳性，T 细胞亚群的检测 CD4 64/mm^3、CD4/CD8 0.12，血沉 121。这个结果对王磊来说简直是当头一棒，给原本幸福的家也笼上了一层阴影。妻子担心得几近崩溃，追着医生问：他的病能不能治好啊？我和孩子会被传染吗？

患者资料	拟实施行动
推断/假设	**拟学习的问题**

Note

情境5

经过对症治疗，王磊的神经炎症状有所缓解，肌力恢复正常，医生告诉他可以出院了，可王磊及其家人却怎么也不肯办出院手续，王磊的妻子大闹到医院医务处，哭诉道：我丈夫的病还没治好呢，医院怎能拒之门外？医院对此做了耐心解释，告知艾滋病的诊治应到专门的医院进行。

亲友们得知王磊得了艾滋病，都避之犹恐不及。王磊的妻女也去做了艾滋病相关检查，检查结果还没出来，孤立无援的一家人陷入恐慌和绝望之中。

患者资料	拟实施行动
推断/假设	**拟学习的问题**

PBL 四格表

案例4 让人崩溃的疾病

患者资料	拟实施行动
推断/假设	**拟学习的问题**

（汪 青）

Note

第五章 心血管系统

案例 1 不断换药的李阿姨

情 境 1

李阿姨,53 岁,家住郊区,以种植蔬菜为生,身体一直很好,近几年偶尔头疼,休息一下就好了,没有其他毛病。来到市里儿子家帮忙照顾孙女已有 1 个多月,因惦记家里,再加上照顾孩子很辛苦,身体有些不适,怕感冒传染给孙女,李阿姨赶紧回到郊区家里。服了感冒胶囊后,感冒略有好转,但老伴儿发现李阿姨变得非常嗜睡,每天吃完饭都念叨头有些晕,要躺在床上睡一觉,而且脸色潮红,偶尔头痛。老伴儿有些不放心,领着李阿姨来到诊所,量得血压 170/105mmHg,李阿姨说以前没得过肾炎,家里也没人得糖尿病。

患者资料	拟实施行动
推断/假设	**拟学习的问题**

情　境　2

医生给开了复方降压片（含利血平、氢氯噻嗪、氨苯蝶啶、双肼屈嗪四种成分），服用几天后，头晕头痛的症状慢慢消失，去诊所复查，血压为150/92mmHg，但老伴儿说平素性格开朗的李阿姨渐渐变得情绪低落，常掉眼泪。医生建议改服其他药物，并嘱咐需长期服药，但李阿姨觉得血压已经控制住，就没有必要继续服药，于是停药，又回到儿子家帮忙照顾孙女。期间时有面色潮红及头晕。

孙女渐渐长大，已经三岁半了，活泼可爱，李阿姨宠爱有加。一天因儿子管教孙女生气，李阿姨出现头痛、视力障碍、恶心、呕吐，送入医院。体格检查：身高1.63m，体重78kg。体温36.8℃，心率58次/分，双肺未闻及干、湿啰音，血压180/110mmHg。呼吸平稳，无发绀。心律齐，腹软，肝脾肋下未触及，双下肢无水肿。

血常规检查正常；血生化检查：尿素5.2mmol/L（3.2～7mmol/L），肌酐90μmol/L（44～115μmol/L），蛋白70g/L（60～83g/L），白蛋白40g/dL（35～55g/dL）；葡萄糖5.1mmol/L（3.9～6.1mmol/L）；总胆红素0.7mg/dL（0.2～1.1mg/dL），天冬氨酸氨基转移酶32U/L（8～40U/L），丙氨酸氨基转移酶42U/L（8～50U/L）；胆固醇5.3mmol/L（2.6～6mmol/L），甘油三酯3.2mmol/L（0.28～1.8mmol/L），高密度脂蛋白1.8mmol/L（0.76～2.1mmol/L），低密度脂蛋白3.2mmol/L（2.06～3.1mmol/L）；眼底检查：视网膜动脉硬化Ⅱ级。

患者资料	拟实施行动
推断/假设	**拟学习的问题**

Note

情　境　3

鉴于李阿姨心率较慢且年龄已高，医生未采用β受体阻断剂，建议李阿姨服用硝苯地平控释剂，并加用氢氯噻嗪，长期服用并监测血压；非诺贝特调节血脂。李阿姨回到家里遵医嘱服用一段时间药物后，觉得血压已经控制住，而且硝苯地平控释剂和非诺贝特价格有些高，于是停药，保留氢氯噻嗪。只在自感血压升高时不规律加用硝苯地平控释剂控制血压。

孙女已经上幼儿园了。李阿姨偶尔感到心慌气短，爬楼梯稍有些吃力，感慨岁月不饶人，已经老了，一定要抓紧时间去游览祖国的大好河山。李阿姨和老伴儿报名参加旅游团旅游，紧张的旅行途中突然觉得心慌难受，不能平躺，只能半靠着，老伴儿赶紧停止旅行，送李阿姨入当地医院。

体格检查：体温36.8℃，血压140/90mmHg，口唇发紫，心率100次/分，心律不规则，心音强弱不等，听诊肺部湿啰音；胸片检查双肺肺纹理增粗，心影左移；心电图检查心前区导联高电压，房颤；超声心动图检查可见室间隔和左室后壁厚度增加，左室射血分数45%（50%～70%）；血生化结果除血脂高以外，血糖升高至6.5mmol/L（3.9～6.1mmol/L）。

患者资料	拟实施行动
推断/假设	**拟学习的问题**

情 境 4

医生医嘱:吸氧、低盐饮食,口服降压药(停氢氯噻嗪,服用硝苯地平控释剂及缬沙坦)、阿司匹林,静脉滴注毛花苷丙、呋塞米、胺碘酮,并积极进行抗感染综合治疗,1 周后李阿姨心慌气短的表现基本消失。出院回家后购买血压计,坚持服用硝苯地平和缬沙坦,每天到公园散步。

一日早晨买菜时与小贩发生口角,生气后突然晕倒,立即被菜场管理人员送医院。醒来后出现口角歪斜、语言不利、右边脸和右边胳膊不能动,并伴感觉减退;左眼外侧一半及右眼内侧一半视野缺损。

患者资料	拟实施行动
推断/假设	**拟学习的问题**

Note

PBL 四格表

案例 1　不断换药的李阿姨

患者资料	拟实施行动
推断/假设	**拟学习的问题**

（关凤英）

Note

案例2 都是大餐惹的祸?

情 境 1

46 岁的安四方是市内某知名酒吧驻唱歌手,在业内小有名气。工作之余他经常跟一班朋友飙车,然后跟朋友聚会饮酒,家人劝他注意身体,但他自诩身体一直很健康,从没住过院,没有什么问题。一天晚上与朋友饱食一顿大餐后感觉胸部发闷,并有些恶心,服用 3 片干酵母片,休息一夜后一直不见好转,妻子忙把他送到医院急诊室。

急诊医生询问症状后查体,结果:体温 36.4℃,心率 74 次/分,血压 88/55mmHg,呼吸 28 次/分;神志清醒,查体合作;皮肤黏膜无黄染,无颈静脉怒张,浅表淋巴结不大;双肺呼吸音清晰;心界不大、律齐,闻及心尖部收缩期杂音;腹平软,全腹无压痛及反跳痛,肝脾肋下未及,肠鸣音存在;双肾区无叩痛,双下肢无水肿。

在急诊医生的询问下,安四方自诉近 2 年偶尔会出现胸部不适,但无大碍,休息后即可好转。从未做过体检,不了解自己的血压和血脂情况,但有青霉素过敏史。他的父亲早年死于意外,母亲健在,无兄弟姐妹,无子女。从 12 岁辍学后开始抽烟,每天约 2 包。

患者资料	拟实施行动
推断/假设	**拟学习的问题**

Note

情 境 2

在急诊医生询问病史时,安四方又说胸部难受,开始出汗。辅助检查:肺部 CT 未见主动脉夹层及其他异常;急检电解质、凝血功能、血常规,结果均正常;血生化检查:CK 1822U/L(25 ~ 200U/L),CK-MB 186U/L(0 ~ 25U/L),LDH 680U/L(135 ~ 226U/L), AST 220U/L(8 ~ 40U/L), cTnT(心肌肌钙蛋白 T)0.3μg/L(正常为阴性)。12 导联心电图:Ⅱ,Ⅲ,aVF 导联 ST 段抬高。15 分钟内他在心导管实验室进行了血管造影检查,结果显示右冠状动脉后降支阻塞,心脏收缩时每次有少量造影剂从左心室返流入左心房。

患者资料	拟实施行动
推断/假设	**拟学习的问题**

情境 3

急诊医生说安四方患有心肌梗死及二尖瓣关闭不全，将安四方收入心内科住院部，住院医生建议首先应该促进已闭塞血管再通，可以选择介入治疗或者药物溶栓。安四方拒绝介入治疗，他开始接受静脉点滴尿激酶，同时给予阿司匹林和氯吡格雷，并在快速静脉注射肝素后开始静脉滴注肝素。因为持续胸痛他开始接受静脉滴注硝酸甘油，静脉注射美托洛尔。住院治疗1周病情好转后出院，医生出院医嘱：口服美托洛尔缓释片、阿司匹林及氯吡格雷维持治疗。

患者资料	拟实施行动
推断/假设	**拟学习的问题**

情 境 4

出院 1 个月后，因天冷着凉安四方感觉嗓子痛，发热 38℃、疲乏无力、盗汗且无食欲，以为是感冒，自行服用感冒药及阿莫西林 3 天后退热，症状有所好转，但几天后出现咳嗽伴黄绿色痰，偶尔痰中有血丝，仍有间歇性低热，浑身无力近 3 周。逐渐出现脚踝部肿胀，全身酸痛，皮肤苍白且有散在的小红点，更令家人着急的是安四方不能说话了。

到医院检查：血压 110/80mmHg，脉搏 108 次/分，呼吸 26 次/分，体温 38.2℃；有气急、气短，结核菌素试验阴性；心脏听诊出现粗糙响亮、呈海鸥鸣样杂音；肺部 X 线片检查正常；尿量减少；血常规检查：血细胞比容 30%（34%～44%），血红蛋白 10.0g/dl（11.5～14.6g/dl），白细胞计数 $17.3\times10^3/\mu l$〔$(3.3\sim9.3)\times10^3/\mu l$〕，中性粒细胞核左移，尿常规检查蛋白++，低倍视野下白细胞 2、红细胞 11；血生化检查：尿素 10mmol/L（3.2～7mmol/L），肌酐 130μmol/L（44～115μmol/L），蛋白 60g/L（60～83g/L），白蛋白 30g/dL（35～55g/d），钠 141mmol/L（136～146mmol/L），钾 4.0mmol/L（3.5～5.5mmol/L），氯 103mmol/L（98～108mmol/L），总胆红素 2.7mg/dl（0.2～1.1mg/dl），天冬氨酸氨基转移酶 42U/L（8～40U/L），丙氨酸氨基转移酶 82U/L（8～50U/L）；血沉系数 101mm/dl（2～12mm/dl），C 反应蛋白阳性。

患者资料	拟实施行动
推断/假设	**拟学习的问题**

Note

情 境 5

家人很着急，问医生安四方到底是得了什么病。医生怀疑是亚急性细菌性心内膜炎，需做细菌培养、检测风湿因子并做超声及影像学检查。经间隔1小时采血，共进行3次血培养后，均显示为链球菌及草绿色链球菌阳性；类风湿因子阳性1∶200，ASO阴性；超声心动图显示收缩期二尖瓣脱向左心房，二尖瓣瓣膜有赘生物；头部CT检测有脑动脉栓塞，大脑中动脉缺血灶；踝部及腿部超声显示肌肉坏死，踝部软组织水肿。

安四方被告知患有亚急性细菌性心内膜炎，因患者有青霉素过敏史，针对血培养结果使用万古霉素及庆大霉素治疗，经抗生素治疗几天，退热后出院，继续使用万古霉素4周。

患者资料	拟实施行动
推断/假设	**拟学习的问题**

Note

PBL 四格表

案例2 都是大餐惹的祸?

患者资料	拟实施行动
推断/假设	**拟学习的问题**

（关凤英）

案例3 球迷的世界"悲"

情 境 1

李叔叔,汉族,60岁,高中文化,驾驶员(驾龄30年),性格好强,已退休。李叔叔身高176cm,体重81kg。父母亲已去世多年,死因不详。李叔叔平素体健,家里有能干漂亮的妻子和乖巧的女儿,夫妻关系和睦,家庭经济较好。李先生一家三口都比较喜欢吃肉,加之妻子还是位烹饪高手(做饭水平不亚于饭店厨师水平),因此,家里平时比较注重"餐桌文化"。李叔叔喜食动物脂肪及内脏,尤其是对干煸肥肠情有独钟,喜吃甜品,饭菜口味也比较重,爱喝浓茶、不饮酒,有吸烟史,平均20余支/日,已有近30年,至今仍未戒烟。李叔叔不爱活动,饭后大都躺在沙发上观看足球比赛。李叔叔是一个资深的足球迷,特别喜欢内马尔、C罗、梅西等,是这些大腕的超级铁粉。

患者资料	拟实施行动
推断/假设	**拟学习的问题**

Note

情境 2

5年前李叔叔单位体检，发现其血压146/92mmHg，由于李叔叔觉得平素无特殊不适，一直未予重视。近2年来，时感头胀痛、头晕、眼花、耳鸣，尤以情绪激动、紧张时明显。期盼已久的2014年巴西世界杯终于来了。在世界杯期间(6月13～7月13号)，李叔叔经常熬夜观看比赛，在熬夜时，常以浓茶提神，为给自己熬夜观球补充能量，茶几上排满了各种卤制品零食(如鸭肝、肥肠、鸡爪等)和甜点。在巴西对决喀麦隆比赛期间，内马尔上半时梅开二度，以4球升至本届射手榜首位，李叔叔极度兴奋后顿感头晕、心慌、视物不清楚，无恶心、呕吐等不适。家人将其扶床上休息30分钟后症状缓解。第2天李叔叔感全身疲乏无力、头昏、头痛，无恶心呕吐等不适。家人立即将其送到当地某医院急诊。

患者资料	拟实施行动
推断/假设	**拟学习的问题**

情 境 3

在急诊科检测生命体征，体温36.4℃、脉搏105次/分、呼吸21次/分，血压180/95mmHg。颅脑CT没有发现出血灶及明显占位的表现。由于李叔叔及家属从医生那里了解到有关高血压并发症知识后，担心有“脑出血”、“脑梗死”风险，全家人非常紧张，表示一定要坚持彻底治疗。鉴于此次血压较高，害怕出意外，李叔叔及家人要求住院治疗观察，最后李叔叔以“高血压病”被心血管内科收治。

患者资料	拟实施行动
推断/假设	**拟学习的问题**

Note

情　境　4

住院期间李叔叔谨遵医嘱，卧床休息，低盐饮食，避免剧烈活动，咬牙坚持不看世界杯比赛了，并采用“氯沙坦”和“氢氯噻嗪”联合降压治疗。李叔叔在住院期间，和医生、病友交流后得知，高血压是以血压升高为首要特征的全身代谢性疾病和生活方式相关性疾病。中国是高血压大国，发病率很高。几天后，各种相关检查报告结果也出来了。

血常规检查：Hb 145g/L（参考区间：120～160g/L），RBC（红细胞计数）4.8×10^{12}/L（参考区间：4.0～5.5×10^{12}/L），WBC（白细胞计数）8×10^{9}/L[参考区间：(4～10)$\times10^{9}$/L]，N（中性粒细胞）70%（参考区间：50%～70%），L（淋巴细胞）30%（参考区间：20%～40%），PLT（血小板）150$\times10^{9}$/L[参考区间：(100～300)$\times10^{9}$/L]。

肝功：TBIL（总胆红素）11μmol/L（参考区间：3.4～17.1μmol/L），DBIL（直接胆红素）2μmol/L（参考区间：0.6～0.8μmol/L），IBIL（间接胆红素）9μmol/L（参考区间：1.7～10.2μmol/L）；TP（总蛋白）70g/L（参考区间：60～80g/L），ALB（白蛋白）45g/L（参考区间：40～50g/L），球蛋白（GLB）25g/L（参考区间：20～30g/L），A/G（白/球比值）1.8∶1（参考区间：1.5∶1～2.5∶1），GGT（谷氨酰转肽酶）21U/L（<50U/L），ALT（丙氨酸氨基转移酶）36U/L（参考区间：5～40U/L），AST（门冬氨酸氨基转移酶）26U/L（参考区间 8～40U/L：），GST（谷胱甘肽 S 转移酶）9U/L（酶性法<21U/L）），ALP（碱性磷酸酶）72U/L（参考区间：40～110U/L）。

血脂：总胆固醇（TC）9mmol/L（参考区间：2.82～5.95mmol/L）；甘油三酯（TG）4mmol/L（参考区间：0.56～1.70mmol/L）；高密度脂蛋白胆固醇（HDL-C）0.86mmol/L（参考区间：1.03～2.07mmol/L）；低密度脂蛋白胆固醇（LDL-C）6mmol/L（参考区间：2.7～3.2mmol/L）；脂蛋白(a)[Lp(a)]250mg/L（参考区间：0～300mg/L）；载脂蛋白(b)[Lp(b)]0.71g/L（参考区间：0.8～1.22g/L）。

血糖：空腹血糖 9.3mmol/L，餐后 1 小时血糖 13.5mmol/L，餐后 2 小时血糖 10.1mmol/L（参考区间：空腹 3.9～6.1mmol/L，1 小时血糖上升达高峰<11.1mmol/L，2 小时下降<7.8mmol/L）。

B 超：肝脏弥漫性增大，肝实质回声弥漫性增强，肝内胆道结构多显示不清，血管管径变细。提示：脂肪肝。

X 线片：提示左心室肥大。

大、小便及肾功检查结果正常。

主管医生让李叔叔填了一张自测表——“测测你是否易患高血压?”（见附表）。根据李叔叔的自测填表结果，医生最后给他的评分是 10 分，为高度危险性。

患者资料	拟实施行动

推断/假设	拟学习的问题

情 境 5

结合李叔叔的自测表和相关检查结果，医生告诫李叔叔及其家属，治疗高血压不能一味地依赖于降压药物，改变不良的生活方式也是至关重要的。从目前的检查结果看，李叔叔除了有血压高，还有血糖高、血脂高，即“三高症”，有脂肪肝，高血压引起了左心室肥大。根据李叔叔的具体情况，医生建议他要积极改善生活方式，包括：口味清淡，每天食盐<6g，不吃或少吃酱菜、松花蛋、榨菜类；尽量少吃高脂肪尤其是动物内脏和高糖食物；适当运动，减肥；戒烟；保持心情舒畅，少看或不看足球赛。经过 2 周的降压、降糖及降脂等治疗，李叔叔的血压逐渐恢复至 130/80mmHg 左右，血糖、血脂也正常了。医生建议李叔叔出院后继续服用“氯沙坦”、“氢氯噻嗪”，自己在家或社区医院监测血压、血糖，尽可能改善以前不良的生活方式，并定期随访。

经过这次足球“世界杯”的洗礼，自出院后，李叔叔一改往日的不良生活方式。每天按时休息，清淡饮食，并且适当运动锻炼，爬爬山，打打太极，保持良好心态，血糖和血脂一直维持得比较理想，血压一直维持在 125/82mmHg 左右，并定期到医院复查随访，过着幸福的退休生活。

患者资料	拟实施行动
推断/假设	**拟学习的问题**

Note

附表　测测你是否易患高血压?

1. 你的父母亲及其兄弟姐妹中有高血压病吗?
2. 你是男性吗?
3. 你有过高血压记录吗?
4. 你在55岁以上吗?
5. 你是否超过标准体重的15%以上?
6. 你每天摄盐量超过2g吗?
7. 你每周锻炼少于3次吗?
8. 你吸烟吗?
9. 你每天饮酒超过50毫升吗?
10. 你有糖尿病吗?
11. 你有高脂血症吗?
12. 你的工作紧张吗?
13. 你在应激状态下充满敌意和愤怒吗?

每题算1分

1~4分:患高血压的可能性较低;5~7分:危险性达中~高度;≥8分:高度危险性

PBL四格表

案例3 球迷的世界"悲"

患者资料	拟实施行动
推断/假设	**拟学习的问题**

(黄 英)

Note

案例4　“快乐”的背包客

情　境　1

自小李先生就是一个酷爱户外活动、喜欢大自然的孩子。随着年龄的长大、阅历的增加，“走遍大江南北、饱览祖国的山山水水、览尽人间美景”就成为他最大的愿望，他想成为徐霞客似的人物。反正“浮华一世终成殇，何不倾尽今生风尘逍遥天地间”，当他背上背包的那一刻，他将远离红尘的束缚……泸沽湖、九寨沟、黄龙、西藏、天山、林芝、稻城……，到处都留下了他的足迹。那些年，为了节约开支，他经常宿营野外，有时半夜被雨水或露水浸醒。虽然当背包客旅游的条件艰苦了些，但他感觉这一切都是值得的。就这样，3 年间，李先生已游遍了祖国的许多地方，在旅游期间也拍摄了一些非常不错的照片，他把这些照片传给一些杂志社换取酬金，以此来维持旅游的日常生活开支。

有一次，李先生旅游到了香格里拉，感到发热、咽痛，当时也没有太在意，以为是自己淋雨、着凉感冒了，就服用了感冒通等药物。但用药几天后，发热、咽痛并未减轻，此后他还时常感到大关节酸痛，大关节酸痛部位不定(游走性)，但无红肿，行走活动并未受到明显影响。他还是没有太在意，以为这次得了重感冒，可能需要一段时间恢复。但是，2 周后的一天早晨，李先生起床后洗漱，照镜子时突然发现自己的眼睛肿了，当时还以为是不是自己睡眠不好、休息不够造成的，可能自己补个觉就好了。又过了几天，眼睛依然是肿的，尤其是晨起时最为明显，而且自己的鞋子感觉穿着也有点挤了。

患者资料	拟实施行动
推断/假设	**拟学习的问题**

Note

情 境 2

即便这样，李先生还是继续快乐地做着背包客。半年后，晨起双眼睑水肿愈加明显，午后及傍晚下肢也水肿。最明显的是快步行走一会就感到胸闷、心悸，休息片刻即能缓解。动不动就“感冒”，咳嗽剧烈时偶有痰中带血现象。有时夜间不能平卧，只能高枕或端坐。最近 1 个月多次夜间被憋醒，被迫坐起半小时左右大声咳嗽、喘气才渐渐缓解。最近这 1 周，又因着凉感冒、发热、寒战、咳嗽，咳黄色痰，咽疼、流涕、鼻塞，并且心悸、呼吸困难逐渐加重，胸闷、恶心伴有呕吐，右上腹饱胀，不能平卧，双下肢明显水肿。上述症状逐日加重，痰量增多，高烧不退，食欲差，尿量明显减少，故来院就诊。

患者资料	拟实施行动
推断/假设	**拟学习的问题**

Note

情　境　3

体检：体温39.5℃，脉搏140次/分，呼吸33次/分，血压13.3/9.3kPa（100/70mmHg）。发育正常，营养中等，声音嘶哑，呼吸急促，端坐位，口唇发绀，眼睑水肿，咽部红肿，颈静脉怒张，四肢末端轻度发绀，两肺可闻及散在大小水泡音及痰鸣音，心脏叩诊心界向左扩大，心率140次/分，节律不齐，心尖区可闻向左腋下传导的全收缩期粗糙Ⅳ级吹风样杂音及局限性舒张中晚期Ⅳ级隆隆样杂音。主动脉瓣第二听诊区闻及Ⅲ级收缩中期喷射性杂音向颈部传导，舒张期递减性杂音向胸骨下端传导。肝肋下5cm，剑突下4.5cm（正常肝脏触诊大小：肋下<1cm，剑突下<3cm），质地中等，触痛明显。肝颈静脉回流试验（+），脾肋下3cm，腹部移动性浊音（+），双下肢明显凹陷性水肿。

实验室检查结果如下：

血常规：RBC 4.50×10^{12}/L（参考区间：4.0～5.5×10^{12}/L），WBC 13.8×10^{9}/L［参考区间：（4～10）$\times10^{9}$/L］，中性粒细胞84%（参考区间：50%～70%）、嗜酸性细胞2%（参考区间：0.5%～5%）、淋巴细胞14%（参考区间：20%～40%），Hb 120g/L（参考区间：120～160g/L），血小板（PLT）140×10^{9}/L［参考区间：（100～300）$\times10^{9}$/L］。

血沉26mm/h（参考区间：0～15mm/h），抗“O” 600U（参考值：阴性）。

血气：pH 7.23（参考区间：7.35～7.45），PaO_2 80mmHg（参考区间：95～100mmHg），$PaCO_2$ 60mmHg（参考区间：33～46mmHg），AB（实际碳酸氢盐）21mmol/L（参考区间：22～27mmol/L）。

尿：尿量300～500ml/d（参考区间：1000～2000ml/d），蛋白（+），尿比密1.025（参考区间：1.015～1.025）。

血钾3.2mmol/L（参考区间：3.5～5.5mmol/L）。

心电图：异位节律，T波高尖，ST段下移，两心室肥厚。

X线片：两肺纹理增粗，双肺散在大小不等、模糊不清的片状阴影，心脏向两侧扩大，肺动脉段突出。

医院诊断为：①风湿性心脏病（二尖瓣狭窄伴关闭不全，主动脉瓣狭窄伴关闭不全）；②心功能不全（Ⅳ级）；③心源性肝硬化；④慢性支气管炎。

患者资料	拟实施行动
推断/假设	**拟学习的问题**

Note

情 境 4

入院后，主管医生详细询问病史，李先生的母亲提到：李先生 3 岁时曾因患咽喉肿痛而做扁桃体摘除术，以后偶有膝关节肿痛史。经强心、利尿、抗感染等综合治疗，李先生症状稍有改善。但于次日晚 9 时许，李先生病情突然加重，胸痛、呼吸极度困难，咳出大量粉红色泡沫样痰。两肺中下部听诊可闻及密集的中小水泡音，全肺可闻哮鸣音，心律呈奔马律。体温 38.5℃，血压 46/14mmHg（参考区间：收缩压 90～139mmHg，舒张压 60～89mmHg）。立即进行抢救，5 小时后，患者皮下及注射部位出现大片状瘀斑及点状出血，恶心、呕吐，呕吐物约为 400ml，为咖啡样液体。急查凝血酶原时间（PT）36 秒（参考区间：12～16 秒），Fg（纤维蛋白原）0.8g/L（参考区间：2～4g/L），3P 试验（血浆鱼精蛋白副凝试验）（+）。最后经各种积极抢救，李先生终于从鬼门关走了回来。住院 1 个月后，李先生的病情明显好转，医生建议李先生出院，并嘱咐李先生要防寒、防止呼吸道感染，注意休息，严格限制钠盐摄入等。

出院后的李先生在家按照医生的嘱托静养休息，他的背包客旅游计划为此也将画上一个句号。不过，李先生并不后悔自己当初的选择。他准备利用这些时间，静下心来好好梳理一下这几年的旅游见闻和心得，再挑选出一些得意摄影作品，准备写一个图文并茂的旅游见闻录，实现自己的徐霞客梦想。

患者资料	拟实施行动
推断/假设	**拟学习的问题**

PBL 四格表

案例4　“快乐”的背包客

患者资料	拟实施行动
推断/假设	**拟学习的问题**

（黄　英）

Note

案例5　青紫色的嘴唇

情　境　1

2003年6月的一天，49岁的何秀在买菜途中见路边扔着一个纸盒子，里面传出婴儿的啼哭，打开一看，盒子里是个刚出生的女婴，就在路人议论着怎么办时，何秀决定收养这个孩子。家人听说后，都说她疯了，村里人也表示不解。在大家看来，虽然何秀的丈夫在外面打工挣了点钱，一儿一女也已经成家，但是何秀生过几次病身体并不好，还要照顾年迈的公婆，土埋半截的人了，再去收养个弃婴，实在是没事儿找事儿，而且，这个弃婴看起来并不正常，因为她的体重还不到5斤。她不顾家里人的反对，毅然留下了孩子，并取名小莲。渐渐地她和家人发现小莲比同龄的孩子小了一大圈，都半岁了，体重还不到9斤。而且小莲还经常哭闹，哭几分钟后就会出现口唇青紫，呼吸急促，但一般哭闹停止后口唇颜色即逐渐恢复正常，有时吃奶时间较长后也会出现口唇青紫，休息或者抱一会儿就好转，所以也没有太在意。最近孩子感冒了，发烧、咳嗽，治了一段时间效果不好，小诊所医生建议他们带孩子去省医院就诊。

患者资料	拟实施行动
推断/假设	**拟学习的问题**

Note

情 境 2

省医院的值班医生赶紧给小莲做了详细的体格检查，结果如下：T：38.4℃，P：140 次/分（110～130 次/分），R：47 次/分（30～40 次/分），BP：90/60mmHg。神志清楚，精神反应尚可，前囟平软，咽部红肿，双肺底可闻及湿啰音。HR：143 次/分，律齐，第一心音有力，于胸骨左缘 3～4 肋间闻及 4/6 级粗糙的收缩期杂音，肺动脉瓣区第 2 心音减弱，腹软，肝右肋下 1.5cm 可触及，脾未触及，四肢指端无青紫，未见杵状指。

患者资料	拟实施行动

推断/假设	拟学习的问题

Note

情 境 3

相关辅助检查结果如下：血常规，白细胞 WBC $14.5\times10^9/L$（$4\sim10\times10^9/L$），中性粒细胞75%（50% ~70%），淋巴细胞23%（20% ~40%）。心电图显示窦性心律，心电轴右偏+90°，右束支传导阻滞。心脏B超显示各房室腔大小正常，室间隔膜部连续中断0.9cm，主动脉内径稍宽，主动脉骑跨于室间隔35%，右室壁增厚约0.5cm，肺动脉内径狭窄，各室壁回声及运动正常，各瓣膜回声及运动未见异常，收缩期可见蓝色分流束自右心室进入主、肺动脉，肺动脉口可见射流束。心包腔内未见液性暗区。医生说，小莲得的是先天性心脏病的一种，叫法洛四联症，建议手术治疗。

患者资料	拟实施行动
推断/假设	**拟学习的问题**

情　境　4

何秀问医生，什么时候手术最合适？手术后是否可以完全治愈？孩子接受手术治疗后能和正常人一样吗？如果不做手术对孩子以后会有哪些影响？医生说，孩子现在6个月了，可以做手术，而且越早越好，但是要首先治好感冒和肺炎。另外，孩子左右肺动脉发育得都不是很好，所以首先要进行姑息手术、体肺分流术，等肺动脉发育好后再进行根治术。经过近1个月的治疗，小莲的感冒及肺炎症状消失，医生给她实施了开胸体肺分流术。但是，医生明确表示，这不是根治手术，只能暂时缓解症状。

患者资料	拟实施行动
推断/假设	**拟学习的问题**

情境 5

手术后，何秀带着小莲回到家中，日子就在提心吊胆中一天天过去了。后来小莲上了小学，学校离家不过2公里，可小莲走路缓慢，一路上还要蹲下来休息好几次，根本不能像其他孩子那样奔跑。由于活动后全身都是青紫的，嘴唇更是紫得吓人，同学们不敢和她一起玩，老师也担心她的病情，最后小莲不得不退学回家。转眼小莲已经8岁了，尽管这几年病情有所反复，但是只要注意休息，小莲看上去状态还可以。小莲没有什么朋友，有点自卑，但却非常乖巧懂事，何秀觉得，既然自己收养了她，就应该让她好好活下去。这几年一直努力攒钱，为的就是有朝一日给孩子彻底治好病。于是上个月，何秀和家人带着孩子来到了省医院。经过仔细检查，医生们认为小莲的肺动脉发育得很好，可以为小莲做手术。小莲既兴奋又紧张，上次手术在身上留下的瘢痕让她觉得手术真是太可怕了，所以每次临近手术的时候，她都会发烧，还紧张得浑身发抖。这样连续3次，快上手术台时又被送了回来，一直拖到了本周二。

手术很成功。第二天，小莲就像变了一个人一样，皮肤的紫色褪去，脸色红润，何秀不敢相信自己的眼睛，“孩子完全好了吗?”医生告诉何秀，孩子的先心病已经根治了，并交待了好多注意事项，叮嘱她应注意孩子的身体表现，如果有异常情况，一定及时就诊。小莲高兴地说：“不喘的感觉真好。”何秀答应小莲，尽快给她联系学校，等出院恢复好后就重新回到课堂中。

患者资料	拟实施行动
推断/假设	**拟学习的问题**

Note

PBL 四格表

案例5　青紫色的嘴唇

患者资料	拟实施行动

推断/假设	拟学习的问题

（王　琳）

案例6　夕阳无限好

情　境　1

李阿姨今年65岁,57岁时诊断出高血压病,血压最高达200/100mmHg,医生说她血脂也偏高,建议她注意饮食结构,适当锻炼。李阿姨很听医生的话,肉吃得不多,每天去跳广场舞锻炼身体,平时规律口服尼群地平10mg,每日3次,血压通常波动在(150～140)/(80～90)mmHg。最近2年来,李阿姨在跳舞时偶尔会感觉胸闷,持续约3～5分钟,停下来坐在椅子上歇一会儿就好了,也没太在意。入院前2小时在家打扫卫生时出现胸骨后和剑突下疼痛,还恶心、呕吐,休息后不见好转,甚至服用硝酸甘油也不缓解,越来越疼,而且疼痛还放射到左肩,家人叫了120急救车将李阿姨送往省医院就诊。

患者资料	拟实施行动
推断/假设	**拟学习的问题**

Note

情 境 2

杨医生接待了李阿姨，他话不多，但态度和蔼，动作麻利，给李阿姨进行了详细的体格检查。BP：130/95mmHg，R：20 次/分，双肺呼吸音清晰，未闻及干湿啰音，心界不大，HR：72 次/分，心律齐，未闻及杂音。腹平软，全腹无压痛及反跳痛，肝脾肋下未触及，双肾区无叩痛，双下肢无浮肿。

然后杨医生安排李阿姨做心电图及抽血化验。心电图显示：Ⅱ、Ⅲ、aVF 导联 ST 段弓背向上抬高，超声检查发现左心室下壁节段性运动障碍。血的化验结果显示，心肌肌钙蛋白 T(cTnT) 0.96μg/L(<0.10μg/L)，肌酸激酶同工酶(CK-MB) 248U/L(0～25U/L)。办理完住院手续后，杨医生将李阿姨收入心脏监护病房(CCU)，给予 150 万单位尿激酶溶栓，2 小时后胸痛症状缓解，恶心、呕吐症状也减轻。再次检查心电图，显示Ⅱ、Ⅲ、aVF 导联 ST 段仍然抬高，但较用尿激酶之前回落 50%。医生将李阿姨从监护病房转到普通病房，李阿姨感觉身体舒服多了，心情也好了许多。

患者资料	拟实施行动
推断/假设	**拟学习的问题**

Note

情 境 3

入院第 3 天，家人紧绷的神经终于放松，可李阿姨却在大便后出现持续性刀割样胸痛，而且还反复恶心、呕吐，HR：53 次/分，血压只有 80/40mmHg，心电图Ⅱ、Ⅲ、aVF 导联 ST 段抬高 0.1mV。胸骨左缘第 4 肋间出现收缩期、粗糙、吹风样 3 级杂音，向右传导到胸骨右缘；经补液、给予多巴胺进行升压治疗，血压回升至 85/52mmHg，但是用了止吐药后恶心、呕吐症状仍不见缓解。之后血压再次下降，血压测不出。

患者资料	拟实施行动

推断/假设	拟学习的问题

Note

情 境 4

床边超声心动图见左心室室壁连续性中断，心包内大量积液，立即行心包穿刺，反复抽出不凝血液 110ml 后，血压回升至 95/35mmHg，患者神志恢复。立即通知麻醉科及心外科医生就地手术开胸探查。此时不断抽取心包不凝血并经股动脉鞘管处直接注入患者体内，同时输血、血浆及补液对症治疗。开胸探查发现心包积血约 500ml，抬起心尖，可见心脏膈面近左室后支 0.5cm 处心脏破裂，裂口约 0.5cm，周围组织水肿，连续缝合破裂处。术后 BP：90/60mmHg，HR：75 次/分，李阿姨被送返 ICU 监护。术后给予抗生素及其他对症治疗。第 2 天，李阿姨神志恢复，T：38℃，3 天后体温恢复正常，14 天后病情平稳，出院。

患者资料	拟实施行动
推断/假设	**拟学习的问题**

PBL 四格表

案例6 夕阳无限好

患者资料	拟实施行动
推断/假设	**拟学习的问题**

(王 琳)

案例7　热爱跑步的帅哥

情　境　1

赵亮是一名大学体育教师，身材高大，外形俊朗，班上的女生经常叫他帅哥。3个月前过48岁生日时还和妻子开玩笑说自己老了。赵亮从小就喜欢运动，曾经的梦想是做一名奥运冠军。虽然是一名体育老师，但他的业余生活还是跑步，因为他热爱跑步。他的生活很规律，每天起床后做200个仰卧起坐、50个俯卧撑和50个引体向上，然后在家里的跑步机上还要跑8～10公里。平均每星期跑40公里。每个月至少跑一次马拉松，有时候跑两次。

就诊前，他赢了所在年龄组的多次马拉松比赛。只是在妻子的坚持下，他才来医院看病。妻子发现他脉搏缓慢，他的脉搏可以下降到30次/分左右，太不正常。而他却不在意，因为这似乎并没有阻挠他继续做一名出色的马拉松运动员并享受跑步及其他运动带来的乐趣。他否认有心悸，但有时坐着看电视时，感觉有点困倦，但摇几下头，便会感觉好一点。

患者资料	拟实施行动
推断/假设	**拟学习的问题**

Note

情 境 2

赵亮来就诊时还和医生说自己觉得没问题，但陪同来的妻子却说他可能跑得太多了。当医生采集病史时，他否认有气短或呼吸困难，否认有胸痛。当医生仔细追问他的病史，他说确实有几次，在起跑时出现轻微的头晕，但他只是晃晃头继续跑，有时还会加快速度。这样，头晕消失的速度比他有两次试着休息还要更快。没有心脏杂音，既往健康状况良好。无手术史。无药物过敏史。家族史没有任何线索。

体检显示，患者身高 180cm，体重 80kg。看上去偏瘦，但肌肉发达。血压 130/62mmHg，脉搏 40 次/分，偶有不规则。胸部叩诊和听诊无殊，心脏听诊显示心率慢，在胸骨边缘偶有舒张中期心音，低钝，且不是总能闻及。该心音与呼吸节律无关。在胸骨左上缘可明显闻及轻度的收缩中期杂音，在颈动脉和胸骨左下缘未闻及，且不随呼吸改变。没有舒张期杂音。腹部及其他部位检查均无异常。神经病学检查无定位体征，肌力正常，脑神经无殊。

心电图检查显示：心率 46 次/分，PR 间期较长，0.61 秒，P 波和 QRS 波相关；QRS 电压偏高。

患者资料	拟实施行动
推断/假设	**拟学习的问题**

情　境　3

在医生的要求下，赵亮轻松地完成了几个仰卧起坐，脉搏升至57次/分。然后快速步行，脉搏增至63次/分。之后快速上下两层楼梯4次，他的脉搏增至82次/分。他的呼吸仅轻度加深，每分钟14次。医生又要求他做Valsalva动作（Valsalva maneuver），他坚持了20秒，心率没有下降。当他做完时，心率上升至73次/分，律齐。随后发现他的心跳偶然地出现不规则，像是漏跳了一次。但心电图没有记录到。因此，医生选择用24小时动态心电图（Holter）来监测他的每一次心跳。要求他记录每天的活动和时间，以及任何与心率和心律有关的症状。医生对他的心脏杂音（murmur）感到很疑惑，不能明确它和心率缓慢之间的关系，建议做超声心动图，以找出可能的心脏结构异常，对心脏功能有更好的了解。

患者资料	拟实施行动
推断/假设	**拟学习的问题**

情 境 4

动态心电图监测(Holter monitor)的结果显示他的平均心率为56次/分，最低24次/分，最高154次/分。它是一种1型Mobitz阻滞(Mobitz 1 block)，一个P波不能传导到心室，呈现一个规律的每4~5次心搏脱漏一次，脱漏前搏动的PR间期会延长直至搏动脱漏，然后PR间期恢复到0.32秒。心率最慢的时候，P波与QRS波无明显相关，室率快于房率。根据动态心电图，当他早上开始锻炼时，心率立刻从36次/分升至64次/分；骑自行车时，心率进一步升高。在做动态心电图的那天，他没有跑步，但骑了两次自行车，心率均达到最高153次/分，此时PR间期完全正常，为0.16秒。

超声心动图(echocardiogram)显示左心室偏大，但射血分数极好，为70%，无瓣膜异常，有轻微的二尖瓣返流(mitral regurgitation)，其发生可能与心律不规则有关；超声心动图显示心房收缩，P波可见。左房稍大，与右房的大小相似，右室功能和大小均正常。

医生建议他在跑步机上跑步，以观察运动中的心率变化。跑步前，卧位心率为34次/分，PR间期0.45秒，律齐。当他起身站到跑步机上，跑步前的心率增加到81次/分，PR间期正常，为0.18秒。然后，他开始跑动。当时设定的时速为12km、22%级，他看上去并不吃力，并且说他还可以继续跑下去。那时，他的心率为175次/分，PR间期正常，0.14秒。通常检验师要求患者跑20分钟就停下来，看看有什么不适。但医生让他持续跑了27分钟，以了解他的最快心率会是多少，多久能够恢复到正常。从跑步机上下来，他没有头晕。血压由安静状态下的130/62mmHg升至166/47mmHg，脉搏呈洪脉特征，立刻听心音，无异常。他躺下时，心率已经降至123次/分，并且在2分钟内心率已经低于100次/分，PR间期开始延长。5分钟内，心率已经完全恢复至43次/分，PR间期延长到0.36秒，但并没有完全安静休息时的长。他说没有不适，这比他平时跑步强度要小很多。

患者资料	拟实施行动
推断/假设	**拟学习的问题**

Note

情 境 5

根据以上信息，最有可能的诊断是高迷走神经张力综合征（hyper-vagal syndrome），这与他远超过正常范围的持续高强度运动有关。

医生建议他最好减少运动量，使迷走紧张（vagal tone）恢复到一个比较合适的状态。他同意逐步减少运动量，但不到3周他就要求复诊。他告诉医生，他减少了运动量，但感觉很糟，很郁闷，不再感到工作充满乐趣。他妻子也说，他变得比以前暴躁，更少言寡语了。他说他每天只跑4千米，骑15分钟自行车，做50个仰卧起坐、50个俯卧撑。让他很不开心的是体重还增加了2kg。心电图显示，他在安静状态下的心率是45次/分，PR间期0.36秒。

综合考虑，医生认为他这是生理反应，不是病理性的。建议他平时跑步前热身慢一点，在跑马拉松的过程中，为确保足够的容量负荷，要摄入的水分是普通跑步所需的两倍。他问医生是否可以恢复正常运动。医生回答可以，但要他跑马拉松或跑10千米时记录他的动态心电图，他同意了。

患者资料	拟实施行动
推断/假设	**拟学习的问题**

PBL 四格表

案例 7 热爱跑步的帅哥

患者资料	拟实施行动

推断/假设	拟学习的问题

（王会平 夏强）

案例8　突如其来的胸痛

情境 1

李警官自述：我今年39岁，是个刑警。3天前我分管的辖区出事了，为了尽早破案，我带着几个人没日没夜的干，饿了就吃包方便面，累了就抽支烟提提神，这3天烟就抽了两条。前天下午突然感觉胸前像火烧似的疼，歇几分钟后慢慢就好了，后来又疼了3次，我以为是吃得不好引起的胃疼，也没管它。今天下午两点左右在和同事讨论案情时又疼了起来，这回比前几次严重，胸前像压了一块大石头，扯得左侧肩膀也很痛，当时出了一身冷汗，胃就像翻江倒海一样，恶心得不行，将吃的东西都吐了出来，人根本就动不了。同事将我扶到沙发上躺了半个钟头后疼痛才好些，但还是胸闷得厉害，喘不上气。大家建议我到医院看看，我最烦去医院了，不就是胃疼嘛，歇歇就没事了，再说还有那么多事情等着我呢。可是情况一直就不见好转，没法继续工作。晚上十点多，几个同事把我送到医院急诊。

患者资料	拟实施行动
推断/假设	**拟学习的问题**

Note

情 境 2

李警官入院后，医生根据他的病情很快做了查体：

一般情况：T 36.5℃，P 80 次/分，R 14 次/分，BP 130/80mmHg。一般情况好，肥胖体型，神志清楚，平卧位，口唇无发绀，双肺呼吸音清，未闻干湿性啰音；心率 80 次/分，律齐，心尖部第一心音低钝，未闻及杂音及心包摩擦音。腹平软，肝脾肋下均未触及，下肢无水肿。

患者资料	拟实施行动
推断/假设	**拟学习的问题**

情境 3

医生根据李警官的病情，让他进行了急诊心电图和化验检查，结果如下：

1. 心电图检查　心电图显示(图 5-8-1)，窦性心律，心率 75 次/分，$V_1 \sim V_4$ 导联呈 QS 波，ST 段弓背样抬高，提示为急性前壁心肌梗死。

2. 化验检查

检查类型	检查项目	数值	正常值
血常规	血白细胞	$12.5\times10^9/L$	$(4\sim10)\times10^9/L$
	血红蛋白	160g/L	120～160g/L
血脂	T-CHO	6.35mmol/L	2.86～6.02mmol/L
	LDL-C	4.42mmol/L	2.07～3.12mmol/L
	HDL-C	0.83mmol/L	0.94～2.0mmol/L
	TG	4.6mmol/L	0.56～1.7mmol/L
肌钙蛋白	cTnT	2.25ng/ml	<0.2ng/ml
心肌酶谱	CK	1181U/L	<170U/L
	CK-MB	194U/L	<10U/L
	AST	86U/L	<40U/L
	ALT	64U/L	<40U/L
肝功能	正常		
肾功能	正常		
血清电解质	正常		

患者资料	拟实施行动
推断/假设	**拟学习的问题**

情　境　4

由于心电图提示李警官是急性心肌梗死，化验检查中的心肌肌钙蛋白及心肌酶谱增高，患者血脂也高，因此医生建议李警官做急诊冠状动脉造影检查。

李警官与妻子共同签署《心导管诊疗知情同意书》（见附表）后，李警官接受了冠状动脉造影检查，结果证实前降支（前室间支）闭塞（图 5-8-2）。

患者资料	拟实施行动
推断/假设	**拟学习的问题**

情境 5

在医生的询问下，李警官补充说："我在刑警大队工作 15 年了，担任副大队长也有 5 年的时间。干我们这行的，由于工作的特殊性，生活很不规律，只要一有案子，那就什么都顾不上了，根本没有上下班和休息之说，直到结案才算完。我身体一向不错，能吃能喝能睡，爱吃肉，每顿饭可谓无肉不欢。从小就不算瘦，35 岁以后发福就更加明显了，我现在身高 1 米 78，体重 98 公斤。平时抽烟，大概每天 2 包吧，但如果忙起来就不止这些了；酒喝得不多，偶尔喝些啤酒。5 年前身体检查时大夫说我血压高，血压最高到过 150/100mmHg，刚开始的时候吃过几天药，吃的什么药也记不清了，后来工作一忙也就没有继续看病和吃药。我妈患有高血压，我爸有高血脂和冠心病。他们二老身体总的来说都还行，现在还能帮我接送小孩、做个饭什么的。"

患者资料	拟实施行动
推断/假设	**拟学习的问题**

Note

附表 心导管诊疗知情同意书

北京大学人民医院
心导管诊疗知情同意书

患者姓名	性别	年龄	病历号

疾病介绍和治疗建议

医生已告知我患有________________，需要在____________麻醉下进行

□冠状动脉造影　□左心造影(左室、左房)　□血管内超声
□冠状动脉介入性治疗(PCI)　□右心造影(右房、右室)　□冠状动脉内斑块旋磨术
□瓣膜成形术　□周围血管介入性治疗术
□周围血管造影(升主动脉、腹主动脉、支气管动脉、颈动脉、肺静脉、腔静脉、肾动脉)
□临时性起搏器安装术　□先心病介入性治疗　□主动脉球囊反搏
□右心导管检查　□肾动脉介入治疗　□颈动脉介入治疗
□其他(含直流电复律、除颤)：____手术。

冠状动脉造影是将特制的、有一定韧度且不透X线的导管，经周围动脉送至冠状动脉开口，推注造影剂，使心脏血管显影。介入治疗是在冠状动脉造影基础上，对需要干预的血管进行球囊扩张、支架置入，以缓解严重狭窄或完全闭塞病变，改善心绞痛症状或预后。

其他心导管检查，包括左、右心导管检查术，可以通过导管到达指定部位，测定心血管各部分的压力及血氧含量，计算心排血量、分流量及血流阻力，分析压力曲线的波形和数值，了解解剖结构变化，以帮助诊断和鉴别诊断，为治疗提供依据，并判断治疗效果。

手术潜在风险和对策：

医生告知我如下心导管手术可能发生的风险，有些不常见的风险可能没有在此列出，具体的手术术式根据不同患者的情况有所不同，医生告诉我可与我的医生讨论有关我手术的具体内容，如果我有特殊的问题可与我的医生讨论。

1. 我理解任何手术麻醉都存在风险。
2. 我理解任何所用药物都可能产生副作用，包括轻度的恶心、皮疹等症状到严重的过敏性休克，甚至危及生命。
3. 我理解此手术可能发生的风险及医生的对策：

1）麻醉及造影剂并发症：造影剂过敏者轻度皮疹、恶心，严重者可致过敏性休克，危及生命；造影剂引起肾损害(造影剂肾病甚至肾功能衰竭需要长期血透治疗)；
2）感染(包括局部及全身)；
3）冠脉痉挛、穿孔、夹层、血栓、气栓引起的急性心肌缺血或心肌梗死甚至猝死；
4）术中、术后可能出血及血肿形成，主动脉夹层、动静脉瘘、假性动脉瘤、腹膜后血肿，大出血需输血治疗，必要时需外科手术等；
5）急性心衰、休克；
6）急性、亚急性、晚期支架内血栓；血栓支架晚期贴壁不良，支架断裂，靶血管再狭窄等；
7）心肌穿孔、血管穿孔、血管破裂及心包填塞；
8）严重心律失常(有室速、室颤、心室停搏、Ⅲ度房室传导阻滞、需要安装永久性起搏器及紧急电除颤等)；
9）导管断裂、打结；介入器械的断裂需外科取出；
10）导管推送过程中可引起相关动脉痉挛损伤、闭塞甚至无脉症(经肱动脉、桡动脉通路)；导管推送过程中动脉粥样硬化斑块引起全身动脉栓塞(包括脑栓塞、蓝趾综合征以及肠系膜动脉栓塞等)；
11）术中损伤神经、邻近器官及相应的血管；
12）下肢静脉血栓、肺栓塞；
13）桡动脉径路介入操作并发症：桡动脉闭塞、周围神经损伤、骨筋膜室综合征、气胸、血胸、脑栓塞等；
14）手术后封堵器伤口渗血、血肿、封堵部位残余瘘、假性动脉瘤或动静脉瘘；
15）因病情需要行主动脉球囊反搏治疗；
16）手术失败，效果不好；
17）因病情需要紧急外科手术，或急诊外科搭桥治疗；

Note

18）有些患者，术中及术后发生全身及心脑血管意外，可能危及生命，甚至导致死亡；
19）抗栓药物引起严重的内脏出血，包括脑出血，消化道出血等；
20）其他（如X线机械或相关仪器故障、特殊介入器械引起的并发症）；
21）除上述情况外，本医疗措施尚有可能发生的其他并发症或者需要提请患者及家属特别注意的其他事项，如________________________________

____

4. 我理解如果我患有高血压、心脏病、糖尿病、肝肾功能不全、静脉血栓等疾病或者有吸烟史，以上这些风险可能会加大，或者在术中或术后出现相关的病情加重或心脑血管意外，甚至死亡。
5. 我理解术后如果我的体位不当或不遵医嘱，可能影响手术效果。

特殊风险或主要高危因素

我理解根据我个人的病情，我可能出现未包括在上述所交待并发症以外的风险：

____

____

一旦发生上述风险和意外，医生会采取积极应对措施。

患者知情选择

- 我的医生已经告知我将要进行的手术方式、此次手术及术后可能发生的并发症和风险、可能存在的其他治疗方法并且解答了我关于此次手术的相关问题。
- 我同意在手术中医生可以根据我的病情对预定的手术方式作出调整。
- 我理解我的手术需要多位医生共同进行。
- 我并未得到手术百分之百成功的许诺。
- 我授权医师对手术切除的病变器官、组织或标本进行处置，包括病理学检查、细胞学检查和医疗废物处理等。

患者签名__________________ 签名日期________年________月________日

如果患者无法签署知情同意书，请其授权的亲属在此签名：

患者授权亲属签名__________与患者关系__________签名日期________年________月________日

医生陈述

我已经告知患者将要进行的手术方式、此次手术及术后可能发生的并发症和风险、可能存在的其他治疗方法并且解答了患者关于此次手术的相关问题。

医生签名__________________ 签名日期________年________月________日

Note

PBL 四格表

案例8 突如其来的胸痛

患者资料	拟实施行动
推断/假设	**拟学习的问题**

（宋德懋）

第六章　呼吸系统

案例1　“小珍珠”的颜色

情境 1

对于第一次怀孕的文清扬来说，还有2个月就要成为一名母亲了，她不止一次地想象着自己抱着刚出生的宝宝的情景。但成为母亲的这一刻竟在清扬回家途中重重地滑倒在冰面上之后提前到来了。滑倒的清扬感觉腹部一阵剧痛，周围的人忙把她送到最近的县医院。没多久一个胎龄32周、体重1200克的男婴出生了，他是这么小，简直就是一个“小珍珠”。糟糕的是，“小珍珠”不仅哭声低弱，还出现了呼吸费力、呼吸节律不规则，颜面、口周青紫明显，经皮血氧饱和度明显低于正常。医生说，“小珍珠”属于早产儿，各系统发育不成熟，鉴于县医院的医疗设施不足，建议转院。救护车里，“小珍珠”吸着氧，偶尔有呼吸暂停，医护人员不时刺激着他的足底，但他还是颜面发绀，并在呼吸时发出呻吟声。

患者资料	拟实施行动
推断/假设	**拟学习的问题**

情 境 2

经过将近一个小时的车程，救护车终于到了市妇幼保健院。新生儿重症监护室（NICU）里，“小珍珠”被置于开放式抢救台上。查体：脉搏 140 次/分（新生儿参考区间：120 ~ 160 次/分）、呼吸 70 次/分(35 ~ 45 次/分)，颜面青紫，张口呼吸，鼻翼扇动，吸气时肋间隙下陷，呼气时可听到呻吟声。虽然一直在不间断吸氧，经皮血氧饱和度依然低于正常。动脉血气分析结果：pH 为 7.30，动脉血氧分压（PaO_2）为 40mmHg，动脉血二氧化碳分压（$PaCO_2$）为 65mmHg，氧饱和度（SaO_2）为 70%。肺部 X 线片显示双肺野透亮度减低。接诊的张医生考虑“小珍珠”存在新生儿呼吸窘迫综合征，建议立即给予呼吸机辅助通气，并建议应用肺表面活性物质替代疗法。但 6 千多元一支的肺表面活性物质的价格让在县城工厂上班的“小珍珠”的爸爸觉得一下子难以接受，因此，在治疗知情同意书上先签上“同意呼吸机通气治疗，暂缓使用肺表面活性物质”的字。

患者资料	拟实施行动
推断/假设	**拟学习的问题**

情 境 3

张医生借助喉镜在直视下暴露“小珍珠”的声门，随之娴熟地将适宜型号的导管经口腔插入气管内固定，设定了新生儿呼吸机的主要参数。通过呼吸机的辅助加压，将空气推送入肺而完成吸气，并继续给予30%氧气。“小珍珠”在呼吸机辅助通气治疗的状态下，颜面发绀有所缓解，经皮血氧饱和度也上升到92%。1小时后复查血气分析结果也有改善：pH为7.35，PaO_2为65mmHg，$PaCO_2$为55mmHg，SaO_2为90%。张医生嘱咐暂时不调整呼吸机的参数，要密切注意“小珍珠”病情变化。

患者资料	拟实施行动
推断/假设	**拟学习的问题**

情 境 4

3小时后，虽然在呼吸机辅助通气下，“小珍珠”又逐渐出现颜面发绀，需要更高的吸氧浓度和吸气时需要更高的吸气峰压才能推送足够空气入肺及维持经皮氧饱和度在85%左右。张医生检查“小珍珠”发现，唇周发绀，心率160次/分，双肺呼吸音对称、低，未闻及啰音。立即复查动脉血气分析，结果：pH为7.35，PaO_2为50mmHg，$PaCO_2$为65mmHg，SaO_2为83%。同时复查肺部X线片显示双肺野透亮度进一步明显减低，可见支气管充气征。张医生再次建议使用肺表面活性物质治疗，否则病情将进一步恶化。此时，“小珍珠”的爸爸不再犹豫，在治疗知情同意书上签字同意用药治疗。

患者资料	拟实施行动
推断/假设	**拟学习的问题**

情境 5

张医生立即将肺表面活性物质经气管插管注入肺内，并继续给予呼吸机辅助呼吸。应用肺表面活性物质后不久，“小珍珠”颜面发绀明显缓解，经皮血氧饱和度迅速上升到95%。用药1小时后复查血气，结果：pH 为7.40，PaO_2 为85mmHg，$PaCO_2$ 为35mmHg，SaO_2 为95%。张医生立即调整了呼吸机参数，降低吸氧浓度及吸气峰压，嘱监测血气指标。“小珍珠”的病情稳定了一些，但是面对他的还有很多难关，除了呼吸关，还有喂养、感染、黄疸等。张医生将这些可能出现的问题向“小珍珠”的爸爸都进行了详细的交代。

患者资料	拟实施行动
推断/假设	**拟学习的问题**

PBL 四格表

案例1 "小珍珠"的颜色

患者资料	拟实施行动
推断/假设	**拟学习的问题**

（靳英丽）

案例2 胸 痛

情 境 1

今年55岁的老刘,在一家公司做销售工作。老刘酒量虽不大,但聚会喝酒时总是毫不推让,所以经常喝醉。又是一次聚会后,微醉的老刘独自一人走在回家的路上。踉踉跄跄的他上台阶时一脚踏空,从十几级台阶上滚了下去,顿时感觉左小腿剧烈疼痛,不能行走。路人帮忙拨打了120急救电话,20分钟后由救护车送往医院就诊。入院时查体:体温36.8℃,心率92次/分,呼吸20次/分,血压110/75mmHg,左小腿肿胀伴畸形,局部压痛伴假关节运动,X线片提示左胫、腓骨骨折。入院后经手术切开,内固定加石膏外固定,术后卧床。

患者资料	拟实施行动
推断/假设	**拟学习的问题**

Note

情 境 2

老刘在家卧床休息，术后半个月开始拄着拐杖在房间内慢慢活动。一天早晨起床后，突然觉得胸痛、呼吸费力，并出现咳嗽，呼吸急促起来，老刘躺在床上休息了半小时，症状不但没缓解，反而呼吸费力越加严重、出冷汗，并感觉胸痛加重、头晕。老刘的爱人赶紧把他送到了医院急诊室。急诊张医生立即为老刘做了体格检查。

患者资料	拟实施行动
推断/假设	**拟学习的问题**

Note

情境 3

入院时查体：体温 36.9℃，心率 128 次/分，呼吸 30 次/分，血压 96/68mmHg，神志清楚，面色苍白，颈静脉无怒张，口唇略发绀，双肺听诊闻及细湿啰音，心音有力，肺动脉瓣区第二心音亢进，未闻及杂音。腹平软，肝脾未触及，双足无水肿，双足背动脉搏动正常。神经系统无阳性体征。

张医生详细询问病史得知老刘既往健康，否认高血压、高血脂、心脏病、糖尿病病史及家族史。张医生说还需要进一步进行实验室及辅助检查。

患者资料	拟实施行动
推断/假设	**拟学习的问题**

Note

情 境 4

急检动脉血气分析显示：pH 7.45（7.35～7.45），动脉血氧分压（PaO_2）72mmHg（80～100mmHg），动脉血二氧化碳分压（$PaCO_2$）32mmHg（35～45mmHg），动脉血氧饱和度（SaO_2）96%（95%～98%），碱剩余（BE）-3.2mmol/L（0±3mmol/L）。心电图：窦性心动过速。血常规：白细胞 8.6×10^9/L[（4～10）$\times10^9$/L]，红细胞 4.7×10^{12}/L[（4.0～5.5）$\times10^{12}$/L]，血红蛋白 138g/L（120～160g/L），血小板 350×10^9/L[（100～300）$\times10^9$/L]；心肌酶：门冬氨酸氨基转移酶（AST）、丙氨酸氨基转移酶（ALT）、乳酸脱氢酶（LDH）、肌酸激酶（CK）、肌酸激酶同工酶（CK-MB）均正常；肌钙蛋白：正常。胸部 X 线片提示：右下肺纹理稀疏，肺野透亮度增加。

老刘的爱人焦急地问医生："这到底是得了什么病呀？"张医生说根据现有检查结果还不能明确临床诊断，暂时先给予鼻导管吸氧及对症治疗，还需进一步做相关检查。

患者资料	拟实施行动
推断/假设	**拟学习的问题**

Note

情境 5

进一步辅助检查结果如下：血浆 D-二聚体：1.2mg/L(参考区间：<0.5mg/L)；超声心动图显示：右心室壁运动幅度减弱；下肢静脉超声检查：左侧腓静脉血流充盈缺损；CT 肺动脉造影：肺动脉内低密度充盈缺损。

张医生告诉老刘的爱人，现在可以明确临床诊断了。

患者资料	拟实施行动
推断/假设	**拟学习的问题**

情　境　6

张医生根据现有检查结果做出的临床诊断为肺血栓栓塞症。在测定部分凝血酶时间(APTT)及凝血酶原时间(PT)提示结果正常后,张医生给予老刘抗凝及溶栓治疗并详细向家属交待病情。

患者资料	拟实施行动
推断/假设	**拟学习的问题**

Note

PBL 四格表

案例 2 胸 痛

患者资料	拟实施行动
推断/假设	**拟学习的问题**

（靳英丽）

Note

案例3 医生，我的孩子不能呼吸了！

情 境 1

苗苗，女，6岁，是一个小学一年级的小朋友。冬日里的一天，开始流清涕、咳嗽，其母给予感冒药物1天3次口服，3天后流涕减轻，但咳嗽略有加重，有少许痰，不伴发热。苗苗半夜睡眠中突然醒来坐起，说："妈妈，我喘不过来气儿。"父母也看到苗苗呼吸频率加快，听到高调的喘气声，口唇颜色不如平时红润，迅速带其去附近医院，就诊途中呼吸费力更加明显，口周青紫。父亲抱着苗苗跑入急诊室，大呼道："医生，我的孩子不能呼吸了！"

患者资料	拟实施行动
推断/假设	**拟学习的问题**

Note

情 境 2

查体：身高 117cm，体重 23kg，体温 36.8℃，心率 128 次/分，血压 96/66mmHg，呼吸 46 次/分，一般状态欠佳，神志清醒，无鼻翼扇动，口周发绀，无颈静脉怒张，无吸气性三凹征，呼气相延长，双肺可闻及痰鸣音及呼气相哮鸣音。心音有力、心律齐、未闻及杂音。腹软，肝、脾肋下未触及，双下肢无水肿。神经系统无阳性体征。

询问得知苗苗婴儿期曾患湿疹，近 2 个月有 6 次患上呼吸道感染或无明显诱因时出现轻微喘息(未经特殊用药自行缓解)，无异物吸入史。其父有过敏性鼻炎病史。

肺功能检查：一秒用力呼气容积/用力肺活量(FEV_1/FVC)为 56%(儿童参考区间为>85%)，呼气峰流速(PEFR)为 112L/min，<70% 正常预计值。

苗苗母亲急切地询问："医生，孩子病得这么严重，怎么办呀？"

患者资料	拟实施行动

推断/假设	拟学习的问题

情 境 3

医生说先给予吸氧及沙丁胺醇吸入，如果不能奏效，再考虑其他用药。药物吸入十余分钟后，苗苗的呼吸不再那么费力，口唇颜色恢复了正常，也听不到高调的呼气声音了，高兴地说那吸入的药可真是神奇。复查肺功能：FEV_1/FVC 为 78%，PEFR 为 156L/min（该患儿 PEFR 正常预计值为 178L/min）。

医生将苗苗收入院继续治疗。第 2 天上午，化验及检查结果回报显示：血常规：白细胞 $16\times10^9/L[(4\sim10)\times10^9/L]$，中性粒细胞 0.75（0.50～0.70），淋巴细胞 0.15（0.20～0.40），嗜酸性粒细胞 0.08（0.005～0.05），红细胞 $4.5\times10^{12}/L[(4.0\sim5.5)\times10^{12}/L]$，血红蛋白 128g/L（120～160g/L），血小板 $250\times10^9/L[(100\sim300)\times10^9/L]$；C-反应蛋白为 25mg/L（≤10mg/L）；血肺炎支原体抗体阴性（正常为阴性）；胸部 X 线片提示：双肺纹理增强。

医生作出了初步诊断并制订了诊疗方案。

患者资料	拟实施行动
推断/假设	**拟学习的问题**

Note

情境 4

医生初步诊断为支气管哮喘与急性支气管炎，予阿莫西林抗感染治疗及支气管扩张药、糖皮质激素间断吸入。

苗苗父母的朋友来医院探视，带来了一大捧盛开的百合花，还有一只可爱的毛绒小熊。没多久，苗苗突然喘了起来，呼吸费力、大汗。妈妈立即喊来医生，给苗苗吸上了氧气，换用了支气管扩张药吸入，喘息没有缓解，又静点了氨茶碱，喘息还是不见好转。

医生给予加大氧流量吸氧，静脉补充液体，苗苗妈妈在全身应用糖皮质激素知情同意书上签字之后，医生给予苗苗大剂量甲泼尼龙静脉滴注，并向苗苗妈妈交代病情说，如果喘息继续加重，必要时就需要机械通气了。苗苗在应用大剂量糖皮质激素后，喘息逐渐减轻了。

经过6天的系统治疗，苗苗不再咳嗽和喘息，肺部体征也恢复了正常。医生说苗苗可以出院了。苗苗妈妈向医生询问出院后孩子可不可以正常参加体育运动，是不是需要监测肺功能指标和继续用药，还有需要注意哪些事情呢。医生结合苗苗过敏原实验结果，详细向苗苗妈妈交代了注意事项，并给出了详细的出院医嘱。

患者资料	拟实施行动
推断/假设	**拟学习的问题**

Note

PBL 四格表

案例3　医生，我的孩子不能呼吸了！

患者资料	拟实施行动

推断/假设	拟学习的问题

Note

（靳英丽）

案例4 咳嗽咳痰几十年了

情境1

李大爷是一名退休工人，他50岁开始咳嗽、咳白色痰，痰中无血丝，每次受凉后感冒常出现上述症状，以冬春季节为多，自己服用“止咳药”和“消炎药”后症状常可缓解。李大爷也发现他的许多老年朋友和他一样，也常出现类似咳嗽咳痰现象。因此，他自己认为这是老年人衰老的正常表现。2004年2月1日，60岁的李大爷因1周前受凉感冒后咳嗽咳痰加重而去医院看病。李大爷告诉接诊的王医生，自己1周前因受凉感冒后出现咳嗽加重，痰量增多，呈黄色，但痰中无血丝，昨天起咳嗽咳痰明显加重。王医生详细询问了李大爷有关病史，发现李大爷咳嗽咳痰在早晨较重。李大爷自30岁开始吸烟，20支/日。曾多次因咳嗽咳痰现象而反复戒烟，但每次症状消失后又再度复吸。李大爷除咳嗽咳痰外，无盗汗、胸痛及咯血，否认高血压、糖尿病、心脏病史，否认结核、乙肝等传染病史，否认手术、输血及用药过敏史。

患者资料	拟实施行动
推断/假设	**拟学习的问题**

Note

情 境 2

王医生给李大爷进行了详细的体格检查，记录如下：体温36.7℃，脉搏88次/分，呼吸22次/分，血压140/90mmHg。神志清楚，步入诊室，检查合作，口唇未见明显发绀。颈静脉无充盈及怒张，双肺有散在湿啰音及哮鸣音，余无异常体征。心率88次/分，律齐，心界大小正常，各瓣膜区未闻及病理性杂音。腹平软，无压痛和反跳痛，肝脾肋下未触及。双下肢无水肿。

门诊辅助检查结果如下：血常规：血红蛋白140g/L，红细胞5.0×10^{12}/L，白细胞11.1×10^{9}/L，中性粒细胞80%，淋巴细胞18%。胸部正侧位X线片（图6-4-1、6-4-2）：双肺纹理紊乱，粗细不一，分布稀疏，心影狭长，心尖圆钝未下移，双膈低平，肋间隙增宽。肺功能检查：FEV_1 85%，FEV_1/FVC 75%。

患者资料	拟实施行动
推断/假设	**拟学习的问题**

情 境 3

王医生试图说服李大爷戒烟，但未成功。李大爷在接受盐酸氨溴索、氨苄西林口服等治疗后咳嗽咳痰消失。

此后，李大爷每年都会反复出现咳嗽咳痰现象，且逐渐加重，为常年的老毛病了。多在冬春季天冷时发作，每年发作约2、3个月。2009年以来李大爷感到活动后常出现心慌和上气不接下气，开始为上楼梯及体力活动时心慌、气促，休息数分钟可逐渐缓解，后气促症状逐渐加重，目前平地行走数分钟也感到气促、呼吸费力，需停下来休息。

患者资料	拟实施行动
推断/假设	**拟学习的问题**

Note

情 境 4

2013 年开始,李大爷咳嗽、咳痰、气促发作的情况越来越频繁,每次需住院半个月才会好转,并且近半年开始出现了间断性双下肢水肿。2014 年 2 月 10 日因再次受凉感冒后出现咳嗽咳痰和气促明显加重 1 周而就诊。已有 70 岁的李大爷缓慢步入诊室。李大爷自述近 1 周来痰量明显增多,每天约 50ml,呈黏液脓性,不易咳出,痰中无血丝,同时出现明显的呼吸费力,在平地行走几十米就需停下来休息,生活质量明显降低。门诊王医生再次接诊了他。

王医生给李大爷进行了详细的体格检查,记录如下:体温 36.7℃,脉搏 88 次/分,呼吸 22 次/分,血压 150/92mmHg。神志清楚,检查合作,口唇稍发绀。颈静脉无怒张,桶状胸,肋间隙增宽,双侧呼吸运动对称,触觉语颤对称,但减弱,叩诊呈过清音,呼气音延长,双肺底存在少量吸气相湿啰音及散在哮鸣音。心率 88 次/分,律齐,心界叩不出,心音遥远,肺动脉瓣区第二心音亢进,各瓣膜区未闻及病理性杂音,剑突下可见心尖搏动。腹平软,无压痛和反跳痛,肝脾肋下未触及。双下肢无水肿。

门诊辅助检查结果如下:血常规:血红蛋白 160g/L,红细胞 6.0×10^{12}/L,白细胞 11.1×10^{9}/L,中性粒细胞 78%,淋巴细胞 20%。胸部正侧位 X 线片(图 6-4-3):双肺纹理紊乱,粗细不一,分布稀疏,中夹杂小片状阴影,边缘模糊,右下肺动脉干呈“截断征”,心影增大,肺动脉段突出提示肺动脉高压,心尖圆钝向左移位,提示右室大,双膈低平,肋间隙增宽。ECG:窦性心动过速,右心室肥大,肺性 P 波。血气分析显示:pH 7.39,PaO_2 62mmHg,$PaCO_2$ 45mmHg。肺功能检查:FEV_1 45%,FEV_1/FVC 57%。

患者资料	拟实施行动
推断/假设	**拟学习的问题**

情 境 5

王医生继续说服李大爷戒烟，并向李大爷详细耐心地解释了病情，建议李大爷住院治疗。但李大爷因为半年前妻子去世，以住院期间无家属照看，不方便为由拒绝住院治疗，要求带药回家治疗。王医生给予李大爷盐酸氨溴索、茶碱缓释片、异丙托溴铵气雾剂吸入、沙丁胺醇气雾剂吸入和莫西沙星片治疗。并建议李大爷情况好转后每日吸入噻托溴铵粉吸入剂长期治疗。

在家服药治疗 5 天，李大爷咳嗽、咳痰和气促无好转反而逐渐加重，同时出现夜间烦躁不眠，白天嗜睡无精神，并出现尿量减少和下肢水肿。被邻居送急诊室就诊。

王医生再次进行详细的体格检查，记录如下：体温 38.1℃，脉搏 100 次/分，呼吸 28 次/分，血压 145/90mmHg。回答问题常不切题，半卧位，口唇明显发绀，结膜轻度水肿充血。与 5 天前相比，体格检查出现下列新的变化：颈静脉怒张，双肺底湿啰音及哮鸣音增多，剑突下可闻及收缩期杂音，肝肋下 3cm，肝颈静脉回流征阳性，双下肢凹陷性水肿。急诊血气分析显示：pH 7.30，PaO_2 42mmHg，$PaCO_2$ 80mmHg，BE -3.1mmol/L。血电解质测定：血钾 4.3mmol/L，血钠 134mmol/L，血氯 94mmol/L。

患者资料	拟实施行动

推断/假设	拟学习的问题

Note

情 境 6

李大爷住院后雾化吸入盐酸氨溴索及异丙托溴铵沙丁胺醇吸入剂；无创呼吸机辅助通气（BiPAP 模式）；按照 2L/min 的流量持续吸氧以纠正缺氧；静脉给予头孢曲松、多索茶碱；小剂量口服氢氯噻嗪和螺内酯治疗。经住院治疗 3 天，咳嗽、咳痰和呼吸困难减轻，意识恢复清醒。治疗 7 天后双下肢水肿消退，颈静脉怒张消失，肝脏大小恢复正常。治疗 14 天咳嗽、咳痰和呼吸困难明显减轻，复查血气：pH 7.38，PaO_2 80mmHg，$PaCO_2$ 45mmHg，BE −2.0mmol/L。病情好转。出院前医生建议李大爷长期吸入噻托溴铵粉吸入剂以及沙美特罗氟替卡松吸入剂治疗。

患者资料	拟实施行动

推断/假设	拟学习的问题

Note

情境 7

李大爷在住院治疗期间,病重又无人照看,李大爷远在外地工作的女儿非常内疚,为更好地照顾父亲,决定待李大爷出院后,接父亲去她那儿和她住在一起。为了更好地照顾父亲,在李大爷出院前她问了王医生下面这些问题:我爸爸还会出现这样的情况吗?今后的生活和治疗上要注意避免哪些事情?现在必须戒烟吗?我爸爸是肺脏不好,怎么会心脏也有问题而且出现双下肢水肿?你能够回答吗?

患者资料	拟实施行动
推断/假设	**拟学习的问题**

PBL 四格表

案例4 咳嗽咳痰几十年了

患者资料	拟实施行动
推断/假设	**拟学习的问题**

(岳少杰 王丽静)

案例5　咳嗽、咯血的何伯伯

情　境　1

58 岁的何伯伯是一名退休工人。他 3 周前无明显诱因开始出现咳嗽，咳少许白色黏痰，痰中带少许血丝，无发热、盗汗、胸痛、胸闷、大咯血等不适。他自认为是“感冒”，自行服用“止咳药”和“消炎药”，咳嗽稍好转。但 3 天前突然出现咯血两口，均为鲜红色血。随即到医院就诊。何伯伯自 20 岁开始吸烟，20 支/日。否认冠心病、高血压、糖尿病等病史，否认肝炎、结核等传染病史，否认手术史以及外伤史，但是有肺结核密切接触史，其爱人 3 个月前曾患肺结核，目前正在接受抗结核治疗。接诊的李医生给何伯伯进行了详细的体格检查，记录如下：体温 36. 5℃，脉搏 81 次/分，呼吸 18 次/分，血压 135/85mmHg。神志清楚，体查合作，全身浅表淋巴结无肿大，口唇无发绀，左上肺呼吸音稍低，双肺未闻及干湿性啰音。心率 81 次/分，律齐，无杂音；腹软，无压痛及反跳痛，肝脾肋下未及，肝肾区无叩痛；双下肢无水肿。

门诊辅助检查结果如下：血常规：白细胞 4.9×10^{9}/L，红细胞 4.0×10^{12}/L，血红蛋白 120g/L，中性粒细胞 70%；血沉 80mm/H；结核抗体 IgG 阳性、IgM 阴性；PPD（1∶2000）皮试示硬结大小 15mm；痰涂片抗酸染色（连续 3 次）：阴性；胸部正位 X 线片（图 6-5-1）示：左肺门结构欠清晰，似可见一团块状密度增高影，密度不均匀。

患者资料	拟实施行动

推断/假设	拟学习的问题

情 境 2

李医生初步考虑何伯伯患肺结核可能性大,建议何伯伯住院进行进一步检查。但是何伯伯觉得没有必要而拒绝住院。因此李医生给予何伯伯异烟肼、利福平、乙胺丁醇以及吡嗪酰胺四联抗结核药物治疗。并嘱其每周复查肝肾功能,1 个月后复查胸片。

患者资料	拟实施行动
推断/假设	**拟学习的问题**

情 境 3

何伯伯回家以后每日按医嘱服用抗结核药物，但是仍有间断咳嗽以及痰中带血丝。1 个月后何伯伯出现呼吸困难，且逐渐加重，主要为吸气费力，活动受限，并且出现了吞咽困难及声音嘶哑，只能进食流质食物。伴随出现双下肢疼痛不适，呈持续性隐痛，活动后明显。随即何伯伯再至医院就诊。李医生再次接诊了何伯伯，体查如下：体温 36.5℃，脉搏 92 次/分，呼吸 23 次/分，血压 140/90mmHg。神志清楚，体查合作，吸气时胸骨上窝及锁骨上窝稍有凹陷，左锁骨上窝可触及一花生米大小淋巴结，质硬，活动差，无压痛。口唇稍发绀，左上肺呼吸音低，可闻及低调干啰音；右肺呼吸音清，未闻及干湿性啰音。心率 92 次/分，律齐，无杂音；腹软，无压痛及反跳痛，肝脾肋下未及，肝肾区无叩痛；双下肢无压痛及叩击痛、无水肿。胸部正侧位 X 线片（图 6-5-2）示：左肺门可见一团块状密度增高影，较前体积增大，密度增高。李医生建议何伯伯住院检查治疗。

患者资料	拟实施行动
推断/假设	**拟学习的问题**

Note

情 境 4

何伯伯住院后进一步行癌胚抗原检查示:35uom/L;血沉 128mm/H;肺 CT(图 6-5-3)示:左下叶背段支气管闭塞,周围可见一大小约 3cm×4cm 肿块,边缘不光滑,背肺门侧可见阻塞性肺炎,肿块灶明显强化,强化值 24HU,左侧肺门及纵隔淋巴结未见明显肿大。痰病检(连续 3 次):未见肿瘤细胞。进一步行支气管镜取肺组织活检,病理结果见图 6-5-4 所示。骨 ECT 检查提示:双下肢多发骨转移。因此,何伯伯诊断明确。征求患者及家属意见后,医生给予培美曲塞二钠+顺铂的化疗方案进行治疗。

患者资料	拟实施行动
推断/假设	**拟学习的问题**

PBL 四格表

案例5 咳嗽、咯血的何伯伯

患者资料	拟实施行动
推断/假设	**拟学习的问题**

(岳少杰 王丽静)

案例6 淋雨之后

情境 1

小王是大二学生，昨天上午上课时觉得冷，自认为可能是衣服穿少了。下午出现畏寒、发热、全身无力，并感到喉中发痒、干咳，无痰。自认为是“感冒”，自服了“利巴韦林、泰诺林”和一些感冒药后躺在床上休息。今天早上同寝室的同学们发现小王没有起床，摸小王的头感到烫手，小王感到全身无力，感到畏寒并出现寒战，有咳嗽、咳痰，痰为白色黏痰。同寝室的同学将小王送到了医院看病。接诊的张医生详细询问了小王的有关病史，发现小王上周末班上同学们一起在外郊游、野餐后在返回学校的途中遇上了大雨，是冒着大雨跑回学校的。小王身体一直都非常健康，从未生过病。否认结核、乙肝等传染病史，否认手术、输血及用药过敏史。

患者资料	拟实施行动
推断/假设	**拟学习的问题**

情　境　2

张医生给小王进行了详细的体格检查，记录如下：体温 39.5℃，脉搏 110 次/分，呼吸 26 次/分，血压 110/60mmHg。神志清，精神尚可，急性热性病容，呼吸急促，口唇无明显发绀，颈静脉无怒张，胸廓无畸形，右上肺叩诊稍浊，触觉语颤稍增强，双肺呼吸音粗，右上肺可闻及少量的湿啰音和支气管呼吸音，语音传导增强，可闻及胸膜摩擦音。心界大小正常，心率 110 次/分，律齐，各瓣膜区未闻及病理性杂音，腹平软，无压痛和反跳痛，肝脾肋下未触及。双下肢无水肿。

门诊辅助检查结果如下：血常规：血红蛋白 140g/L，红细胞 4.5×10^{12}/L，白细胞 18.1×10^{9}/L，中性粒细胞 90%，淋巴细胞 10%。动脉血气：pH 7.36，PaO_2 85mmHg，$PaCO_2$ 40mmHg，胸部正位 X 线片（图 6-6-1）：右上肺可见大片密度增高影，下缘较清晰，密度较均匀，内可见“空气支气管征”。同时送痰培养。

患者资料	拟实施行动
推断/假设	**拟学习的问题**

Note

情境 3

住院后张医生给小王取痰做涂片及培养后，给予静脉滴入青霉素抗感染治疗，布洛芬退热等对症处理。住院治疗后第 3 天小王仍然是高热，体温持续在 39℃，全身无力，精神差，肌肉酸痛，且出现喘憋，感右侧胸痛，咳吐较多的铁锈痰，张医生体查发现，小王口唇黏膜出现轻度的发绀，右上肺呼吸运动度减弱、触觉语颤明显增强、叩诊呈实音，双肺呼吸音粗，未闻及干湿啰音，右上肺可闻及支气管呼吸音及胸膜摩擦音。痰培养结果：肺炎链球菌。

患者资料	拟实施行动
推断/假设	**拟学习的问题**

Note

情　境　4

张医生继续给小王青霉素静脉滴注，同时给予吸氧等支持治疗。治疗5天后，小王的精神状态逐渐出现好转，体温有所下降，咳吐大量的脓性泡沫痰。治疗第6天，张医生体查发现，双肺呼吸运动对称、右肺触诊语颤正常、叩诊为清音，右肺支气管呼吸音消失，但闻及较多的湿啰音。复查血常规：血红蛋白140g/L，红细胞4.5×10^{12}/L，白细胞11.1×10^{9}/L，中性粒细胞70%，淋巴细胞30%。复查胸部正位片（图6-6-2）：右上肺可见云絮状密度增高影，边缘不清，与前片比较，病变密度降低，范围缩小。继续使用青霉素治疗，治疗第7天，小王体温正常，至治疗10天，予以出院。

患者资料	拟实施行动
推断/假设	**拟学习的问题**

PBL四格表

案例6 淋雨之后

患者资料	拟实施行动
推断/假设	**拟学习的问题**

(岳少杰 王丽静)

第七章 消化系统

案例1 酒精的考验

情境 1

吴大力,男,48岁,某招标公司老总。最近1年多来开始出现腹胀、乏力,伴有恶心、食欲减退,消瘦,无腹痛、腹泻,大便每天两次,不成形,无陶土样便及柏油样便,因未影响日常生活,并未引起注意。最近1个月他发现尿色加深呈豆油色,眼睛发黄。最近1周,大便呈黑色偶有鲜血。因工作繁忙一直没有去医院看病。吴总10年前与朋友合伙开了个招标公司,为了拓展业务拿到好的项目,经常宴请各项目单位领导。吴总为人豪爽,而且嗜好喝酒,酒量颇大,每饮都在一斤左右。1天前吴总与几个朋友谈业务,酒过三巡,菜过五味,大家正说的高兴时,吴总突然感觉恶心并开始呕吐,呕吐物为暗红色,约500ml,含血凝块,接着出现头晕,心悸伴有大量的冷汗,意识清醒。大家吓坏了,赶紧拨打了急救电话120,送吴总来到最近的医大一院。

患者资料	拟实施行动
推断/假设	**拟学习的问题**

情 境 2

医生以"上消化道出血"收入院,并让他朋友赶快通知家属,同时下了病情危重书。在给予积极的抢救治疗后,医生开始详细地询问病情和查体。

查体:体温(T):36.8℃、脉搏(P):104次/分、呼吸(R):20次/分、血压(BP):95/60mmHg。神志清,表情淡漠,慢性病面容,贫血貌,前胸部及颈前部可见数枚蜘蛛痣,双手可见肝掌,全身皮肤黏膜巩膜黄染,全身浅表淋巴结未触及肿大,口唇无发绀,颈静脉无怒张,双肺呼吸音清,未闻及干湿性啰音,心律齐,各瓣膜听诊区未闻及杂音。腹部膨隆,腹壁可见静脉曲张;剑突下轻压痛,无反跳痛;肝肋下3厘米可触及,质硬,表面欠光滑;脾脏肋下3厘米,墨菲征阴性;移动性浊音阳性。双下肢轻度凹陷性水肿。四肢肌力正常,生理反射正常,病理反射未引出,扑翼样震颤未引出。

患者资料	拟实施行动
推断/假设	**拟学习的问题**

情 境 3

实验室检查结果如下：
白细胞(white blood cell,WBC):8.9×10^9/L[$(4\sim10)\times10^9$/L]；
中性粒细胞百分比(NE%):0.70(0.50~0.70)；
淋巴细胞百分比(LY%):0.25(0.20~0.40)；
红细胞(red blood cell,RBC):3.5×10^{12}/L[$(4.0\sim5.5)\times10^{12}$/L]；
血红蛋白(hemoglobin,Hb):100g/L(120~160g/L)；
血小板(platelet,PLT):70×10^9/L[$(100\sim300)\times10^9$/L]；
凝血时间(clotting time,CT):14s(8.8~11.6s)；
肝功能:总蛋白(total proteins,TP):58g/L(60~80g/L)；
白蛋白(albumin,ALB):27g/L(40~55g/L)；
天冬氨酸氨基转移酶(aspartate transaminase,AST):120U/L(0~40U/L)；
丙氨酸氨基转移酶(alaninetransaminase,ALT) 55U/L(0~40U/L)；
碱性磷酸酶(alkaline phosphatase,ALP):90U/L(20~110U/L)；
γ-谷氨酰转肽酶(γ-glutamyltranspeptidase,γ-GT):300U/L(8~50U/L)；
总胆红素(total bilirubin,TBIL):57.2μmol/L(3.4~17.1μmol/L)；
直接胆红素(direct bilirubin,DBIL):28.4μmol/L(1.71~6.84μmol/L)；
乙肝两对半显示全阴性；
氨 57μg/dL(15~50μg/dL)；
尿素(UREA):10mmol/L(3.2~7.1mmol/L)；
血离子基本正常；
血肌酐(creatinine,Cr):86μmol/L(70~106μmol/L)；
尿胆素原阳性；
肝胆肿瘤标志物:甲胎蛋白(alphafetoprotein,AFP):1.61ng/ml(<20ng/ml)。

患者资料	拟实施行动

推断/假设	拟学习的问题

Note

情 境 4

其他辅助检查结果回报如下：

心电、胸片回报正常；

腹部超声显示（图 7-1-1）：肝区光点密集、粗糙，呈结节感，分布不均匀，肝被膜凸凹不平，肝缘角变钝。网络系统不清楚，门静脉主干内径增宽，约为 1.4cm，肝内、外胆管不宽。胆囊大小正常，胆囊壁模糊增厚，呈“双边影”。脾厚，脾静脉增宽，内径 0.7cm。肝前、肝肾间隙、脾肾间隙及腹腔内可见大量无回声暗区。

胃镜检查：可见食管胃底静脉曲张，同时应用组织胶硬化治疗。

患者资料	拟实施行动
推断/假设	**拟学习的问题**

情境 5

医生向吴总的家属详细解释了病情，目前考虑酒精性肝硬化失代偿期、上消化道出血和腹水，患者需要卧床、禁食水、止血、保护胃黏膜、输新鲜的血浆，待出血症状好转后，再治疗腹水。并嘱咐家属随时观察患者的行为变化，一旦有异常立即通知医生。

第二天主任查房，听完主治医师汇报后，主任开始询问吴总一些具体问题，大家发现吴总反应迟钝，所问非所答。主任于是出了一道简单的计算题，吴总掰着手指也没有说出答案。查体出现扑翼样震颤阳性，主任指示患者出现轻度肝性脑病，复查血氨水平，给予门冬氨酸鸟氨酸静脉滴注抗昏迷治疗。同时警惕再次出现呕血、黑便，并预防感染。患者随时有生命危险，预后差。

患者资料	拟实施行动
推断/假设	**拟学习的问题**

PBL 四格表

案例1 酒精的考验

患者资料	拟实施行动
推断/假设	**拟学习的问题**

（阚慕洁）

案例2 聚餐之后

情境 1

农民老王，50 岁，家住东北农村，以种地和在工地打工为生。几天前老乡们约定要一起看世界杯比赛，老王非常高兴，期待着那一天的到来。昨天晚上老王与老乡们一起来到工地附近的烧烤店，在世界杯的节奏中开怀畅饮，大家正看得高兴时，老王突然感觉肚子胀不舒服，为了不扫大家的兴，就说闹肚子，先回了宿舍。回到宿舍后，开始出现上腹部偏左侧疼痛，并且疼痛向腰背部呈带状放射，呕吐 3 次，主要为食物残渣和黄色胆汁，自己找了藿香正气水服用，以为是在烤串店吃坏东西了，休息休息就会好。没想到的是疼痛在用药后非但没有减轻却开始加重，由于平躺时疼痛加剧，老王只能蜷身而卧。第 2 天早上腹痛加重并出现烦燥不安，憋气，伴体温升高，遂叫其室友将其送到最近的医大一院急诊科。

患者资料	拟实施行动
推断/假设	**拟学习的问题**

情 境 2

医生查体时发现患者急性痛苦病容，弯腰抱膝位，全身皮肤及巩膜可疑黄染，生命体征：体温(T)：38.5℃，血压(BP)：95/60mmHg，脉搏(P)：105次/分，呼吸(R)：25次/分。双肺基底部可闻及粗啰音。心界不大，心率105次/分，各瓣膜听诊区未闻及杂音及额外心音，无心包摩擦音。腹部检查发现全腹膨隆，伴明显肌紧张及广泛压痛、反跳痛，肝脾触诊不满意，移动性浊音(±)，肠鸣音弱。医生以"急性弥漫性腹膜炎和轻度低血压"收入院，并让他朋友赶快通知家属。

入院后马上给予输液、吸氧、胃肠减压、抗炎和抑酸等对症治疗。半个小时后，在同一城市打工的儿子赶到，儿子说他爸爸最近1年间断出现腹痛、腹胀，自服胃药(具体不详)后好转，并未到过医院诊治。医生又询问家族中是否有一些高血压、高血脂、心脏病等遗传病史，儿子也说不清楚。但儿子说他爸爸喜欢喝酒和吃肉，特别喜欢吃动物的内脏。

患者资料	拟实施行动
推断/假设	**拟学习的问题**

情境 3

实验室检查结果如下：

白细胞（WBC）：18.25×10^9/L[（4～10）$\times10^9$/L]

中性粒细胞百分比（NE%）：0.85（0.50～0.70）

淋巴细胞百分比（LY%）：0.11（0.20～0.40）

红细胞（RBC）：3.5×10^{12}/L[（4.0～5.5）$\times10^{12}$/L]

血红蛋白（Hb）：100g/L（120～160g/L）；

血小板（PLT）：210×10^9/L[（100～300）$\times10^9$/L]；

血糖（glucose，GLU）：9.2mmol/L（3.9～6.1mmol/L）

总蛋白（TP）：58g/L（60～80g/L）

天冬氨酸氨基转移酶（AST）：30U/L（0～40U/L）；

丙氨酸氨基转移酶（ALT）：12U/L（0～40U/L）；

总胆红素（TBIL）：28.2μmol/L（3.4～17.1μmol/L）；

直接胆红素（DBIL）：12.4μmol/L（1.71～6.84μmol/L）；

血淀粉酶（amylase，AMY）：341U/L（30～110U/L）

血脂肪酶（lipase，LIPA）：3054U/L（23～300U/L）

C 反应蛋白（C reactive protein，CRP）：100mg/L（<10mg/L）

甘油三酯（triglyceride，TG）：20.2mmol/L（0.45～1.6mmol/L）

高密度脂蛋白胆固醇（low density lipoprotein cholesterol，LDLC）：1.2mmol/L（0.8～1.52mmol/L）

低密度脂蛋白胆固醇（high density lipoprotein cholesterol，HDLC）：2.5mmol/L（2.7～3.36mmol/L）

患者资料	拟实施行动
推断/假设	**拟学习的问题**

情　境　4

其他辅助检查结果回报如下：

心电图、胸片回报正常；

腹部超声（图7-2-1）显示：肝被膜光滑、完整，实质回声分布均匀，管道系统清晰；胆囊增大，壁模糊增厚，胆囊底部可见一个强回声，后方伴声影，可随体位移动，囊腔内透声不佳，可见细密点状弱回声；胰腺体积增大，形态失常，内部回声普遍减低，分布欠均，有低回声坏死区，胰管增宽，大于2mm，胰腺周围可见细线样无回声；盆腔内可见游离液性暗区。

胰腺多排CT平扫结果（图7-2-2）显示：胰腺体积增大，边界不清，胰腺实质内可见不均匀性密度增高，胰周有液体积聚，腹水，肾前筋膜增厚。

患者资料	拟实施行动
推断/假设	**拟学习的问题**

Note

情境 5

次日清晨患者出现神志朦胧，血压下降，抽搐。主治医生立即请外科会诊，外科医生听取了主治医师的病例汇报，经简单查体后进行腹腔穿刺，抽出混浊脓性液，镜下检查脓球(++++)，淀粉酶2200U/L，(正常值在1000U/L以下)，医生诊断为：急性坏死性胰腺炎、腹膜炎、感染性休克，因保守治疗病情未见好转，决定立即开腹探查。与家属签署剖腹探查术知情同意书，并下了病情危重书。

在必要的术前准备后立即进手术室行剖腹探查术，术中发现腹腔中大量的混浊液，胰腺表面呈灰白色坏死、周围皂化，组织水肿，给予充分剪开胰腺前包膜，清除坏死组织，彻底腹腔冲洗，并分别于隔下，胰周、盆腔置引流管，术中进行顺利。

经过2周的积极治疗，患者的各项指标基本恢复正常，医生交代了本病的诱因，对患者及家属给了出院医嘱，并提示如果再次出现类似症状一定要及时就诊。

患者资料	拟实施行动
推断/假设	**拟学习的问题**

PBL 四格表

案例2　聚餐之后

患者资料	拟实施行动

推断/假设	拟学习的问题

（阚慕洁）

案例3 皮肤怎么变黄了?

情 境 1

李先生在一家印刷机械公司工作,经过20年的打拼,目前担任销售部经理,经常要到全国各地出差,工作之余以品尝各地美食为乐,也一直自夸好酒量。2周前,他去四川出差,却对当地的火锅等美食感到没有胃口,还有点低烧,本以为是天热又太累的原因,没放在心上。回到上海后,李先生吃了点感冒药,没有好转。妻子特意准备了他最爱的红烧肉,他也感到没有胃口,儿子生日时吃生日蛋糕还感觉反胃、恶心,一直想呕吐,全身感觉没有力气,右上腹部还感觉有隐隐的疼痛。妻子非常担心。这天早上,妻子发现李先生的巩膜和皮肤都发黄,李先生也感觉自己的尿液颜色特别深。李先生感觉到了严重性,在妻子的陪同下到医院门诊就诊。

患者资料	拟实施行动
推断/假设	**拟学习的问题**

情 境 2

李先生说，自己以前身体一直很健康，没有生过什么病。

体检发现，李先生身高 1.75 米，重 65 公斤。体温 37.8℃。血压 120/80mmHg。皮肤，巩膜明显黄染。全身浅表淋巴结未及肿大，全身未见出血点和淤斑。心率 85 次/分，律齐。腹部检查发现右上腹部有轻度弥漫性压痛，无肌卫、无反跳痛，Murphy 征(-)，肝脾肋下未触及。

你决定做一系列检查，结果如下：

血常规正常

HBsAg(+)，HBsAb(-)，HBeAg(+)，HBeAb(-)，抗 HBcAg IgM(+)；

HBV-DNA：4.3×10^6copies/ml(<1000copies/ml)。

肝功能：

尿三胆检测：尿胆红素(+)，尿胆原(↑)，尿胆素(↑)；

血清总胆红素检测：51.6μmol/L(1.7 ~ 17.1μmol/L)；直接胆红素：11μmol/L(1.71 ~ 7μmol/L)；

凝血酶原时间：20 秒(12 ~ 14 秒)；

血清丙氨酸氨基转移酶(ALT)：112U/L(5 ~ 40U/L)；

血清白蛋白/球蛋白比值测定：白蛋白 27g/L(40 ~ 55g/L)，球蛋白 22g/L(20 ~ 30g/L)；

γ-GT：103U/L(<50U/L)；

ALP：312U/L(40 ~ 110U/L)；

甲胎蛋白：5.35μg/L(<20μg/L)。

腹部 B 超：

肝脏：右叶上界第 6 肋间，肋下 0 毫米；左叶长径 40 毫米，剑下 0 毫米。形态饱满，包膜毛糙，肝内光点较粗密，分布不均，肝内胆管未见扩张，门静脉内径 5mm。

胆囊大小未见异常，囊壁增厚、毛糙。胆总管内径 6mm。

脾脏大小未见明显异常，内部回声均匀，脾门静脉不宽。

胰腺未见异常。

患者资料	拟实施行动
推断/假设	**拟学习的问题**

情 境 3

你诊断李先生为急性肝炎,并给予收治入院隔离治疗。

治疗措施包括:低脂清淡饮食,卧床休息,禁酒。给予护肝、降酶、退黄、抗病毒等治疗,如还原型谷胱甘肽、易善复、甘利欣、苦黄注射液、维生素 K_1,维生素 C,维生素 B_6,维生素 E,肌苷等。

李先生的妻子非常担心自己和儿子是否会感染乙肝病毒,询问医生注意事项。

患者资料	拟实施行动
推断/假设	**拟学习的问题**

情 境 4

经过治疗，李先生感觉自己又有精神了，胃口也好转了，急着出院回去工作。你为李先生体检，肝区压痛消失，复查肝功能也基本恢复正常，HBsAg(-)。你同意李先生出院，但告诉李先生必须要定期复查，平时注意休息，避免劳累，不要熬夜，忌烟酒，低脂饮食。

李先生出院后休息了1周，感觉自己已经完全恢复了，就回公司销假上班。由于自认为身体健康，这次只是小病，李先生并没有减少工作量，平时出差略有减少，但看到当地特色美食还是忍不住要尝尝。工作应酬时，李先生觉得盛情难却，还是会喝一点酒。由于工作繁忙，李先生也没有去医院复诊。

患者资料	拟实施行动
推断/假设	**拟学习的问题**

情 境 5

5 年后，李先生感觉右上腹一直隐隐地痛，晚上痛得更明显，睡也睡不好。而且疼痛还越来越严重，肚子胀，浑身没力气，胃口不好，食欲下降，李先生的妻子怀疑李先生肝炎复发了，陪着李先生来门诊就诊。

患者资料	拟实施行动
推断/假设	**拟学习的问题**

情境 6

李先生说自从腹痛以来，胃口不好，所以体重轻了 3kg。但这次皮肤没变黄，也没有发烧和恶心、呕吐等。

体检：T 36.7%，P 75 次/分，R 20 次/分，BP 135/80mmHg。

皮肤、巩膜无黄染，周身浅表淋巴结无肿大，双肺及心脏(-)。

腹部平坦，未见腹壁静脉曲张，腹软，肝脏未触及，脾脏肋缘 2cm，腹部叩诊呈鼓音，移动性浊音阴性，肠鸣音正常存在。生理反射存在，病理反射未引出。

甲胎蛋白 652ug/L，血浆总蛋白 56g/L，血浆白蛋白 35g/L，ALT 36U/L，凝血酶原时间 18 秒。HBsAg(+)。

CT：肝脏占位病变，边缘较光滑，2.5cm×3.5cm。肝硬化。

患者资料	拟实施行动
推断/假设	**拟学习的问题**

Note

情境 7

你诊断李先生为原发性肝癌。你把病情告知了李先生的妻子，征求她意见是否要告诉李先生实情。李先生的妻子听了非常着急，打电话叫来了儿子，商量后决定告诉李先生实情。李先生得知自己是肝癌后，一下子呆住了，随后询问医生自己还能活多久。

你向李先生说明了他的病情，建议他立即住院，进行根治性肝切除。李先生和家人详细询问了手术的风险和预后，同时反复询问术后是否需要化疗，是否会复发或转移。最后，李先生决定积极治疗。

李先生入院后应用保肝药物，补充维生素 K，同时进行术前检查，积极准备手术治疗。手术前夜，李先生非常焦虑，一直睡不着，又找值班医生询问自己的病情。值班医生耐心地做了说明，并给他讲了一些手术成功的病例，李先生终于放心了一点，回病房休息。

手术非常成功，术后 1 周出院。李先生一家认真地了解了术后的注意事项后出院休养，承诺这次一定要定期复查随访。

患者资料	拟实施行动
推断/假设	**拟学习的问题**

PBL 四格表

案例3 皮肤怎么变黄了?

患者资料	拟实施行动
推断/假设	**拟学习的问题**

（梅文瀚）

案例4 黑矇与黑便

情 境 1

郑斌，男性，去年刚过70岁生日。退休在家的他开始打麻将。从开始打麻将后一直感到不舒服。就诊前1周开始出现中上腹隐痛，自认为可能是吃坏了东西没重视。就诊当天下午解2次大便，便后出现头晕、黑矇、出冷汗及没有力气，心慌。第二次解便后差一点就在厕所晕倒。还好郑伯母在家，马上叫家里人一起把郑斌送进了医院。

急诊医师详细地询问了郑斌的情况：

除上述情况外郑斌1周前开始出现反酸水，次数逐渐增多，并且腹痛饭后半个小时至1个小时最重，后慢慢缓解。这次排出的大便，呈黑色，第一次还成形，第二次是稀便，而且还有些发亮、很稠，量很多。郑斌既往有高血压，血压一般为150/90mmHg，不规则服用降压药：苯磺酸氨氯地平，同时服用肠溶阿司匹林。平时抽烟，一天一包。

患者资料	拟实施行动
推断/假设	**拟学习的问题**

情 境 2

询问病史的同时，急诊医生给郑斌进行检查：血压 80/50mmHg，心率 120 次/分。并立刻做了心电图，血常规，粪隐血，凝血功能，肝肾功能，腹部 B 超。

急诊医生认为郑先生出现休克，予以补液支持治疗。

急诊医生很快拿到了郑斌的实验室化验结果：

血常规：WBC 8.3×10^9/L；N 69.4%；Hb 106g/L；PLT 201×10^9/L，查粪隐血阳性(++++)。凝血功能正常。肝肾功能正常。腹部 B 超(肝、胆、胰、脾)正常。

患者资料	拟实施行动
推断/假设	**拟学习的问题**

情境 3

急诊医师根据判断继续给予郑斌奥美拉唑 40mg 静脉注射、禁食等治疗。之后郑斌的心慌、头晕、冷汗等情况缓解。复查 BP：120/70mmHg。

医生当即决定把郑斌收入医院，拟诊“上消化道出血”，同时医生拟定第 2 天行胃镜检查，郑伯母反复询问胃镜是否会加重出血。医生向郑伯母讲解了胃镜的原理和可能存在的风险。

胃镜检查结果提示（图 7-4-1）：胃多发溃疡，活动期 A1。幽门螺杆菌阳性。并在内镜下取活检组织（胃体，胃角及幽门）。

医生明确诊断：胃多发性溃疡。继续予以奥美拉唑 20mg 一天两次口服。3 天后复查粪隐血（+++）、予以流质。5 天后粪隐血（++）、予进食半流质。1 周后复查粪隐血阴性。

病理诊断（图 7-4-2）：（胃底、胃体交界处，胃角）见坏死渗出及少量肉芽组织，可符合溃疡表层结构。（胃窦）慢性萎缩性胃炎伴活动，中度肠化生。建议加做特殊染色以确定肠化生类型。

医生说郑斌可以出院了。郑伯母拉着医生忙问：什么是肠化生？要不要紧？

患者资料	拟实施行动
推断/假设	**拟学习的问题**

情 境 4

医生嘱咐郑斌服用奥美拉唑20mg一天两次，同时予以阿莫西林1g一天两次，克拉霉素0.5g一天两次。建议抗生素服用1周后停药。奥美拉唑继续服用5～7周。看到自己的粪便变黄了而且没什么不舒服，郑斌很高兴地出院了。郑伯母不放心，出院时问医生：郑斌的病以后会不会复发？要如何保养？

1个月后，郑斌在家人的陪同下来医院复诊。进行了碳^{13}尿素呼气试验，结果阴性。郑斌对医生说，自己戒烟了，而且麻将这东西太激烈，不玩了。现在养养花，散散步，身体感觉也比以前好多了。医生建议郑斌过1个月复查胃镜。

患者资料	拟实施行动
推断/假设	**拟学习的问题**

PBL 四格表

案例 4 黑矇与黑便

患者资料	拟实施行动
推断/假设	**拟学习的问题**

（钱睿哲）

案例5 长时间的腹泻

情 境 1

刘铭义先生，47 岁，公司职员。他大便次数增多已经 7 个月，有时还有脐周隐痛，每天的大便次数有 3～4 次，不成形，黄色，带黏液，没有脓血。因为工作繁忙刘先生没有重视。最近家人发现他瘦了，精神也比以前差不少，遂劝他到医院检查。

医生给刘先生做了体格检查：T 37.5℃，P 85 次/分，精神稍萎，体型消瘦。腹部平软，无压痛，未及包块，肝脾肋下未及，肠鸣音 5～7 次/分。四肢脊柱无畸形。

患者资料	拟实施行动
推断/假设	**拟学习的问题**

情境 2

刘先生告诉医生，他在 2007 年底因肛周脓肿行手术治疗，近 1 年没有到外地旅游，平时基本在家吃饭。医生给他的初步诊断是慢性腹泻原因待查，同时给他做了化验，结果：

血常规：红细胞正常，血小板 394×10^9/L，白细胞 13.5×10^9/L，N 77%。

粪便隐血(+)，黏液(+)。

血 Na^+ 129mmol/L(↓)，K^+ 3.2mmol/L(↓)，Cl^- 95mmol/L。

肝功能：白蛋白 32g/L(↓)，余正常。

红细胞沉降率 65mm/H(参考值<20mm/H)。

看了报告，医生建议刘先生做肠镜检查。刘先生和家人听说做肠镜会很痛苦，非常担心，询问肠镜检查要做什么准备，是不是很难受，有没有其他的方法可以检查等。

患者资料	拟实施行动

推断/假设	拟学习的问题

Note

情 境 3

经过医生的耐心解释,刘先生放了心,做了肠镜检查,结果显示:检查至回肠末端10cm,末端回肠散在结节样增生及溃疡和糜烂,表面较多分泌物;结肠节段性结节样增生及溃疡,部分溃疡呈纵行。病理显示:黏膜慢性炎症伴非干酪性肉芽肿形成,抗酸染色阴性。

全消化道钡餐示:盆腔右侧回肠及末端回肠、回盲部黏膜纹紊乱,正常黏膜纹消失,边缘见小龛影,局部肠段稍狭窄;盲升结肠轮廓欠光整,稍毛糙,见小龛影。诊断:回肠远端、回盲部及盲升结肠炎性病变。

医生给予刘先生益生菌调整肠道菌群、美沙拉嗪抗炎及营养支持治疗,并让刘先生做胸片和PPD检查,刘先生认为自己是肠道疾病,不理解为什么还要做其他检查。

刘先生结核菌素试验:阴性;胸片检查未见异常。医生诊断他为克罗恩病,给他口服泼尼松40mg,每日一次。1周后腹痛缓解,血沉下降。

患者资料	拟实施行动
推断/假设	**拟学习的问题**

Note

情境 4

刘先生继续美沙拉嗪治疗,腹痛基本好转,大便每天 1 ~2 次,带少量黏液。泼尼松逐渐减量至停用。半年后复查肠镜示:距肛门 80cm 到达回盲部,回盲瓣呈唇样,舒缩正常,阑尾窝可见,升、横、降结肠散在小息肉状隆起,较前缩小减少,原溃疡已愈合。血常规、红细胞沉降率正常。

医生告诉刘先生他的病好多了,只需要继续服用美沙拉嗪。刘先生回家后嫌一天 4 次服药太麻烦了,自己减成了 3 次,有时还忘记了服药。有时同事们拉他应酬,喝酒抽烟。

又过了 3 个月,刘先生在受凉、劳累后出现脐周疼痛,为阵发性隐痛,伴有纳差、腹胀、恶心、乏力,大便每日或每 2 日一次,为成形黑便,偶带鲜血。

行结肠镜检查,距肛缘 30cm 可见黏膜充血糜烂,并见 0.4cm 大小多发溃疡,表面有脓苔,距肛缘 60cm 可见多发溃疡,伴息肉样增生(图 7-5-1)。病理:黏膜急慢性炎症伴炎性肉芽组织形成,局灶区可见到裂隙性溃疡,符合克罗恩病。

医生考虑病情复发,再次加用泼尼松治疗,还提到可能需要硫唑嘌呤和英夫利昔单抗(TNF-α 抗体)治疗。经过泼尼松治疗后患者症状和实验室指标有好转,目前在随访中。

患者资料	拟实施行动
推断/假设	**拟学习的问题**

PBL 四格表

案例5 长时间的腹泻

患者资料	拟实施行动
推断/假设	**拟学习的问题**

（钱睿哲）

案例6 只能喝稀的

情 境 1

宋国富,今年55岁,家住江苏省泰州。2012年底开始自觉吃米饭不容易咽下,去当地卫生院看了下,医生说是消化不良给开了点吗丁啉,由于平时身体很好,就没当一回事。后吃饭哽噎的情况慢慢加重,到了2013年3月只能喝粥和汤等。家人反复劝宋先生去大医院好好检查一下,但他坚持说慢慢就会好的。4月初,宋先生情况不但没有好转,而且说话有点沙哑的感觉,他儿子坚持带他去了上海就诊。

消化科医生仔细询问了病史,宋先生最初吃米饭时吞咽困难,近1个月只能吃粥、面等半流质,声音嘶哑但喝水无呛咳。偶尔感到后胸背部隐隐作痛,但说不清什么位置。没有胸闷气促,没有腹痛腹泻,没有恶心呕吐反酸的表现。近3个月来体重减轻20斤。

吸烟史:每天20支,吸烟30余年。

饮酒史:每天白酒半斤,饮酒30余年,近1个月来没有饮酒。

患者资料	拟实施行动
推断/假设	**拟学习的问题**

Note

情境 2

消化科医生将宋先生转去胸外科就诊。胸外科医生再次仔细检查了一遍：血压 110/60mmHg，消瘦，皮肤巩膜无黄染。左锁骨上可扪及一 2cm×3cm 肿块，质硬、固定、边界不清、无明显压痛。胸廓无畸形，无固定压痛点，两肺呼吸音清，心律齐，心率 80 次/分。腹部软，无压痛点，无肌紧张，无反跳痛，未扪及明显包块。医生告诉宋先生和他儿子可能食管有问题，确诊需要详细全面的检查。

医生给宋先生开了下面的检查：胃镜、上消化道钡餐造影、胸部 CT、上腹部 B 超、喉镜，左锁骨上肿块穿刺活检。同时抽血化验血常规和肝肾功能、电解质。

检查结果为，血常规：WBC 6.23×10^9/L，RBC 3.75×10^{12}/L，Hb 112g/L，HCT 33.4%，PLT 149×10^9/L，中性粒细胞 87.5%。

血肝肾功能和电解质：ALT 15U/L，AST 16U/L，总胆红素 < 12.0μmol/L，结合胆红素 4.7μmol/L，总蛋白 57g/L，白蛋白 28g/L，尿素氮 3.3mmol/L，血肌酐 60μmol/L，血钾 4.1mmol/L，血钠 139mmol/L，氯化物 104mmol/L。

患者资料	拟实施行动
推断/假设	**拟学习的问题**

Note

情境 3

3 天后，宋先生家人拿着检查报告来找医生。

胃镜报告：距门齿 30～33cm 见不规则隆起新生物，表面有溃疡灶形成，高低不平，质地硬、脆，易出血，局部管腔扩张度差。

胸部 CT（图 7-6-1）：食管中下段占位，肿瘤可能大。左侧少量胸腔积液；右侧少量胸膜增厚。肝内多发低密度灶。

上腹部 B 超：肝内多发小囊肿，最大约 2cm×2cm；胰、脾、双肾未见异常；后腹膜淋巴结未见明显肿大。

上消化道钡餐造影（图 7-6-2）：食管下段见团块状充盈缺损，局部黏膜破坏紊乱，边缘毛糙。

喉镜：左侧声带固定。

胸外科医生看了结果，认为诊断基本明确，考虑食管癌可能大。确诊还需等待胃镜和左锁骨上肿块的活检病理。

宋先生家人询问有什么治疗的办法，是不是手术能根治，宋先生还能活多久。

患者资料	拟实施行动
推断/假设	**拟学习的问题**

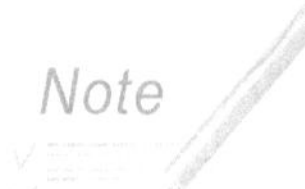

情　境　4

2天后，宋先生家人拿到了病理报告，胃镜活检病理显示鳞癌；左锁骨上淋巴结穿刺活检见恶性肿瘤细胞。

医生解释说：食管癌诊断明确，属于Ⅳ期，手术不能根治，建议行化疗、放疗，结合其他多方面的治疗。

宋先生和家人听到不能做手术感到很失落，又去看了其他几个大医院的专家门诊，但说法都一样。最后宋先生登记住院开始化疗。

患者资料	拟实施行动
推断/假设	**拟学习的问题**

Note

情境 5

化疗了 2 个疗程，宋先生恶心、呕吐特别厉害。第二次化疗结束后 1 周仍然全身乏力，去急诊查血常规：WBC 1.8×10^9，医生开了重组人粒细胞刺激因子注射液（惠尔血）1 支皮下注射，连续注射 3 天后复查血常规：WBC 11.3×10^9。

宋先生犹豫再三和儿子说不想再化疗了。他儿子也劝不了父亲，转而来找医生，医生与他进行了反复的沟通，告诉他现在治疗的首要目标是提高生活质量，建议尊重老人的决定。带着遗憾，父子二人回了江苏老家。

患者资料	拟实施行动
推断/假设	**拟学习的问题**

Note

PBL四格表

案例6　只能喝稀的

患者资料	拟实施行动
推断/假设	**拟学习的问题**

（钱睿哲）

案例7 长治久安

情境 1

李先生是一位在中关村工作的计算机工程师，1977 年出生于北京。在上大学时，肠胃就不好，时有腹泻，每日 2～3 次，曾去看过中医，说是脾虚，时断时续的服用过一阵中药，也没有完全解决问题。

2008 年 3 月末，腹泻加重并伴有腹痛到医院就诊。医生仔细地询问了他的情况：李先生平时不吸烟、不喝酒，无结核病及明确的药物和食物过敏史。常有不明原因的腹泻，呈黄色稀糊样，每日 2～3 次，持续近半月，腹泻前常有便秘，患者未予重视。近月来因工作经常熬夜，腹泻加重（每日 3～4 次），并伴有下腹疼、坠胀感和频繁便意，便后可缓解。

患者资料	拟实施行动
推断/假设	**拟学习的问题**

情 境 2

体格检查:身高 177cm,体重 70Kg,体温 36.5℃,血压 110/80mmHg,心率 75 次/分,呼吸 18 次/分。除了左下腹有轻微压痛以外,无其他阳性发现。

医生建议他做全结肠镜检查,但被李先生拒绝。

血液和粪便化验结果

检查类型	检查项目	数值	变化	正常值
血液检查	白细胞	5.5×10^9/L	N	$(3.69\sim9.16)\times10^9$/L
	红细胞	3.9×10^{12}/L	N	$(3.68\sim5.13)\times10^{12}$/L
	血红蛋白	110g/L	↓	113~151g/L
	血沉	27mm/hr	↑	0~20mm/hr
	血小板	310×10^9/L	N	$(101\sim320)\times10^9$/L
便常规和便培养	外观	果酱样		
	潜血	阳性(+)		阴性(-)
	阿米巴	阴性(-)		阴性(-)
	真菌	阴性(-)		阴性(-)
	沙门菌属	培养未生长		
	志贺菌属	培养未生长		

N:normal

医生看了化验单后,再次建议李先生做结肠镜检查,李先生表示同意。在明确 HBsAg、抗 HCV 抗体和抗 HIV 抗体均为阴性之后,结肠镜被预约在 3 周之后进行。李先生自行服用诺氟沙星,3 周后,腹泻缓解,所以未按医嘱行结肠镜检查。

患者资料	拟实施行动
推断/假设	**拟学习的问题**

Note

情境 3

2010年3月2日，李先生又因为腹泻（每日2～3次）50多天，近10天加重（每日8～9次）、便中有脓血、体重明显下降而再次就医，入院后立即申明完全同意医生的所有检查建议，并接受了详细的体格检查和相关的辅助检查。

查体：患者面色苍白，体重54kg，体温36.5℃，脉搏80次/分，呼吸18次/分，血压110/75mmHg。腹软，呈舟状腹，全腹压痛，无明显反跳痛，无肌紧张，Murphy征阴性，移动浊音阴性，肠鸣音2～3次/分（正常值4～5次/分）。其他未见明显异常。

血液和粪便检查结果如下：

血液和粪便检查结果

检查类型	检查项目	数值	变化	正常值
血液检查	白细胞	$5.8\times10^9/L$	N	$(3.69\sim9.16)\times10^9/L$
	中性粒细胞百分数	69%	N	50%～70%
	红细胞	$3.63\times10^{12}/L$	↓	$(3.68\sim5.13)\times10^{12}/L$
	血红蛋白	90g/L	↓	113～151g/L
	血小板	$416\times10^9/L$	↑	$(101\sim320)\times10^9/L$
	血沉	50mm/hr	↑	0～20mm/hr
	抗核抗体	斑点型1:80	↑	<1:40
	抗SSA抗体	阳性（+）		阴性（-）
	抗中性粒细胞胞浆抗体	核周型1:160	↑	<1:10
	白蛋白	30g/L	↓	35～55g/L
	总蛋白	54g/L	↓	60～82g/L
	超敏C反应蛋白	10.96mg/L	↑	0～3mg/L
	补体C_3	0.61g/L	↓	0.85～2g/L
	血钾	3.11mmol/L	↓	3.5～5.5mmol/L
	甲胎蛋白、癌胚抗原、糖链抗原：均正常			
便常规和便培养	外观	脓血便		
	红细胞	满视野		阴性（-）
	白细胞	满视野		阴性（-）
	沙门菌属、志贺菌属：培养未生长；阿米巴、真菌：阴性（-）			

N：normal

全结肠镜下所见：结直肠弥漫性充血水肿，粗糙不平，血管纹理不清，并可见点状、散在的不规则的浅溃疡，肠腔有明显变形，黏膜皱襞明显减少。降结肠及乙状结肠相对较重，可见明显血斑，局部肠黏膜明显变薄，黏膜质脆，活检易出血。诊断：大肠弥漫性炎症病变，原因待查，溃疡性结肠炎可能性大（图7-7-1）。

病理检查：（盲肠、升结肠、横结肠、降结肠、乙状结肠及直肠）黏膜重度慢性活动性炎，伴糜烂及溃疡形成。腺体分泌减少，可见隐窝炎及隐窝脓肿。结合临床，病变符合溃疡性结肠炎。

医生结合李先生的临床表现和检查结果，作出诊断：溃疡性结肠炎、慢性复发型、全结肠型、重型、活动期。

患者资料	拟实施行动
推断/假设	**拟学习的问题**

情　境　4

医生告知患者上述结果，并采取了静脉点滴甲泼尼龙和左氧氟沙星、口服颇得斯安、外用柳氮磺吡啶栓，以及补钾和营养支持等治疗。8 天后，患者症状缓解，继续治疗 2 周后，大便基本正常，医生认为患者可以带药出院。

李先生无溃疡性结肠炎家族史，对自己患病的原因存有疑问，医生给予了详细的解释，并嘱咐李先生出院后注意饮食、规范用药、定期复查肠镜。

李先生坚持用药 1 年后又自行停药。4 个月后再次出现腹泻(5～6 次/日)，伴有脓血便，但一直未就医。

患者资料	拟实施行动

推断/假设	拟学习的问题

Note

情 境 5

2011 年 11 月 7 日 21:00，患者因突然全腹疼痛，并伴有寒战、恶心、呕吐，被送往医院急诊。

查体：患者痛苦貌，面色苍白，体温 40.1℃，脉搏 120 次/分，呼吸 31 次/分，血压 95/60mmHg，腹部略膨隆，全腹压痛、反跳痛，移动性浊音阳性，未闻及肠鸣音。

急诊血常规检查结果见下表（阴性结果略）。腹腔穿刺液为脓性肠液。立位腹部 X 线片：双侧膈下游离气体，肠道积气（图 7-7-2）。根据李先生既往溃疡性结肠炎病史，医生初步诊断为溃疡性结肠炎并发中毒性巨结肠合并肠穿孔，伴发急性腹膜炎，建议立即行急诊探查手术。

急诊血常规检查部分结果

检查类型	检查项目	数值	变化	正常值
血常规	白细胞	21×10^9/L	↑	$(3.69\sim9.16)\times10^9$/L
	中性粒细胞百分数	90.1%	↑	50% ~70%
	红细胞	3.0×10^{12}/L	↓	$(3.68\sim5.13)\times10^{12}$/L
	血红蛋白	75g/L	↓	113 ~151g/L

患者资料	拟实施行动
推断/假设	**拟学习的问题**

情 境 6

急诊剖腹探查发现腹腔内大量脓性物，小肠和结肠肠管膨胀、水肿，乙状结肠与直肠交界处有一0.6cm大小的穿孔，有粪便流出，周围组织质地硬，颜色苍白，并与周围组织粘连。因腹腔感染严重，肠管水肿明显，且急诊入院未做肠道准备，肠管内粪便较多，因此予以远端肠管封闭，近端肠管造瘘，待二期行肠切除和肠吻合术。经过静脉点滴甲硝唑和左氧氟沙星，患者术后体温逐渐恢复正常，继以颇得斯安口服和营养支持治疗，术后8天出院。

出院前医生了解到患者未规范用药的主要原因是医保政策的限制和对药物副作用的忧虑，并作了解答和必要的心理疏导。

患者资料	拟实施行动
推断/假设	**拟学习的问题**

PBL 四格表

案例7　长 治 久 安

<table>
<tr><th>患者资料</th><th>拟实施行动</th></tr>
<tr><td></td><td></td></tr>
<tr><th>推断/假设</th><th>拟学习的问题</th></tr>
<tr><td></td><td></td></tr>
</table>

Note

（宋德懋）

第八章　泌尿系统

案例 1　当健康渐行渐远时

情境 1

张小姐，女性，26 岁，未婚，上海某名校校花，硕士研究生毕业后进入到某外企工作(世界 500 强之一)。张小姐不仅外貌出众，性格也开朗、聪明懂事、EQ 很高。不到 2 年的时间，由于其出色的工作能力及突出业绩，很快被提升为部门主管，收入也因此有了一个飞跃，跨入了"白富美"的行列。

今年 7 月份公司业务尤为繁忙，张小姐经常熬夜加班或外地出差，饮食非常不规律，就这样整整忙碌了 1 个月。8 月初，张小姐感冒了，全身疲乏无力、腰膝酸软、双腿沉重，照镜子时发现面部水肿，尤其晨起时上眼睑水肿明显，体重足足增加了 2 公斤。近日尿量也较少，量约 800ml/d。家人多次劝她去医院检查，但张小姐考虑到可能是由于感冒未愈，加之最近劳累过度、睡眠欠佳引起的，未引起重视。此外，张小姐也是一个很有事业心的人，好不容易得到主管这个位置，担心去医院检查会影响到自己的工作和业绩，更有可能动摇这个来之不易的主管位置。权衡再三，决定还是再观察一下，等忙过这段时间再去医院看病。

患者资料	拟实施行动
推断/假设	**拟学习的问题**

Note

情 境 2

9 月中旬，张小姐整天昏昏沉沉，无精打采，胃口欠佳，失眠多梦，面色苍白，全身皮肤瘙痒感明显，面部和下肢水肿明显加重，畏寒怕冷，腰酸痛。在家人的再三劝说和父母“押送监督”下去到某附属医院就诊。

接诊医生见张小姐面色苍白、双眼睑水肿、两下肢明显凹陷性水肿。生命体征示：T 36.6℃，BP 150/96mmHg，HR 88 次/分，R 25 次/分。血常规：Hb 90g/L（参考区间：110 ~ 150g/L），RBC（红细胞计数）2.7×10^{12}/L［参考区间：$(3.5 \sim 5.0)\times10^{12}$/L］，WBC（白细胞计数）$11\times10^{9}$/L［参考区间：$(4 \sim 10)\times10^{9}$/L］，N（中性粒细胞）79%（参考区间：50% ~ 70%），PLT（血小板）170×10^{9}/L［参考区间：$(100 \sim 300)\times10^{9}$/L］。肾功：SCr（血肌酐）700μmol/L（参考区间：88.4 ~ 176.8μmol/L），BUN（血尿素）30mmol/L（参考区间：3.2 ~ 7.1mmol/L），Ccr（内生肌酐清除率）20ml/min（参考区间：80 ~ 120ml/min）。血生化：总蛋白 55g/L（参考区间：60 ~ 80g/L），白蛋白 28g/L（参考区间：40 ~ 50g/L），球蛋白 27g/L（参考区间：20 ~ 30g/L），血清总胆固醇 12.93mmol/L（参考区间：2.82 ~ 5.95mmol/L），低密度脂蛋白胆固醇（LDL-C）8mmol/L（参考区间：2.7 ~ 3.2mmol/L）；脂蛋白(a)［Lp(a)］250mg/L（参考区间：0 ~ 300mg/L）。尿常规：尿蛋白（+++），尿钠 50mmol/L（参考区间：130 ~ 260mmol/L），尿比密（SG）1.003（参考区间：1.015 ~ 1.025）。血 K^+ 5.9mmol/L（参考区间：3.5 ~ 5.5mmol/L），pH 7.36（参考区间：7.35 ~ 7.45），血 AB 18mmol/L（参考区间：22 ~ 27mmol/L）。双肾 B 超示：左肾 8.2cm×3.5cm×3.2cm，右肾 8.3cm×4.0cm×3.5cm，双肾缩小。主治医师详细询问了张小姐最近的情况。张小姐说今年初还参加了单位组织的体检，一切都好。只是最近这 3 个月，工作繁忙，压力也大，身体才逐渐出现了各种不适，尤其是最近这半个月最为明显。最后，医生告诉张小姐，她的病情比较严重，目前初步诊断：①肾病综合征；②慢性肾功能不全（肾衰竭期）；③肾性高血压；④肾性贫血。医生告诉张小姐离尿毒期只有一步之遥了，张小姐及其家人听后，犹如晴天霹雳，一时不知如何是好了。过了许久，张小姐才镇定了下来，幸亏自己今天来看病了，若再拖下去，有可能就是尿毒症了，若真到了尿毒症期，自己的肠子可能都要悔青了。张小姐接受了医生的建议，立即入住肾内科接受治疗。

患者资料	拟实施行动
推断/假设	**拟学习的问题**

Note

情境 3

入院后，张小姐进行了“肾脏穿刺活检术”，病检确诊为：“系膜增生性肾小球肾炎”（图 8-1-1）。此外，其他检查结果显示，血磷 2.4mmol/L（参考区间：0.97～1.61mmol/L），血钙 0.8mmol/L（参考区间：1.12～1.23mmol/L）。主管医师嘱咐张小姐近日卧床休息、低盐高蛋白饮食，积极予以“利尿剂”及“泼尼松（40mg/d，早晨 8 时顿服）”治疗，并进行了补钙、纠酸、降钾、降压、纠正贫血、透析等治疗。经过 3 周的积极治疗，张小姐的眼睑及下肢水肿明显消退，尿量恢复正常。复查尿蛋白（+），血浆白蛋白：38g/L，肾功基本正常，血钾、钙、磷等电解质也恢复正常，贫血纠正，血压也得到了控制，皮肤瘙痒明显减轻。治疗第 23 天张小姐出院。

患者资料	拟实施行动
推断/假设	**拟学习的问题**

情 境 4

在住院期间，张小姐通过网络等途径详细了解了慢性肾功能不全，知道若不及时治疗，一旦进入尿毒症阶段，就没有什么好的治疗办法，尿毒症患者就只有通过长期透析来维持生命或通过换肾获得重生。通过这次住院，张小姐才深刻体会到了在网络上流传已久的一句有关健康和财富（1和0）的形象比喻：用“1”代表健康，后面用无数个“0”代表你生命中所拥有的事业、金钱、地位、名誉、美貌、家庭、房子、汽车、快乐等。只有有了“1”，后面的“0”才有了意义。然而在现实生活中，人们常常忽略的是健康“1”，努力追寻着后面各种“0”。然而，一旦我们失去健康“1”，后面再多的“0”也是零。因此，健康是我们最大的财富。我们每个人都应该先有一个健康的身体，再去追求金钱、地位、名誉、美貌、快乐等。

出院后第一时间张小姐去公司递交了辞职申请。自出院后，张小姐谨遵医嘱，日常生活中尽量低盐，坚持早睡早起，避免劳累，继续口服“泼尼松”巩固治疗，定期门诊随访。此外，她接受了朋友的建议决定采用中西医结合疗法进行身体的调理。

患者资料	拟实施行动
推断/假设	**拟学习的问题**

PBL四格表

案例1 当健康渐行渐远时

患者资料	拟实施行动
推断/假设	**拟学习的问题**

（黄 英）

Note

案例2　误食毒蘑菇风波

情　境　1

高中生小影，女，17 岁，活泼可爱，热爱户外活动，经常利用节假日与几个要好的小伙伴结伴出游。

这不，在这和风煦日、万物生发的暮春时节里，端午节翩然而至。这让平时学习任务繁重的小影兴奋不已。她早早就和小伙伴们约好要赶车去城北的卧龙山爬山、野炊，好好地玩玩，释放一下学习的压力。

从城市来到郊外，空气格外清新，花草繁茂，绿树遮天，小影一行路上说说笑笑兴奋不已，她们边爬山边捡些野炊用的物品，比如干树枝、嫩叶菜等。忽然小影在山路边的枯树旁发现了一片长势很好的白色小蘑菇，这些小蘑菇牛奶般的颜色看起来很漂亮，小伙伴们开始用手机拍照并上传到自己的微信中。小影提议，可以采点蘑菇中午做蘑菇汤。开始大家还不敢贸然采摘，怕有毒，但是小影很自信地向大家解释道，自己到乡下奶奶家就多次吃过这种野生小蘑菇，味道很鲜美。听完小影的话，大家渐渐打消了疑虑，小伙伴们摘了满满一塑料袋，一路欢歌笑语地到了野炊目的地——山顶。

这时已接近中午，小伙伴们分工合作，不到一小时，丰盛的午餐就呈现在大家的面前。小影负责做蘑菇汤，她在汤里特意加了大蒜以防中毒。野生蘑菇做的汤果然好喝，大家都喝了一些，尤以小影喝得最多。野炊完毕，她们没有什么不适，在山上又玩了 3 个小时。天色渐晚，为了不错过末班公交车，大家依依不舍地离开卧龙山，各自赶车回家了。

患者资料	拟实施行动
推断/假设	**拟学习的问题**

Note

情 境 2

在回来的路上，小影就隐约感觉腹痛，伴胸闷、轻微恶心，未呕吐。小影从小胃肠功能就不是很好，曾经出现过类似症状。等小影到家，已是傍晚 7 点，感觉腹痛、胸闷有所加重。她自行服用了一粒“斯达舒”后便躺在客厅的沙发上休息。9 点钟，小影妈妈下班回家。刚进家门，见女儿面色苍白、大汗淋漓、不停呻吟，茶几旁还有一些呕吐物，小影妈妈吓坏了，急忙询问得知女儿中午吃了山林里采摘的野蘑菇，当下就意识到可能是发生了野生菌中毒，立即背着女儿打的去医院急诊科看病。到达急诊科时，小影病情明显加重，面色苍白、四肢冰凉、呼吸急促、倦怠、意识有些不清楚了。

患者资料	拟实施行动

推断/假设	拟学习的问题

Note

情 境 3

接诊医师听了小影妈妈的描述,查看了小影情况,T 37℃,HR 110 次/分,R 30 次/分,BP 85/55mmHg,意识有些模糊。医生根据经验判定小影极有可能是误食了毒蘑菇。急查血象、电解质、肝肾功、小便常规等。立即予以灌胃、心电监护、吸氧、补液等处理。化验检结果示:血 K^+ 6.0mmol/L(参考区间:3.5～5.5mmol/L);BUN(血尿素)20mmol//L(参考区间:3.2～7.1mmol/L),SCr(血肌酐)200μmol/L(参考区间:88.4～176.8μmol/L),Ccr(内生肌酐清除率)60ml/min(参考区间:80～120ml/min);尿蛋白(++)。其余检查结果无明显异常。接诊医师告知小影妈妈孩子肾脏功能受损,需住院治疗。

患者资料	拟实施行动
推断/假设	**拟学习的问题**

Note

情境 4

与此同时，和小影一起爬山的几位小伙伴也陆续因为同样的症状入院。由于好几个学生都因为相似症状入院，这引起了院方的重视，并立即对她们展开了调查和会诊。通过询问，她们都吃了在卧龙山上采摘的一种野生牛奶色小蘑菇2～4小时后开始有不适的感觉。通过与卧龙山相关人员沟通，了解到那种蘑菇极有可能是致命白毒伞，是一种剧毒蘑菇。最后，院方将小伙伴拍摄的蘑菇照片与网上的白毒伞照片进行了比对，确认此次食物中毒的罪魁祸首就是白毒伞（图8-2-1）。

由于小影吃得最多，所以病情最重，医生们不禁开始担忧小影的病情，将小影以食物中毒收住ICU。住院后，小影眼睑及下肢开始有些水肿，几乎无尿，并且心悸、气紧、全身无力等症状加剧。医生急查各种相关检查：

肾功能：SCr 260.0μmol/L，BUN 30mmol/L，Ccr 40ml/min；

小便：尿中有多个白细胞、红细胞及颗粒管型，尿蛋白（+++），尿比密1.010（参考区间：1.015～1.025）。

电解质：血K^+8mmol/L（参考区间：3.5～5.5mmol/L），血Na^+ 138mmol/L（参考区间：130～150mmol/L），血Cl^- 100mmol/L（参考区间：96～106mmol/L）。

血气分析结果：pH 7.29（参考区间：7.35～7.45），$PaCO_2$ 35mmHg（参考区间：33～46mmHg），AB（实际碳酸氢盐）17mmol/L（参考区间：22～27mmol/L）。

医生将小影的病情第一时间告诉给了小影妈妈，小影由于吃了较多的白毒伞，导致了急性肾衰，目前是急性肾衰的少尿期，是最为凶险的阶段。护士马上为小影静脉注射20%甘露醇，呋塞米，25%葡萄糖+胰岛素静脉滴注，并给予$NaHCO_3$，利尿效果不理想（仅排尿约20ml）。考虑到小影病情有加重的趋势，当晚即对小影进行了血液透析。透析后的第2天复查相关指标：SCr 180：μmol/L，BUN 20mmol/L，Ccr 70ml/min，血K^+ 6mmol/L，pH 7.32，$PaCO_2$ 35mmHg，AB 20mmol/L。住院后的第7天，小影的病情出现明显好转，尿量也开始逐渐增多（超过了400ml），第9天尿量1000ml，第11天尿量接近1500ml，第13天尿量2200ml，复查电解质，血钾3.3mmol/L，医生给小影开了些5% KCl口服。期间多次复查各项检查，均有明显好转。3周后小影各项指标恢复正常。小影于住院后的第19天出院。医生告知小影妈妈出院后半年内定时复查肝肾功，清淡饮食，避免服用损伤肾脏功能药物等。

患者资料	拟实施行动
推断/假设	**拟学习的问题**

情 境 5

小影出院后通过上网查找了白毒伞的相关资料，得知致命白毒伞又名致命鹅膏菌，其主要毒素为毒伞肽等肽类，在新鲜蘑菇中含量甚高。毒蘑菇中毒也叫做毒蕈中毒。经过这次误食毒蘑菇风波后，小影吸取了深刻的教训，并在个人的微博上发布了相关信息，告诫自己的小伙伴及粉丝千万不要随意采择并食用蘑菇，以免对自己的身体甚至生命带来严重危害。

患者资料	拟实施行动
推断/假设	**拟学习的问题**

PBL 四格表

案例2 误食毒蘑菇风波

患者资料	拟实施行动
推断/假设	**拟学习的问题**

（黄 英）

Note

案例3 都是美白惹的祸

情 境 1

王阿姨年轻时就非常爱美，现在虽已退休却依然风韵不减。如今不再工作，王阿姨就有了更多的时间和精力花在美容打扮上。只是随着年事见长她的皮肤不如从前白皙漂亮，所以王阿姨近几年没少在自己身上用各种美白淡斑之类的化妆品。王阿姨有一帮和她同样热衷于美容打扮的姐妹们，平时经常在一起讨论“美丽心得”。

几个月前，王阿姨的好姐妹们向她推荐了一种叫做“韦医生大清药王”美白产品，据说美白效果相当好，1 周左右就有立竿见影的效果。王阿姨听了异常心动！于是，在好姐妹的带领下王阿姨在当地一家叫做“花想容”的化妆品店购买了一套“韦医生大清药王”美白产品。担心买到三无化妆品，为谨慎起见，王阿姨还特地留心了该化妆品外包装盒上的相关信息，见“生产厂家”、“地址”、“售后电话”之类的信息一应俱全。化妆品包装也看着不错，有点“高大上”的感觉。此外，自己的好姐妹们最近也在用，没有什么异常，而且美白效果很好。王阿姨经过仔细思考，觉得“韦医生大清药王”应该没有问题，于是毫不犹豫买了一套回家，急切盼望美白奇迹的发生！

患者资料	拟实施行动
推断/假设	**拟学习的问题**

Note

情境 2

带着满心的期待，王阿姨严格按照产品说明书开始了她的美白旅程！令她惊喜的是这款产品果然如当初承诺的那样，美白效果非常好，短短1个月的时间王阿姨的皮肤果然变得白了很多。常言道“一白遮百丑”，变白了之后的王阿姨整个人看起来精神多了，看起来也年轻了不少，王阿姨自我感觉特别好，好像又回到了曾经的美好时代。好姐妹们也纷纷赞不绝口，都开始用起了“韦医生大清药王”美白产品。

可好景不长！几个月后王阿姨发现自己眼睛和脸部出现水肿，尤其是晨起时最为明显，尿量好像也比以前少了很多，而且尿的颜色也由原先的淡黄色变成了酱油色。此外，饭量也减少了，时有头痛、头晕、乏力，睡眠也不好、记忆力也减退了，精气神远不如从前。刷牙时牙龈也比较容易出血，腰部也觉得酸痛不适。询问其他姐妹，发现大家都有类情况。

疑虑之下，王阿姨和姐妹们一起去医院检查。相关检查结果提示王阿姨及其姐妹们都有程度不等的肾功能损害，尤以王阿姨的病情最重。医生初步考虑为“急性肾功能衰竭”。面对医院的诊断结果，大家都慌了神。由于王阿姨病情最重，不得不立即入院进行治疗。

患者资料	拟实施行动
推断/假设	**拟学习的问题**

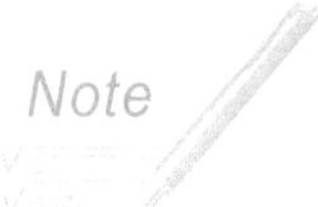

情 境 3

入院后，主管医生对王阿姨进行常规体检。T 38.2℃，R 20 次/分，P 80 次/分，BP 140/80mmHg。意识清楚，营养中等，皮肤黏膜未见出血点，浅表淋巴结未触及。心律齐，心率 80 次/分，各瓣膜区未闻及病理性杂音，心界不大。腹部平软，肝脾未触及。脊柱四肢无异常。实验检查结果如下：

血常规检查：Hb 125g/L（参考区间：110～150g/L），RBC（红细胞计数）2.8×10^{12}/L［参考区间：$(3.5\sim5.0)\times10^{12}$/L］，WBC（白细胞计数）$12\times10^{9}$/L［参考区间：$(4\sim10)\times10^{9}$/L］，N（中性粒细胞）80%（参考区间：50%～75%），L（淋巴细胞）20%（参考区间：20%～40%），PLT（血小板）150×10^{9}/L［参考区间：$(100\sim300)\times10^{9}$/L］。

凝血象：Fg（纤维蛋白原）2.5g/L（参考区间：2～4g/L），PT（凝血酶原时间）13 秒（参考区间：12～16 秒），TT（凝血酶时间）12 秒（参考区间：11～18 秒），APTT（活化部分凝血活酶时间）26 秒（参考区间：24～36 秒），3P（-）。

24 小时尿量约 400ml；小便常规示：尿液混浊，呈酱油色，白细胞计数：10/HPF；红细胞计数：15/HPF；多个颗粒管型，尿蛋白（++），尿糖（-），尿钠 50mmol/L（参考区间：130～240mmol/L），尿液渗透压 320mmol/L（参考区间：600～1000mmol/L），尿肌酐/血肌酐 16（参考值>90），SG（尿比密）1.008（参考区间：1.015～1.025）。

肝功能：TBIL（总胆红素）13μmol/L（参考区间：3.4～17.1μmol/L），DBIL（直接胆红素）2μmol/L（参考区间：0.6～0.8μmol/L），IBIL（间接胆红素）11μmol/L（参考区间：1.7～10.2μmol/L）；TP（总蛋白）53g/L（参考区间：60～80g/L），ALB（白蛋白）23g/L（参考区间：40～50g/L），球蛋白（GLB）30g/L（参考区间：20～30g/L），A/G（白/球比值）0.77∶1［参考区间：(1.2～2.5)∶1］，GGT（谷氨酰 S 转肽酶）20U/L（参考值<50U/L），ALT（丙氨酸氨基转移酶）40U/L（参考区间：5～40U/L），AST（天冬氨酸氨基转移酶）28U/L（参考区间：8～40U/L），GST（谷胱甘肽 S 转移酶）10U/L（参考值，酶性法<21U/L），ALP（碱性磷酸酶）70U/L（参考区间：40～110U/L）。

肾功：SCr（血肌酐）198.0μmol/L（参考区间：88.4～176.8μmol/L），BUN（血尿素）12.0mmol/L（参考区间：3.2～7.1mmol/L），Ccr（内生肌酐清除率）60ml/min（参考区间：80～120ml/min）。

在医院里，主管医生又详细询问了王阿姨的既往病史。据王阿姨陈述她身体一向不错，一年到头除了偶尔天气突变有个小感冒外别的没啥不适表现。由于一直比较注重保养，饮食方面也都挺好，王阿姨也没有肾炎、高血压、肾结石等问题。

通过向医生详细咨询和网上查阅资料，王阿姨了解到，急性肾衰的病因有很多，其中，比较常见的肾脏疾患（如急性肾小球肾炎等）、重金属和药物急性中毒等。由于王阿姨和几个姐们都是突患肾病并且又都是用了同款美白产品，她们觉得自己的病可能与这款美白产品有关。王阿姨把自己的猜测告诉了主管医生，主管医生根据自己多年的临床所见，也推测可能是这款“韦医生大清药王”美白产品有问题！于是，医生建议王阿姨及其姐妹们查查体内汞含量。

果不其然！检查结果显示王阿姨及其姐妹们血液中汞含量明显超标。王阿姨血中汞含量达到 36ng/ml，尿液中汞含量超过 54ng/ml，都超出正常标准的十几倍。因此，医生基本确定引发王阿姨急性肾功能衰竭的罪魁祸首就是汞中毒。

Note

患者资料	拟实施行动
推断/假设	**拟学习的问题**

Note

情 境 4

与此同时，王阿姨的好姐妹们将没用完的美白产品送到产品质量监督检验所检测，这款标称为“韦医生大清药王”的美白产品，汞含量为39 453mg/kg。按照国家标准的规定，化妆品中汞含量不得超过1mg/kg，这款产品的汞含量超标近4万倍！

看到检验结果，王阿姨和她的姐妹们都惊出一身冷汗，王阿姨更是后悔不迭！她们决定共同拿起法律武器来维护自己的合法权益！于是，他们准备根据美白产品上的生产厂家地址和售后电话联系厂家，想讨个说法。这一联系才发现，产品外包装上所留信息要么是假的，要么是伪冒的。也就是说，王阿姨她们所买到的“韦医生大清药王”的美白产品是三无产品，找厂家投诉无门了！

患者资料	拟实施行动
推断/假设	**拟学习的问题**

情境5

入院后第3天，病情一直很稳定的王阿姨突然发现大量血尿，并且伴有全身无力、心悸、气促等症状。医生马上急诊安排王阿姨进行了相关检查：

肾功能常规：SCr 240.0μmol/L，BUN 19mmol/L，Ccr 40ml/min。

尿液检测结果：尿液混浊，颜色为血红色，尿中有多个白细胞、红细胞及颗粒管型，尿蛋白(++++)，尿糖(-)，尿钠60mmol/L，尿肌酐/血肌酐14，SG 1.008，尿液渗透压300mmol/L。

电解质检测结果：血钾8.5mmol/L(参考区间:3.3～5.5mmol/L)，血钠140mmol/L(参考区间:130～150mmol/L)，血氯105mmol/L(参考区间:96～106mmol/L)。

血气分析结果：pH 7.30(参考区间:7.35～7.45)，$PaCO_2$ 30mmHg(参考区间:33～46mmHg)，AB(实际碳酸氢盐)15mmol/L(参考区间:22～27mmol/L)。

王阿姨24小时尿量约100ml。医生一看到上述检查结果，神色立刻变得凝重，当机立断为王阿姨先静脉注射20%甘露醇、呋塞米等，令人焦急的是3小时内王阿姨仅排尿12ml！不能再等了，医院当晚即安排了王阿姨进行血液透析。透析后，医院对王阿姨进行了如下后续处理：

1)严格控制液体入量。

2)限制蛋白摄入量，给予高糖、高脂、低钾饮食。

3)25%葡萄糖+胰岛素静脉点滴。

4)预防感染。

5)静脉注射甘露醇、利尿剂。

经过上述治疗后的王阿姨15天内基本无尿，颜面、双下肢明显水肿。在第2次透析结束时，王阿姨气喘严重，不能平卧，肺部可闻及大量细小湿性啰音，给予毛花苷丙、吸氧后处理，症状缓解。

经过1个月的积极治疗，王阿姨痊愈出院。

患者资料	拟实施行动
推断/假设	**拟学习的问题**

PBL 四格表

案例3 都是美白惹的祸

患者资料	拟实施行动
推断/假设	**拟学习的问题**

（黄 英）

案例4 他的感冒还没好?

情境 1

皮志高,男,16岁,现在是初二的学生。刚刚经过紧张的期末考试,在家放暑假,上午去学习打篮球,下午与同学踢足球,晚上回家后他感觉全身没劲,两侧腰部酸痛,她妈谢兰想他可能是运动量过大累的,让他多多休息,催促他早点睡觉。第二天早晨,又发现志高面部水肿,尤以眼睑明显,以为他累的或者睡觉时枕头低引起的,没在意。吃完早饭谢兰带他到姥爷谢广坤家串门。老谢发现他懒洋洋的,无精打采,好像得病的样子。于是带着他们娘俩急忙到村卫生所找大夫看看,王大夫给其打了3天"消炎"针,上述症状略有减轻。今晨起床后他感觉头痛、恶心,把早晨吃的饭都吐了。谢广坤知道后心里有些害怕,与儿媳小蒙讲,她听说后,开车直接把他们送到城里医院。导诊护士把他们介绍给内科李主任,他热情耐心地接待谢广坤一家人。

患者资料	拟实施行动
推断/假设	**拟学习的问题**

情 境 2

李主任详细询问了皮志高的病史：患者于2周前因被雨淋后受凉，出现嗓子痛、发热，体温39℃，伴寒战、肌肉酸痛，村里卫生所大夫诊断为“扁桃体炎”，注射青霉素治疗，4天后症状好转，但咽部仍有不适。今早晨起床眼睑水肿，伴腰痛、头痛、全身乏力、恶心、呕吐。

李主任为患者进行了详细的体格检查：T 37.2℃，R 20次/分，P 88次/分，BP 152/100mmHg。发育正常，营养良好，精神疲倦，查体合作。眼睑及面部水肿。颈静脉无怒张，咽部充血，双侧扁桃体Ⅱ度肿大。双肺呼吸粗糙，未闻及干湿啰音。心律齐整，心音有力，各瓣膜听诊区未闻及病理性杂音。腹软，肝、脾肋下未触及，移动性浊音阴性，双肾区轻度叩击痛。双下肢无水肿。双侧腱反射活跃，病理征未引出。发病以来无尿频、尿急、尿痛，无放射性疼痛，无关节痛、口腔溃疡、全身出血点及瘀斑等表现。否认有心脏病、糖尿病、高血压、肝炎、结核等传染病史，无手术、输血、外伤及药物过敏史。李主任需要安排患者做实验室检查及其他检查。

患者资料	拟实施行动
推断/假设	**拟学习的问题**

情　境　3

血液常规检验报告单：白细胞计数 $11.3\times10^9/L$[参考区间：$(4.0\sim10.0)\times10^9/L$]，中性粒细胞0.80(参考区间：0.5～0.7)，淋巴细胞0.20(参考区间：0.2～0.4)，其余未见异常。

尿液检验报告单：尿液外观浑浊(参考区间：清，透明)，尿蛋白(++)(参考区间：阴性)，隐血试验(+++)(参考区间：阴性)；尿沉渣镜检白细胞18～25HP(参考区间：0～5/HP)，红细胞10～15/HP(参考区间：0～3/HP)，相差显微镜检查变形红细胞84%(参考区间：阴性)，其余未见异常。

临床生化检验报告单：血清胱抑素C、尿素、肌酐、总蛋白、白蛋白均未见异常。

临床免疫学检验报告单：血清补体C3 0.65g/L(参考区间：0.8～1.5g/L)，抗核抗体、抗双链DNA抗体、抗肾小球基膜抗体均阴性。

腹部B超报告单：双肾影略增大，肾内结构清晰，肾及输尿管未见结石，膀胱未见明显异常。肝、胆、胰、脾未见异常。

患者资料	拟实施行动
推断/假设	**拟学习的问题**

Note

情 境 4

李主任根据患者的症状体征，结合各种检查报告单，明确患者的诊断：急性肾小球肾炎，并向家人解释病情并制定合理的治疗方案，建议以对症支持为主，包括：①休息：急性期应卧床休息，低盐饮食、适当摄入蛋白质；②适当使用抗生素；③对症治疗：利尿和降压治疗。家人接受了李主任的建议，并按照医生的宣讲教育饮食。经过上述治疗 2 个月，血尿、蛋白尿恢复正常，眼睑及双下肢水肿消失，病情好转出院。出院后门诊随访治疗 3 个月，定期复查，急性肾小球肾炎未复发。

患者资料	拟实施行动
推断/假设	**拟学习的问题**

PBL 四格表

案例4 他的感冒还没好?

患者资料	拟实施行动

推断/假设	拟学习的问题

（李艳 许会静）

Note

案例5 她是累着了吗?

情 境 1

刘英,女,30岁,是象牙山村花卉公司的负责人,公司的生意事多,她每天劳动强度大。这些天她爸刘能与公公赵四总是唠唠叨叨让他们再生一个儿子,她的思想压力也大,睡不好觉,休息不好。1周前无明显诱因出现恶心呕吐,尿频、尿急、尿痛,伴小腹不适,她怀疑自己是不是又怀孕了,到村卫生所找大夫做个"早早孕试纸条试验",结果是阴性,她放心了,又让大夫给她开点口服"消炎药",上述症状略有好转。今晨起床后畏寒发热、头痛,再次出现尿频、排尿不畅、全身乏力、肌肉酸痛。她爱人赵玉田知道后,急忙叫上家人,坐上送花车直奔城里医院。导诊护士把他们介绍给肾内科王主任,主任热情耐心的接待刘英及家人。

患者资料	拟实施行动
推断/假设	**拟学习的问题**

Note

情境 2

王主任详细询问了刘英的病史：劳累，受凉，喝水少；发热，体温都在39.4℃以上，吃药后体温可下降到37℃，伴寒战、肌肉酸痛，双侧腰部酸痛，无放射痛，每日便尿次数为10余次，排尿时疼痛加重，早晨尿液出现浑浊，服用"诺氟沙星"。王主任为刘英进行了详细的体格检查：T 39.5℃，R 22次/分，P 108次/分，BP 120/84mmHg。急性热病容，眼睑无水肿。颈静脉无怒张，咽无充血，扁桃体无肿大。双下肺呼吸音清，未闻及明显干湿啰音。心律齐，未闻及病理性杂音。腹软，无压痛及反跳痛，肝脾肋下未触及，移动性浊音阴性。双肾区有叩击痛，上、中输尿管点及膀胱区有压痛。双下肢无水肿。双侧腱反射活跃，病理征未引出。发病以来无关节痛、口腔溃疡、全身皮疹等表现。否认心脏病、糖尿病、高血压、肝炎、结核等传染病史，无手术、输血、外伤及药物过敏史。王主任需要为刘英做一些实验室检查及其他检查。

患者资料	拟实施行动
推断/假设	**拟学习的问题**

Note

情 境 3

刘英的检查报告单信息：刘英，女，30 岁，上尿路感染？

血液常规检验报告单：白细胞计数 17.3×10^9/L[参考区间：(4.0～10.0)×10^9/L]，中性粒细胞 0.81（参考区间：0.5～0.7），淋巴细胞 0.19（参考区间：0.2～0.4），其余未见异常。

尿液检验报告单：尿液外观浑浊（参考区间：清，透明），24 小时尿量 2300ml（参考区间：1000～2000ml），尿比密（SG）1.025（参考区间：1.015～1.025），亚硝酸盐（NIT）阳性（参考区间：阴性），蛋白（PRO）±（参考区间：阴性），尿沉渣镜检白细胞 20～30/HP（参考区间：0～5/HP），红细胞 4～7/HP（参考区间：0～3/HP），白细胞管型 0～3/LP（参考区间：0～1/LP），其余未见异常。

临床生化检验报告单：血清胱抑素 C、尿素、肌酐、总蛋白、白蛋白均未见异常。

临床免疫学检验报告单：血清补体 C_3、抗核抗体、抗中性粒细胞胞质抗体、抗双链 DNA 抗体、抗肾小球基膜抗体均阴性。

腹部 B 超报告单：双肾大小正常，肾内结构清晰，肾及输尿管未见结石、梗阻、畸形。肝、胆、胰、脾未见异常。

患者资料	拟实施行动

推断/假设	拟学习的问题

情境 4

王主任根据患者的症状体征，结合各种检查报告单，明确刘英的诊断：肾盂肾炎。为了明确感染程度及抗生素药物的敏感性，王主任又让刘英做了下列相关检验。

尿液检验报告单：尿沉渣（清洁中段尿）涂片 G^-杆菌 5～15/HP（参考区间：0/HP）；清洁中段尿细菌培养计数 2.3×10^8/L（参考区间：$<10^6$/L）；1 小时白细胞排泄率 220 万个/小时（参考区间：<14 万个/小时），尿 N-乙酰-β-氨基葡萄糖苷酶（NAG）32U/L（参考区间：<18.5U/L）。

患者资料	拟实施行动
推断/假设	**拟学习的问题**

情 境 5

王主任向刘英及家人解释了病情,并制定治疗方案及建议:充分休息,多排尿,根据尿培养选择敏感的抗生素,同时对症治疗。刘英及家人接受了王主任的建议,经过治疗 10 天,上述症状消失,尿液常规检查恢复正常,尿细菌培养阴性。出院后门诊随访治疗 6 周,尿细菌培养定期复查,均为阴性,达到临床治愈。刘英现在为花卉公司的下一步发展做更大的规划。

患者资料	拟实施行动
推断/假设	**拟学习的问题**

Note

PBL 四格表

案例5 她是累着了吗?

患者资料	拟实施行动

推断/假设	拟学习的问题

(李艳 许会静)

Note

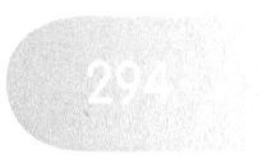

案例6 刘能是变胖了吗?

情 境 1

刘能,男,50岁,象牙山村代理村长。最近因忙于竞选村长,许多天睡不好觉,休息不好,大家见到他都说这1个月里他胖了,乐得眼睛都睁不开,他自己感觉自己可能工作太累了,加上3周前感冒,乏力。今早晨起床后眼睑水肿,吃不下饭,休息一会儿就好多了,也没太在意。晚上从亲家赵四家回来,想上炕休息一下,累得连袜子都脱不下来,直喊刘英娘过来帮忙,她发现刘能脚和小腿都肿。2人急忙到村卫生所找到大夫,打了3天"消炎"针,上述症状有所减轻。今晨起发现尿液泡沫增多,像"洗肉水"。他心里有些害怕了,喊上一家人,坐上赵玉田的拉货车直奔城里医院。导诊护士把他介绍给内科曹主任,他热情耐心地接待了刘能及家人。

患者资料	拟实施行动
推断/假设	**拟学习的问题**

Note

情境 2

曹主任为刘能进行了详细的体格检查：T 36.8℃，R 20 次/分，P 81 次/分，BP 148/96mmHg。精神一般，轻度贫血貌，双眼睑轻度水肿。颈静脉无怒张，咽无充血，扁桃体无肿大。双下肺呼吸音低，未闻及明显干湿啰音。心律齐，未闻及病理性杂音。腹软，无压痛及反跳痛，肝脾肋下未触及，移动性浊音阴性，双肾区无叩击痛，双下肢凹陷性水肿。双侧腱反射活跃，病理征未引出。发病以来无尿频、尿急、尿痛，无关节痛、口腔溃疡、全身皮疹及骨骼疼痛等表现。否认心脏病、糖尿病、高血压、肝炎、结核等传染病史，无手术、输血、外伤及药物过敏史。曹主任需要为刘能做一些实验室检查及其他检查。

患者资料	拟实施行动
推断/假设	**拟学习的问题**

Note

情 境 3

刘能的检查报告单。

血液常规检验报告单:红细胞计数 3.3×10^{12}/L[参考区间:(3.5~5.0)$\times10^{12}$/L],血红蛋白104g/L(参考区间:110~150g/L),白细胞及血小板均正常。

尿常规检验报告单:蛋白(PRO)(++)(参考区间:阴性),红细胞 7~10/HP(参考区间:0~3/HP),其余未见异常。

临床生化检验报告单:血清总胆固醇(TC)6.5mmol/L(参考区间:<5.2mmol/L),血清甘油三酯(TG)2.4mmol/L(参考区间:<1.7mmol/L),血清高密度脂蛋白胆固醇(HDL-C)0.79mmol/L(参考区间:>1.04mmol/L),血清低密度脂蛋白胆固醇(LDL-C)3.86mmol/L(参考区间:<3.37mmol/L),血清尿素(Urea)7.4pmol/L(参考区间:3.2~7.1mol/L),血清肌酐(Cr)105μmol/L(参考区间:53~106μmol/L),血清总蛋白(TP)55g/L(参考区间:60~80g/L),血清白蛋白(A)35g/L(参考区间:40~55g/L),血清球蛋白 15g/L(参考区间:20~30g/L)。

临床免疫学检验报告单:血清补体 C3(C3)1.0g/L(参考区间:0.8~1.5g/L),血清抗核抗体(AKA)、血清抗中性粒细胞胞质抗体(ANCA)、血清抗双链 DNA 抗体(抗 dsDNA)、血清抗肾小球基膜(GBM)抗体均为阴性。

腹部 B 超报告单:双肾影略增大,肾内结构清晰。肝、胆、胰、脾未见异常。

患者资料	拟实施行动
推断/假设	**拟学习的问题**

Note

情境 4

曹主任又动员刘能做B超引导下经皮肾穿刺，病理报告：系膜样增生性肾小球肾炎。24小时蛋白定量4.6g，尿圆盘电泳以中小分子为主。尿沉渣镜检：多形红细胞>76%。明确了肾病综合征的诊断。曹主任向刘能及家人解释病情并制定合理的治疗方案，建议消肿利尿，激素及细胞毒药物治疗，同时对症治疗。刘能接受了曹主任的建议，并按照医生的宣讲教育饮食。经过上述治疗2个月，眼睑及双下肢水肿消失，体重减轻5kg，尿蛋白、尿红细胞恢复正常，出院。出院后门诊随访治疗3个月，定期复查，肾病综合征未复发。现在刘能身体好了，又在为象牙山村的下一步发展做更大的规划。

患者资料	拟实施行动
推断/假设	**拟学习的问题**

PBL 四格表

案例6　刘能是变胖了吗?

患者资料	拟实施行动
推断/假设	**拟学习的问题**

(李艳　许会静)

第九章　生 殖 系 统

案例1　逐渐膨大的腹部

情　境　1

刘女士,47 岁,家庭妇女。20 天前无明显诱因出现厌食、腹胀、右下腹痛,施压后疼痛加重,自行口服胃药和消炎药(具体不详)后,腹胀明显缓解、腹痛症状略缓解。1 周前症状再次出现,闷胀感加重,在当地的卫生所诊断为慢性阑尾炎,给予头孢氨苄静点 3 天,但患者症状未见明显减轻,并且感觉腹部越来越大,为求确诊来到医大一院就诊。

患者资料	拟实施行动
推断/假设	**拟学习的问题**

Note

情 境 2

导诊员根据刘女士的病史，将其推荐到消化内科就诊。

医生询问病情：既往身体健康，否认高血压、心脏病、糖尿病、肾病等病史，否认肝炎、结核等传染病史及密切接触史，无饮酒嗜好，无家族遗传病史。

医生查体时发现患者消瘦病容，生命体征：T 36.5℃，BP 125/80mmHg，P 85 次/分，R 17 次/分。表浅淋巴结不大，心肺检查正常。腹部检查发现腹对称、平坦，腹壁静脉无曲张，腹壁柔软；轻度腹肌紧张，肝、脾和肾肋下未触及；右下腹有压痛，无反跳痛，移动性浊音(+)，肠鸣音正常。根据以上的检查，医生认为不能排除消化系统的疾病，但结合其年龄和病史建议其先到妇科检查。排除妇科疾病后再到消化内科就诊。

患者资料	拟实施行动
推断/假设	**拟学习的问题**

Note

情境 3

来到妇科门诊,医生简单询问了其求医过程,开始了专科的病史调查和体检:

患者 23 岁结婚,平素月经规律,15 岁初潮,7 天/(28 ~ 30)天,经量中,无痛经,孕 2 产 1,顺产 1 次,流产 1 次。

妇科检查:外阴发育正常,已婚已产型,阴道畅通,黏膜红润,可见少量黄色分泌物,无异味。宫颈光滑,宫体前位,正常大,活动良,轻触痛。子宫后上方可触及一直径约为 11cm 的囊性包块,压痛(+),边界不清,活动度欠佳,双侧附件区未触及明显异常。医生以“盆腔肿物”将患者收住院,并开始入院后各项检查及化验项目,以进一步明确临床诊断及完善术前准备工作,择期行手术治疗。

患者资料	拟实施行动
推断/假设	**拟学习的问题**

情 境 4

妇科彩超报告：子宫前位，正常大，宫腔线清，内膜 0.4cm，宫内可见节育器，宫壁回声欠均匀。双卵巢未显示，子宫后上方见 16.3cm×12.1cm 的不均质低回声，形态欠规则，界限欠清内无血流。

生化检查：血、尿常规正常、肝功和肾功正常、血脂四项正常、血糖正常、乙肝两对半阴性、血清糖类抗原（serum carbohydrate antigen，CA125）97.4KU/L（参考区间：<35KU/L），CA199 及人附睾蛋白 4（human epididymis protein，HE4）无明显异常。根据患者病史、症状、体征及辅助检查结果，可基本明确诊断为卵巢瘤。该患者 CA125 明显增高，不排除卵巢恶性肿瘤的可能。但患者自述右下腹疼痛明显，且最初发病时以右下腹痛，伴压痛及肌紧张等腹膜刺激征的表现，不能除外阑尾周围脓肿的可能。根据患者病情，提请外科会诊，进一步明确诊治。外科会诊结果显示不能完全除外阑尾周围脓肿，建议进行腹部 CT 检查，但因家属拒绝检查，同意剖腹探查，必要时台上会诊。

现患者腹痛症状明显，且肿物性质不明，可行剖腹探查术，向患者及家属交代病情，具体情况根据术中所见，术中必要时将肿物切除送快速病理，根据病理结果回报决定具体手术方式。家属表示知情同意。

患者资料	拟实施行动
推断/假设	**拟学习的问题**

Note

情　境　5

全身麻醉下行剖腹探查术。

术中见：盆腔内少量血性积液，大网膜与腹壁广泛粘连；右侧卵巢增大，约 12cm×12cm×16cm，表面凸凹不平，可见两个直径约 2cm 的菜花样改变；左侧卵巢大小正常，表面可见两个直径约 0.6cm 的菜花样改变；子宫及双侧输卵管未见明显异常；阑尾红肿呈卷曲状，其系膜与周围组织粘连。

术中诊断：右侧卵巢瘤、慢性阑尾炎。

将右侧卵巢瘤瘤体送检快速病理，病理回报：（右侧）卵巢：中低分化腺癌，伴有大片坏死，待慢病理进一步分型。

将病理结果告知患者家属，与其沟通后，加行双侧附件切除术、全子宫切除术、盆腔淋巴结切除术及大网膜、阑尾切除术。手术顺利。

术后病理回报（图 9-1-1、9-1-2）：（双侧卵巢）中-低分化浆液性腺癌。送检左盆腔淋巴结可见癌转移（1/9）。根据术后病理，需行化疗，医生给出化疗方案：TC（紫杉醇+卡铂），向患者交代化疗药物可能引起的副作用，并签署化疗知情同意书、药物治疗同意书。定期检查患者的血生化指标，密切注意化疗毒副作用。

患者资料	拟实施行动
推断/假设	**拟学习的问题**

Note

PBL 四格表

案例 1 逐渐膨大的腹部

患者资料	拟实施行动
推断/假设	**拟学习的问题**

（阚慕洁）

案例2　张小明的求子梦

情　境　1

患者张小明,28 岁,妻子黄小红,24 岁。4 年前结婚,至今未生育,双方父母急于当爷爷、奶奶、外公、外婆,多次催促小夫妻俩生育,周围的亲戚朋友也多次询问,夫妻俩开始时以年龄小、工作忙为借口,声称暂时不要小孩,后来才讲出实情,表明虽然一直努力却始终未能怀孕。2 年前开始求医,家中一致认为女方有问题,丈夫也多次埋怨妻子无能,导致妻子在家中的地位越来越低,夫妻感情也受到影响。因为怕别人知道,不敢到正规大医院就诊,通过“小广告”,找到了一家私人诊所,对女方进行治疗,服用大量的中药,未见效果,接着到当地县医院对女方进行了系统检查,包括性激素测定、B 超监测排卵、输卵管造影等,均未见异常。后医生建议对男方也要进行检查,故来本院就医。

医生询问病情,夫妻双方结婚 4 年一直未育,婚后性生活每周 1 ~ 2 次,双方性功能正常,未采取避孕措施,未分居两地。医生建议进行精液常规分析,结果显示:精液量 3. 6ml,液化时间 30 分钟,黏稠度正常,pH 7. 5,精子计数 0,精液离心后沉淀物镜检仍未见精子。

患者资料	拟实施行动
推断/假设	**拟学习的问题**

情 境 2

医生进一步询问病史，获知该患者无家族性的不育史，其哥哥已生育一女孩；患者24岁时曾患有肺结核，已治愈；无腮腺炎等病毒感染史；无生殖道感染史，外生殖器未受过外伤；职业为软件工程师；无洗桑拿等习惯；无烟、酒等不良嗜好。

医生随即对其进行了体格检查：身高175cm，体重65kg，喉结不明显，皮肤较白，胡须不明显，阴毛较稀疏，乳房未发育。阴茎较小，睾丸大小约13ml，质地偏软。

医生建议：

1）复查精液常规二次。

2）进行精浆生化分析，测定果糖、α-糖苷酶。

3）测定外周血性激素：促卵泡激素（follicle stimulating hormone，FSH），黄体生成素（luteinizing hormone，LH），泌乳素（prolactin，PRL），雌激素（estrogen，E2），孕激素（progestin，P），睾酮（testosterone，T）。

4）外周血细胞DNA检测精子发生基因：AZFa：sY84，sY86；AZFb：sY127，sY134；AZFc：sY254，sY255。

5）外周血染色体核型分析。

患者资料	拟实施行动
推断/假设	**拟学习的问题**

情境 3

1个月以后，患者张小明已完成了医生交待的各项检查，携带检查报告单再次前来就诊，检查结果如下：

1）两次精液常规分析均未见精子。

2）精浆生化分析结果：果糖 17μmol（参考值：≥13μmol）、α-糖苷酶 38mU（参考值：≥20mU/每次射精）。

3）测定外周血性激素：FSH 12.5mIU/ml（参考区间：1.27～12.96mIU/ml），LH 7.6mIU/ml（参考区间：1.24～8.62mIU/ml），T 151ng/dl（参考区间：175～781ng/dl），E2 25pg/ml（参考区间：20～75pg/ml），P 0.26ng/ml（参考区间：0.10～0.84ng/ml），PRL 11.0ng/ml（参考区间：2.64～13.13ng/ml）。

4）外周血细胞 DNA 精子发生基因分析：AZFa（+），AZFb（+），AZFc（+）。

5）外周血染色体核型为 47，XXY。

张小明和妻子急切地询问医生，他们还能有自己的孩子吗？是不是需要依赖别人捐精呢？

患者资料	拟实施行动
推断/假设	**拟学习的问题**

情 境 4

由于该患者的睾丸体积不算太小,虽然精液中没有查到精子,但医生判断其睾丸内仍然可能有精子,故建议进行睾丸穿刺活检,活检结果显示:睾丸间质增生,生精细胞减少,但可见少量精子细胞和精子。

医生建议用睾丸中的精子进行单精子卵浆内注射(intracytoplasmic sperm injection,ICSI)治疗。结果生育一健康女婴。

患者资料	拟实施行动
推断/假设	**拟学习的问题**

PBL 四格表

案例 2　张小明的求子梦

患者资料	拟实施行动
推断/假设	**拟学习的问题**

（霍　然）

Note

案例3 当上准妈妈的李婷

情 境 1

患者李婷，女，29岁，结婚3年未孕，要求怀孕来本院门诊就诊。自诉15岁初潮，自月经来潮开始就极不规律，周期长，40～60天甚至更长时间来潮一次，量少，色暗红，每次用卫生巾不足半包，3天就干净，无痛经。那时候虽然知道自己月经不正常，但是大人们说结了婚就会好了，故也未正规治疗。可现在结婚3年多了也未见好转，且一直未能怀孕。丈夫是家中独子，公公婆婆一直希望他们能尽快开枝散叶，见她一直不能怀孕，婆婆给她求了很多民间“秘方”，但始终未能见效，婆婆开始逐渐对她不满意，话里话外总说她是个“不会下蛋的鸡，没用”。李婷听在耳里，急在心上，原本就紊乱的月经更是玩起“罢工”，有时几个月不来一次。现在心理压力很大，做梦都希望能早一天做上妈妈。

医生进一步询问病情，获知其婚后一直夫妇同居，性生活正常，未避孕。丈夫已进行过精液常规检查，结果显示其各项指标正常。患者既往体健，否认高血压、糖尿病、心脏病等病史，否认肝炎、结核等传染病史，否认食物、药物过敏史，否认手术、外伤史，无输血史，个人无不良嗜好。其母亲年轻时月经也不正常（周期长、不规则，具体不详），但未经特殊治疗，婚后正常生育了两个孩子（一儿一女），其父亲现年62岁，已有十余年的糖尿病史。

患者资料	拟实施行动
推断/假设	**拟学习的问题**

Note

情 境 2

医生见李婷体型偏胖，询问后患者表示其自幼就胖，近2年体重有进一步增长趋势，尤其以腹部明显。医生随即对其进行了体格检查，测量其身高158cm，体重75kg，腰围82cm，臀围94cm；面部皮肤油腻，毛孔粗大，痤疮明显；全身体毛茂盛，上唇处多毛似胡须，乳晕处有长而粗的毛发。进一步医生又对李婷进行了妇科检查，见其阴毛浓密，且向脐下和肛周发展，呈男性化分布；会阴部见灰褐色色素沉着；子宫前位，体积偏小，双侧卵巢增大，质地坚韧，余无异常。

医生遂开出医嘱：

1）检测甲状腺功能。

2）血生化17项检查测定血脂、血糖等。

3）给予黄体酮肌注20mg，每日一次，连续5天。

4）月经来潮的2～5天测定性激素六项，包括促卵泡激素(FSH)，黄体生成素(LH)，泌乳素(PRL)，雌激素(E2)，孕激素(P)，睾酮(T)；此外测定胰岛素(insulin，INS)，性激素结合蛋白(sex hormone binding globulin，SHBG)，硫酸脱氢表雄酮(dehydroepiandrosterone sulfate，DHEA-S)；

5）月经来潮的2～5天进行阴道B超检查。

患者资料	拟实施行动
推断/假设	**拟学习的问题**

情 境 3

肌注黄体酮停药后6天，李婷月经来潮，随后，她完成了医生交待的各项检查，于20天后携带检查报告单再次前来就诊，检查结果如下：

1）甲功三项（FT_3，FT_4，TSH）均在参考区间范围。

2）血生化检查结果：血脂：甘油三酯（triglycerides，TG）2.38mmol/L（参考区间：0.00～2.25mmol/L），总胆固醇（total cholesterol，TC）4.96mmol/L（参考区间：0.00～6.20mmol/L）；低密度脂蛋白（low density lipoprotein-cholesterol，LDL-C）2.74mmol/L（参考区间：2.60～4.10mmol/L）；高密度脂蛋白（high density lipoprotein-cholesterol，HDL-C）1.40mmol/L（参考区间：1.03～1.55mmol/L）。

血糖：空腹血糖6.29mmol/L（参考区间3.9～6.1mmol/L）。

其他生化指标正常。

3）基础内分泌（月经第2天）：LH 21.34mIU/ml（参考区间：2.12～10.89mIU/ml），FSH 6.78mIU/ml（参考区间：3.85～8.78mIU/ml），E2 12pg/ml（参考区间：24～114pg/ml），T 109ng/dl（参考区间：10～75ng/dl），PRL 12.45ng/ml（3.34～26.72ng/ml），INS 30.34μU/ml（参考区间：3.0～24.9μU/ml），DHEA-S 6.28μmol/L（参考区间：2.10～8.80μmol/L）。

4）月经第2天阴道B超示子宫稍小于正常，双侧卵巢窦卵泡数均>12枚，项链征（+）（图9-3-1）。

患者资料	拟实施行动
推断/假设	**拟学习的问题**

Note

情境 4

医生根据李婷的检查结果，将其确诊为“多囊卵巢综合征”，并开具医嘱：

1）运动减肥，控制饮食。

2）降雄治疗：口服炔雌醇环丙孕酮片，自月经第 5 天开始口服，每天一粒，连服 21 天，共 3 周期。

3）降低血糖和胰岛素：给予二甲双胍 1500mg，每日一次，口服。

3 个月后患者体重减轻 5kg，复查内分泌、胰岛素和血糖均在参考区间范围，予以克罗米芬(clomiphene citrate，CC)促排卵治疗，月经第 10 天开始 B 超监测排卵，月经第 14 天见左侧卵巢中存在一优势卵泡 2.2cm×2.1cm，指导同房，14 天后检测血清 β-hCG 水平为 128.4mIU/ml，提示其已怀孕，成功升级为一名准妈妈。

患者资料	拟实施行动
推断/假设	**拟学习的问题**

PBL 四格表

案例3 当上准妈妈的李婷

患者资料	拟实施行动
推断/假设	**拟学习的问题**

Note

（霍 然）

案例4 一位厨师的难言之隐

情 境 1

患者赵某某，男，54岁，2014年6月于我院生殖中心男科门诊就诊，主诉平日下腹隐痛，右侧腹股沟、会阴区坠胀不适2年余，反复发作，曾多次到私人男科诊所诊治，均被告知为“慢性前列腺炎”，未行前列腺液镜检，多次进行中药治疗、红外光谱照射治疗等，效果均不理想，患者因承受不了高昂的治疗费用遂转来我院，发作时曾自行服用盐酸左氧氟沙星片缓解。本次发作较为严重，服药无缓解，排尿费力，尿线细、分叉，排尿等待，夜尿2~3次，自发病以来夜晚入睡困难，睡眠质量差，精神压力大，性功能障碍，焦虑，体重减轻。

医生开具前列腺及残余尿B超检查、前列腺液常规检查、尿常规2次（分别在前列腺按摩前留中段尿和按摩之后留初段尿）。

B超检查结果示：前列腺结节样增生、体积为58mm×51mm×49mm，于前列腺左侧叶可见一4mm×3mm强光团，后方伴声影，考虑前列腺结石，残余尿40mm×34mm×52mm。

肛门指检示：前列腺Ⅱ度，中央沟浅，质地较软，左侧叶可及一米粒大小结节，质地较软，边界清楚，有压痛，退指套无血，肛门括约肌张力可。

前列腺液常规示：卵磷脂小体（+），白细胞（++），红细胞（+），脓细胞（+++）。

尿常规（按摩前）：阴性。

尿常规（按摩后）：白细胞（+++），隐血（+），细菌（-）。

患者资料	拟实施行动
推断/假设	**拟学习的问题**

Note

情 境 2

经过进一步询问病史得知，患者的职业为厨师，四川人，为本地有名川菜馆的总厨师长。平素喜食朝天椒，爱饮酒，有慢性脂肪肝病史。最近病情发作皆以饮酒以后、久坐之后为诱因，1 年前曾在饮酒后发生尿潴留，急诊行导尿术康复。无慢性传染病史、冶游史，家族无遗传病史，育有一女，妻子、女儿健康，父母健在。

患者资料	拟实施行动
推断/假设	**拟学习的问题**

Note

情境 3

患者每年单位均组织体检，其中一项前列腺特异抗原(prostate specific antigen,PSA)值异常，示:tPSA(总 PSA)23.89ng/mL(参考区间:0.00～4.00ng/ml)，fPSA(游离 PSA)1.9ng/mL(参考区间:0.01～1.00ng/ml)。患者高度紧张，自行上网搜索相关知识后获知 PSA 是前列腺癌相关抗原，于是非常担心自己是否患有恶性肿瘤？是否需要做进一步的核磁共振等影像学检查或者前列腺穿刺病理诊断？医生作了相应解答:①引起 PSA 升高的原因有多种，前列腺癌只是其中一种;②从当前的情况看不具备行前列腺穿刺活检的指征，建议药物治疗后再来我院行 PSA 复查。

医生遂开具医嘱:

1) 终生戒酒、戒辣。
2) 规律性生活。
3) 忌久坐。
4) 平素加强锻炼，缓解精神压力。
5) 米诺环素 0.1g，每日两次;注意服药期间禁开车、高空作业，可能会引起头痛。
6) 盐酸坦索罗辛缓释胶囊 0.2mg，每日一次，晚饭后半小时服用。
7) 1 周后门诊复查 PSA。

患者资料	拟实施行动
推断/假设	**拟学习的问题**

情 境 4

1 周后患者复诊，自述症状明显减轻，疼痛感消失，排尿通畅，夜尿 1～2 次，睡眠可。精神状态好转，PSA 示无异常。

医嘱：①停用米诺环素药物；②长期服用盐酸坦索罗辛缓释胶囊；③非那雄胺片 5mg，每日一次，长期服用；④行为治疗。

患者资料	拟实施行动
推断/假设	**拟学习的问题**

PBL 四格表

案例4 一位厨师的难言之隐

患者资料	拟实施行动
推断/假设	**拟学习的问题**

（霍 然）

案例5 我想要一个健康的孩子

情 境 1

莎莎结婚3年了，一直没有怀孕。女友建议她去不孕不育科检查。

莎莎，女，33岁，汉族，2010年11月10日到生殖中心进行不孕相关检查。

主诉：婚后3年未生育。

现病史：莎莎从未怀孕。月经规则，约28天来一次，每次来5~7天，月经前3天有轻微的痛经。

既往病史：总体健康。既往曾因甲状腺功能亢进服药约2年，但近4年，没有进一步的治疗。她每年做宫颈涂片检查，结果均显示正常。

住院和手术史：无。

过敏史：无。

服药记录：近期未服用任何药物或添加剂。

家族史：父母健在，没有兄弟姐妹。

患者资料	拟实施行动
推断/假设	**拟学习的问题**

情 境 2

体检结果如下：

生命体征：脉搏 120 次/分，呼吸频率 24 次/分，血压 75/45mmHg，体温 37.0°C。

五官：瞳孔等大等圆，对光反射正常。眼外肌运动正常，突眼可疑，但没有眼睑挛缩。

颈部：甲状腺可及，大小在正常上限。

胸腔：听诊呼吸音清。

心脏：心率 92 次/分，律齐。

腹部：上腹部轻压痛，无肿块触及，无骨盆压痛。

神经系统：精神状态正常，脑神经正常，感觉和肌力正常；腱反射正常。

妇科检查：外阴和阴道外观正常，宫颈闭合，宫颈无举痛，子宫正常大小，无压痛。附件无压痛，有增厚感。

实验室化验结果：

血常规：白细胞、红细胞、血小板计数均正常。

血生化：肝肾功能、血电解质均正常。

血甲状腺功能检查：均正常。

尿液常规分析：正常。

大便常规分析：正常。

妇科 B 超检查发现盆腔里面有一个 6cm 左右大小的包块（图 9-5-1）。

患者资料	拟实施行动
推断/假设	**拟学习的问题**

情 境 3

B 超诊断为卵巢囊肿。听从医生的意见，莎莎做了腹腔镜检查及镜下卵巢囊肿剔除术、双侧输卵管亚甲蓝通液术，术中检查发现双侧输卵管是通畅的。术后诊断：盆腔子宫内膜异位症（Ⅲ期），医生建议用一种醋酸戈舍瑞林缓释植入剂（诺雷德）的药，每月一针，先打 3 个月，然后试孕。

患者资料	拟实施行动
推断/假设	**拟学习的问题**

Note

情 境 4

莎莎自然受孕成功。现在她已经妊娠41周了,她一直决定不下是争取顺产还是剖宫产。这几天胎动明显减少了,但是一直没有临产的征兆。她的主治医生每天给她进行胎心监护,也发现胎动明显减少了。是不是存在胎儿窘迫的情况?莎莎决定行剖宫产术,娩出了一个活男婴,出生体重4100g,Apgar评分10~10分。但是新生儿吸吮及吞咽力弱,哭声低微,呼吸浅,出现胸廓反常活动,经过抢救,新生儿还是因呼吸衰竭死亡了。

新生儿血检提示是一种脊髓型肌肉萎缩症(spinal muscular atrophy,SMA)的遗传病。

莎莎和丈夫进行了基因检测,发现他俩都是SMA致病基因的携带者。他俩怎样才可以获得一个健康的宝宝呢?

患者资料	拟实施行动
推断/假设	**拟学习的问题**

Note

情 境 5

莎莎和丈夫来到了全国有名的生殖中心进行胚胎着床前诊断。控制性超促排卵后获得8枚卵子,全部受精,基因检测后发现两枚携带纯合致病基因的胚胎。

莎莎准备第二次怀孕。她有6个冰冻胚胎,月经也是正常的,那医生需要在什么时候将胚胎放入子 宫呢?

患者资料	拟实施行动
推断/假设	**拟学习的问题**

情 境 6

36 岁那年，莎莎第二次怀孕了，这次她非常紧张。她有两次腹部手术史，还是瘢痕子宫，又有盆腔子宫内膜异位症。幸运的是她终于妊娠到足月，在进行了第二次剖宫产手术后她获得了一个健康、可爱的女宝宝。

患者资料	拟实施行动
推断/假设	**拟学习的问题**

PBL 四格表

案例5 我想要一个健康的孩子

患者资料	拟实施行动
推断/假设	**拟学习的问题**

（俞 颖）

案例6 女友的月经乱了

情 境 1

我最近在妇科门诊实习。高中时的闺蜜打电话给我，说她的月经乱了，从 2013 年 11 月 25 日开始阴道流血，量少，无腹痛，持续 2 周出血还没有干净。我思索着平时妇科老师问病史的顺序，了解到女友的末次月经是 2011 年 10 月 26 日，5 天干净，量中等，性状同平常一样，平时月经周期 26～28 天。我也没有吃到过女友的喜糖。根据我的经验，这月经肯定不正常，但是如何解释呢？我觉得这是一件棘手的事情，决定带女友找妇科的老师看一下。

患者资料	拟实施行动
推断/假设	**拟学习的问题**

情 境 2

妇科老师询问病史:有性生活,平素偶尔用药物避孕;2 年前有一次人流,人流以后出现过类似的月经不调,抗炎治疗后好转。

妇科老师给女友做了妇科检查:阴道少量咖啡色分泌物,子宫前位,丰满,无压痛,双附件未触及包块、无压痛。并开出了检查单。

患者资料	拟实施行动
推断/假设	**拟学习的问题**

Note

情境 3

检查结果如下。

测定尿绒毛膜促性腺激素(human chorionic gonadotropin,hCG)阳性,B超提示子宫内膜厚度0.3cm,宫内外均未见妊娠囊,可见右侧卵巢黄体血流。测定血hCG结果为:980U/l,血清孕激素水平:18nmol/L。

患者资料	拟实施行动
推断/假设	**拟学习的问题**

情　境　4

2 天后女友又打电话过来，出现轻微右下腹隐痛，我让她赶快来医院检查。妇科检查阴道内少量咖啡色分泌物，宫颈口闭，宫颈举痛可疑，子宫正常大，无压痛，右附件轻压痛，有 2cm×3cm×4cm 包块，左附件无包块，无压痛。复查血 hCG 1523U/l，B 超提示子宫内膜厚度 0.4cm，右卵巢旁有 2cm×3cm×4cm 包块，内见一直径为 1.0cm 暗区，内见卵黄囊，彩超提示有血流进入。子宫直肠窝少量游离液体。血常规及血液生化检查未见异常。生命体征平稳。

患者资料	拟实施行动
推断/假设	**拟学习的问题**

Note

情 境 5

保守治疗后5天,女友又打电话过来,说出现剧烈的右下腹疼痛,血红蛋白下降至7.1g/L,经术前谈话后行急诊腹腔镜手术。术中见右输卵管峡部局部隆起,呈紫蓝色。右输卵管伞端缩窄,黏膜皱襞缺失。右输卵管周围血块中有一直径约0.5cm绒毛。左输卵管与左卵巢和子宫角索条状粘连,伞端开放。子宫直肠窝中等量游离血液,吸引游离血液约800ml。施行右侧输卵管切除术,左输卵管粘连松解术。术后情况平稳,1周后出院。

患者资料	拟实施行动
推断/假设	**拟学习的问题**

PBL 四格表

案例6　女友的月经乱了

患者资料	拟实施行动
推断/假设	**拟学习的问题**

（俞　颖）

第十章　血液系统与肿瘤

案例1　冬 冬 的 眼

情　境　1

冬冬今年4岁了,是个活泼可爱的小男孩。冬冬的爸爸妈妈在外地打工,他和爷爷奶奶住在淮安农村老家。1个月前,冬冬的奶奶偶然发现冬冬的眼珠和其他人有些不一样,他的黑眼珠中能看到白点点。由于冬冬当时并没有讲他有什么不舒服的地方,奶奶也就没太在意。几天前,冬冬在县城上班的姑姑回娘家,也发现他的瞳孔中能看到白色的反光。于是领着冬冬来到了村卫生室,医生看了下,说冬冬可能得了"白瞳症",俗称"猫眼",建议到县医院做进一步的检查。

患者资料	拟实施行动
推断/假设	**拟学习的问题**

Note

情 境 2

第二天，奶奶领着冬冬到县医院挂了专家门诊。医生询问了冬冬的情况，得知冬冬近来眼睛并无不适，既无眼红眼痛，也无畏光流泪，眼睛也无明显分泌物。同时近来也无发热咳嗽、呕吐腹泻等。没有传染病史、遗传病史、手术外伤史、药物过敏史和血液制品使用史。并且冬冬是足月顺产，生长发育良好，按计划预防接种。冬冬的爸妈身体健康，他还有一个哥哥，哥哥正常。医生为冬冬做了相关检查，检查结果如下：

视力：Vod（右眼视力）：无注视，Vos（左眼视力）：0.6。双眼睑无水肿，结膜无充血，角膜无水肿，右眼瞳孔区白反光，眼底见白色新生物生长，表面见新生血管，正常眼底组织无法窥见。左眼瞳孔对光反应灵敏，小瞳孔下眼底未见异常。眼压：双眼 14mmHg（参考区间：10 ~ 21mmHg）。双眼正位，眼球运动不受限。奶奶就问医生："什么叫新生物?"，医生告诉她，新生物可能是肿瘤，并建议进一步检查。奶奶一听吓坏了，赶紧给冬冬的爸妈打电话，冬冬的爸妈连夜赶回了老家。

患者资料	拟实施行动
推断/假设	**拟学习的问题**

Note

情 境 3

第三天,冬冬的爸妈带着冬冬来到了南京鼓楼医院,医生为冬冬做了双眼B超和眼眶CT检查。结果为:双眼B超:左眼球内(-),右眼球内占位。眼眶CT:①右侧球内多发钙化影,建议进一步检查;②左侧上颌窦及双侧筛窦炎症。初步诊断:右眼视网膜母细胞瘤。医生建议住院手术治疗。冬冬的爸妈第一次听说“视网膜母细胞瘤”这种病。但一听说“瘤”字,夫妻俩如雷轰顶,顷刻间仿佛天都要塌下来了。静下来后,冬冬的爸爸赶紧上网查阅关于视网膜母细胞瘤的资料。最后,他决定到南京市儿童医院做手术。

患者资料	拟实施行动
推断/假设	**拟学习的问题**

Note

情 境 4

冬冬住院后,医生又为他做了B超和CT检查,并初步诊断为视网膜母细胞瘤,决定3天后手术,同时做了术前辅助检查。手术前,医生和冬冬的爸妈进行了充分沟通,他们了解了这种病的危害性、当前的治疗手段以及首选治疗方案、手术中医生应注意的事项、手术的风险、手术的结果以及后期的治疗等。

冬冬的爸爸签了"手术同意书"、"麻醉同意书"和"麻醉药品、第一类精神药品使用知情同意书"。手术在全身气静复合麻醉下进行,手术过程很顺利。手术结束后回病房予全身及眼部抗感染治疗,术后换药,标本送病理检测。6天后,冬冬的爸爸拿到了病理报告,报告内容如下:

肉眼所见:眼球2.5cm×2.5cm×2.4cm,连接灰白色神经长0.4cm直径0.3cm。眼球内见2cm×2cm×1.9cm灰白色肿块,质嫩,切面灰白色鱼肉状。

镜下所见:肿瘤细胞大多为小圆形,核大深染,胞浆少,部分围成"菊形团";瘤组织内见大片坏死及钙化。视神经未见肿瘤细胞侵犯。

病理诊断:(右眼)考虑为视网膜母细胞瘤。

手术1周后,冬冬出院回家。医生嘱1周后眼科门诊复查,1个月后复查对侧眼底。

患者资料	拟实施行动
推断/假设	**拟学习的问题**

Note

PBL 四格表

案例1　冬 冬 的 眼

患者资料	拟实施行动
推断/假设	**拟学习的问题**

（马长艳）

Note

案例2 与时间赛跑的疾病

情 境 1

王老师今年62岁，儿子、女儿在美国工作，老伴去世多年，退休后她一人独居。王老师性格开朗，为人谦和，平时喜欢锻炼。然而在2个月前的单位体检中发现白细胞数增高。她的血常规检查报告为：白细胞计数 $15.14\times10^9/L$[（参考区间：$(4.0\sim10.0)\times10^9/L$]，中性粒细胞计数 $12.39\times10^9/L$[参考区间：$(2.0\sim7.5)\times10^9/L$]。医生建议复查白细胞数，然而当时正赶上王老师8岁的孙子放假从美国回来，她要照顾孙子的饮食起居，况且王老师认为自己平时身体没什么大毛病，复查的事就这样被耽搁下来了。

1周前，孙子终于结束假期回美国了。但王老师却感觉浑身乏力，并且多汗，奇怪的是她并不发烧。王老师认为可能是照顾孙子累的，休息几天就会好的。可接下来几天她的状况并未见好转，而且常感觉喉咙干，少痰，时而有刺激性咳嗽。在儿子的劝说下王老师到体检医院复查血常规，检查结果为：白细胞计数 $19.19\times10^9/L$，中性粒细胞计数 $14.72\times10^9/L$，血红蛋白124g/L（参考区间：110～150g/L），血小板计数 $380\times10^9/L$[参考区间：$(100\sim300)\times10^9/L$]。从两次检查报告来看，王老师的白细胞数在持续增高。医生建议转院进一步确诊。

患者资料	拟实施行动
推断/假设	**拟学习的问题**

Note

情　境　2

于是王老师来到江苏省人民医院再次进行血常规检查，结果显示：白细胞计数 19.7×10^9/L，中性粒细胞计数 16.63×10^9/L，血红蛋白 131g/L，血小板计数 432×10^9/L；胸片显示未见明显异常。外周血涂片显示：白细胞总数增高，分类分叶核比例正常，淋巴细胞比例减低，嗜碱细胞比例增高，阅片可见幼稚粒细胞，成红细胞大致正常，血小板成簇可见。为进一步诊治，医生建议王老师住院。病程中，王老师无发热，无头痛，偶有刺激性咳嗽，无明显咳痰，无恶心呕吐，无腹痛腹胀，近来体重也无明显变化。

住院后继续完善相关检查，查血常规显示：白细胞计数 22.53×10^9/L，中性粒细胞计数 17.63×10^9/L，血红蛋白 127g/L，血小板计数 412×10^9/L。血生化指标：LDH（乳酸脱氢酶）398U/L（参考区间：109～245U/L），尿酸 364μmol/L（参考区间：150～440μmol/L），钾 3.33mmol/L（参考区间：3.5～5.1mmol/L）。输血八项正常。凝血功能示：纤维蛋白原：1.72g/L（参考区间：2.0～4.0g/L），D-二聚体：0.70mg/L（参考区间：0.1～5.0mg/L）。甲状腺功能示：TSH 6.25mIU/L（参考区间：0.49～4.67mIU/L）。医生告诉王老师，她的白细胞数一直在增加，为了确诊，还需做进一步的检查。

患者资料	拟实施行动
推断/假设	**拟学习的问题**

Note

情 境 3

为了进一步确诊，王老师签署了“骨髓活检检查知情同意书”，进行了骨髓穿刺检查。同时还做了核型分析、荧光原位杂交(fluorescence in situ hybridization，FISH)和 *BCR-ABL* 融合基因拷贝数分析。结果为：骨髓穿刺口头汇报：慢粒。Sokal 评分 0.59 低危(参考区间：<0.8 低危，0.8～1.2 中危，1.2 高危)。FISH：*BCR-ABL*：1R1G2F 227/300。染色体：46；XX，t(9；22)(q34；q11)。*BCR-ABL* 拷贝数：1.01×10^5；ABL 拷贝数：2.35×10^5；*BCR-ABL*(RAW%)：42.9%。

医生告诉王老师，她的细胞内检测到费城染色体，且 *BCR-ABL* 拷贝数较高，判断她患了慢性粒细胞性白血病。这种病进展缓慢，根据骨髓中白血病细胞的数量和症状的严重程度，通常分为三个期：慢性期、加速期和急变期。这种病被称为“与时间赛跑的疾病”，一旦进入加速期和急变期，治疗起来就比较麻烦了。好在王老师的病目前处于慢性期，应马上治疗。

患者资料	拟实施行动
推断/假设	**拟学习的问题**

情　境　4

针对王老师目前的情况，医生给予羟基脲及尼洛替尼治疗，并辅以水化碱化、利尿碱化尿液等对症治疗。治疗一段时间后，王老师的病情得到控制，医生建议其出院，出院时白细胞计数：8.95×10^9/L；中性粒细胞计数：6.24×10^9/L；血红蛋白：116g/L；血小板计数：383×10^9/L。由于王老师的儿子和女儿均在国外工作，社区主任制订了定期看望王老师的计划，在紧急情况和有特殊需要时王老师可以随时拨打社区相关服务电话，社区将给王老师提供及时的帮助。王老师的儿子和女儿放心了许多。

患者资料	拟实施行动
推断/假设	**拟学习的问题**

PBL 四格表

案例2　与时间赛跑的疾病

患者资料	拟实施行动
推断/假设	**拟学习的问题**

Note

（马长艳）

案例3 突如其来的打击

情 境 1

张倩是某省环境保护职业学院一名大三的学生,22 岁。她是个活泼、开朗、漂亮的女孩子。张倩学习很刻苦,对环境保护专业也比较感兴趣,现在已经进入实习阶段。今年国庆节张倩放假回家的时候,她妈妈发现她手上有擦伤,脸上也有一小块红肿,就问她是怎么回事,她说手上是洗衣服时弄破的,脸上红肿是长青春痘后用手抠发炎的。国庆节过后,张倩回到实习单位上班。上班当天晚上,张倩突然发热,她以为是感冒,还带病坚持工作,直至发热 1 周后还没有退烧,才去医院进行检查。期间吃过退烧药,但体温一直高于正常。

患者资料	拟实施行动
推断/假设	**拟学习的问题**

Note

情境 2

10 月 15 日家人陪同张倩到医院做检查，10 月 17 日检查结果出来，一家人吓了一跳，医生诊断她患了重型再生障碍性贫血。医生说病情比较危重，张倩开始出现明显的乏力、牙龈出血。她的检查结果为：血红蛋白 50g/L（参考区间：成年女性 110～150g/L），血小板 15×10^9/L［参考区间：$(100\sim300)\times10^9$/L］，中性粒细胞 0.5×10^9/L［参考区间：$(2.0\sim7.5)\times10^9$/L］，必须住院治疗。10 月 18 日，张倩住进了医院重症监护病房。因治疗需要，要给张倩输血，检验科测张倩的血型是 O 型，Rh 阳性。但血库 O 型血不足。为了保证血液的供应，医生动员其家属献血。她的家人还向医生咨询，因张倩自上大学后每年都进行无偿献血，费用上是否有优惠。

患者资料	拟实施行动
推断/假设	**拟学习的问题**

情　境　3

张倩突如其来的病倒和昂贵的治疗费给全家蒙上了一层阴影。张倩的父母是地道的农民，她还有一个姐姐和一个哥哥。张倩是家里唯一的大学生，全家人对她寄予厚望。家里人对张倩突然患重型再生障碍性贫血充满疑惑，孩子平时身体好好的，为什么会突然得这么严重的病呢？家人怀疑跟她从事的工作有关。张倩去年8月份被安排进入了某水务有限公司实习，随后被公司分配到办事点实习，工作内容包括对污水进行采样、清理污水垃圾。张倩曾和她妈妈提到过做这些工作时没有任何防护。

患者资料	拟实施行动
推断/假设	**拟学习的问题**

情 境 4

经过一段时间的治疗,张倩的病情稍微平稳,体温降至正常,乏力症状减轻,牙龈出血停止。医生说目前的治疗方案是使用免疫抑制剂治疗,然后再考虑进行骨髓移植。但骨髓移植必须要有相当的经济实力支持。张倩目前的治疗费已经花了10多万元,如果做骨髓移植要接近50万元,再加上后续的支持治疗、护理,总费用差不多要100万元。这让张倩的家人实在无法承受。

目前,张倩的家人正在想办法筹集治疗费用,他们希望获得好心人的捐款,同时希望可以取得职业病鉴定,确定病因。

患者资料	拟实施行动
推断/假设	**拟学习的问题**

PBL 四格表

案例3　突如其来的打击

患者资料	拟实施行动
推断/假设	**拟学习的问题**

（王　晗）

Note

案例4 下一个孩子还会这样吗?

情 境 1

小强,8岁男孩,海口市龙昆小学二年级的学生。特别喜欢吃甜食,从小牙齿就不好,好多牙齿都变黑了,他的妈妈为此很苦恼,每天给他刷牙两次,有时刷牙时小强吐出的牙膏沫里能看到血丝。终于盼到换牙的年龄,小强的牙开始活动了。其中一个牙齿活动了好久也没有掉下来,他的妈妈准备求助牙医将这颗牙拔掉。

小强的妈妈带他到社区牙科诊所,医生看了一下小强摇摇欲坠的牙齿,告诉小强牙齿已经活动很明显了,很容易就能拔下来,不会太痛。又问了一下他的妈妈小强有没有什么特殊疾病,她说没有。

拔牙很快结束了,但拔牙的地方有些渗血,医生说是正常现象,塞了一块消毒棉,并说很快出血就会停止的。

患者资料	拟实施行动
推断/假设	**拟学习的问题**

Note

情　境　2

小强回到家后，拔牙处一直在渗血，没有停止。他的妈妈带他回到社区牙科诊所，医生给小强更换了一块消毒棉球，并再次询问孩子是否有特殊病史，他妈妈回忆到就是牙齿不好，刷牙的时候有牙出血的情况，牙科医生建议他们到医院血液科就诊。

小强的妈妈立即带他到海南省人民医院血液科就诊。医生让其急查了血常规，血常规结果正常。此时，小强的牙齿也已经不再渗血了。然后医生又开了其他一些检查单，说晚上查不了，嘱其明早到医院抽血检查。

患者资料	拟实施行动
推断/假设	**拟学习的问题**

情 境 3

小强的牙齿已经完全不出血了,而且刷牙也没有血丝。孩子依然活泼正常,本来他的妈妈想听医生的建议再到医院做检查,但孩子的外婆说家里人老老少少从来没有得过什么奇怪的病,小强也不会有什么病,而且昨天都查了血小板也正常,外婆认为就是总吃甜的,牙齿不好。小强的妈妈也没了主意,觉得外婆说得也有道理,何必带孩子去医院再抽血遭罪,最后就没有再去医院复查。

1 个月后的运动会上,小强又出状况了。小强参加了 400 米接力赛跑,接过接力棒时他一不小心摔倒了,双膝跪地,疼痛难忍,没有完成比赛。同学和老师扶他到校医室,发现他双膝皮肤破损渗血。校医处理伤口时发现他双膝关节肿胀明显,尤其是右侧,于是立即联系他的家长并送至医院。

骨科医生给小强做了相关体检,双膝关节拍片未发现骨折。医生又详细问了一下情况,并对关节进行固定,然后让他们到血液科就诊。

患者资料	拟实施行动
推断/假设	**拟学习的问题**

情　境　4

血液科的医生详细询问了小强妈妈关于家人健康及孩子的成长情况，妈妈很紧张，医生对其进行安抚，并劝她一定要给孩子查清楚。妈妈表示很信任医生。小强的检查结果出来了，结果显示：凝血时间 CT 正常，活化部分凝血活酶时间 APTT 延长，凝血酶原消耗时间 PCT 异常，凝血活酶生成实验异常，并能被钡吸附正常血浆纠正，凝血因子Ⅷ活性相当于正常人的 4%。医生诊断小强患了“血友病 A”。

小强立即住院并输注了新鲜冰冻血浆和冷沉淀物。1 周后，小强的双膝关节肿胀消退。医生说可以出院，并为其写了非常详细的长达两页纸的医嘱。

患者资料	拟实施行动
推断/假设	**拟学习的问题**

Note

情 境 5

自小强被诊断为“血友病”后，他的家人似乎一直被阴影笼罩着，特别是孩子的外婆，始终很难相信孩子真的得病了……。

自从国家出台“单独生育二胎”政策之后，小强的父母就打算再要个孩子，小强的妈妈是独生女。这次孩子被诊断为“血友病”，他们夫妻更坚定了再生一个孩子的想法，但他们也甚是担忧，因为医生说这个病是遗传的。下一个孩子是否还会这样呢？

小强的父母准备求助医生，让医生为他们作出科学的判断，争取生个健康的宝宝。经过遗传学检查，发现小强的妈妈是携带者，如果再生个儿子，将有 50% 的概率患血友病；如果再生个女儿，将有 50% 的概率成为携带者。接下来，小强的父母要作出最后的选择。

患者资料	拟实施行动
推断/假设	**拟学习的问题**

Note

PBL 四格表

案例4　下一个孩子还会这样吗？

患者资料	拟实施行动
推断/假设	**拟学习的问题**

（王　晗）

案例5 前妻的抉择

情 境 1

小张和小兰是高三同桌，两人在上学时彼此就喜欢上了对方，但碍于高考的压力，彼此把感情埋在了心里。高中毕业后两人都考入了省会的不同大学，在一次大学同乡聚会上，两人终于捅破了这张纸，变成了男女朋友。在同学眼里，男才女貌，他们是非常般配的一对。大学毕业后1年，两人选择了"十一"结婚（也是小兰的生日）。婚后两人恩爱有加，2年后便有了爱情的结晶——儿子。6年前小张得知自己是乙肝病毒携带者，但想到自己一直身体很好，年轻力壮，也就没有太在意。工作后小张有时感觉腹胀、上腹部钝痛，怀疑自己"胃疼"，"是不是胃病"之类的，由于工作紧张繁忙，也就没有去医院检查。小张是营销专业的高才生，大学毕业后在一家外企从事营销工作，事业做得很顺利，业绩直线上升。由于工作性质，在他做销售时，免不了要陪客户喝酒，而且经常醉酒，小兰非常心疼，但又劝不住，两个人为此经常拌嘴。年初在一次朋友聚会中，又因喝酒问题吵闹，弄得聚会不欢而散。可能是觉得在朋友面前丢了面子，加之酒精的作用，小张一时赌气提出离婚，小兰也赌气答应了并于第二天协议闪离了。

离婚后，小张一时难以接受这个局面，精神一下垮了。对生活、工作也没有以前那么大的热情了，营销业绩也直线下滑。家庭、事业两不顺，他为此经常借酒消愁，常常喝得烂醉。酒醒之后，更加后悔当初自己鲁莽的决定，但碍于面子问题，一直没有勇气向小兰提出复婚。

就这样的日子，过了半年，转眼就快到他们的结婚纪念日也是小兰的生日——"十一"了。经过这半年的折腾，小张觉得自己离不开小兰，终于暗下决心，决定鼓足勇气，放下面子，要在"十一"这天，给前妻一个惊喜，要向前妻提出复婚。

患者资料	拟实施行动
推断/假设	**拟学习的问题**

Note

情　境　2

可就在离十一还有1周的时间，在一次和客户聚会时，小张又喝醉了，人事不省。单位同事赶紧把他送到医院急诊科，经过CT、磁共振等相关检查后，结合甲胎蛋白（AFP）1000μg/L（参考值：<20μg/L）等，医生高度怀疑小张得了肝癌。当他在医院得知这个结果时，整个人一下懵了，浑身瘫软，摔倒在地。急诊科医生建议小张尽快住院接受手术治疗。

小张同事赶紧电话通知了小兰（离婚之事小张一直没有让同事知道），小兰听后立即飞奔到医院，为小张很快办理了住院手续。

住院期间，小兰陪夜、跑前跑后、手术签字等，在医生及患者的眼中，两个人是一对恩爱有加、感情笃定的普通夫妻。主管医生很快为小张安排了手术，术中发现肝右叶可见6cm×8cm大小巨块型占位，位置也比较凶险。考虑到手术切除难度及风险都很大，立即请外科医师大会诊后决定放弃此次手术。主治医生把小张的实情告诉了小兰，患者病情不乐观，尤其是年轻人癌细胞扩散得快，剩下的日子，只能希望通过介入等治疗手段，来延长生命，减轻一些痛苦。手术后2周，小张出院了。医生建议等小张恢复一下，可以到肿瘤内科接受介入治疗。

患者资料	拟实施行动

推断/假设	拟学习的问题

Note

情 境 3

出院后没多久，小张腹胀加剧，出现了肝腹水，再次住院，此时小张已经无法再走出病房。入院检查：T 36.5℃，R 25 次/分，P 70 次/分，血压 120/70mmHg。小张消瘦、精神不振，皮肤黄褐，面部见斑块状色素沉着。巩膜黄染。胸肺无异常。心率 70 次/分，心界不大。腹部膨隆，肝肋下 5cm，质地中等硬度，压痛(+)；脾肋下 3cm，腹水征(+)。两下肢明显凹陷性水肿。

血常规：Hb 110g/L(参考区间：120～160g/L)，RBC(红细胞计数)4.0×10^{12}/L[参考区间：(4.0～5.5)×10^{12}/L]，WBC(白细胞计数)11×10^{9}/L[参考区间：(4～10)×10^{9}/L]，N(中性粒细胞)80%(参考区间：50%～70%)，L(淋巴细胞)20%(参考区间：20%～40%)，PLT(血小板)140×10^{9}/L[参考区间：(100～300)×10^{9}/L]。

肝功化验：血浆总蛋白(TP)50g/L(参考区间：60～80g/L)，清蛋白(ALB)25g/L(参考区间：40～50g/L)，球蛋白(GLB)25g/L(参考区间：20～30g/L)，A/G：1：1(参考区间：1.5：1～2.5：1)；ALP、GGT、ALT、AST 均增高。HBs Ag(+)，抗-HBc(+)。

AFP 1400μg/L。

黄疸检查：血浆中总胆红素(TBIL)136μmol/L(参考区间：3.4～17.1μmol/L)，直接胆红素(DBIL)102μmol/L(参考区间：0.6～0.8μmol/L)，间接胆红素(IBIL)34μmol/L(参考区间：1.7～10.2μmol/L)。

凝血象：Fg(纤维蛋白原)2.5g/L(参考区间：2～4g/L)，PT(凝血酶原时间)14 秒(参考区间：12～16 秒)，TT(凝血酶时间)13 秒(参考区间：11～18 秒)，3P(−)。

B 超：肝大、脾大。

CT(图 10-5-1)：肝右叶可见 6cm×8cm 团块状低密度影，其内示条片状高密度影，考虑肝癌？

肝动脉造影示瘤体内大量坏死，肿瘤血管显影良好(图 10-5-1)。

患者资料	拟实施行动
推断/假设	**拟学习的问题**

情　境　4

入院后第3天小张出现了烦躁不安，后进入嗜睡状态，意识朦胧，反应迟钝，并出现扑翼样震颤。医生考虑小张出现了“肝性脑病”，急查血氨165μmol/L（参考区间：11～35μmol/L）。与此同时，小张出现了尿血、皮肤可见片状出血点。医生急查DIC相关项目：PLT（血小板）80×10^9/L（参考区间：100～300×10^9/L）；Fg（纤维蛋白原）1g/L（参考区间：2～4g/L），PT（凝血酶原时间）32秒（参考区间：12～16秒），3P（血浆鱼精蛋白副凝实验）（+）。

结合小张的临床表现及相关实验室检查项目，医生认为小张发生了“DIC”。鉴于病情危急，医生立即下了病危通知书，并将病情详细告知了小兰。随后电话通知相关科室对小张进行了紧急会诊。给小张补充了血小板、纤维蛋白原、血浆等，加用谷氨酸钠、支链氨基酸、左旋多巴等，最后在医护人员的积极努力下，5天后小张逐渐恢复清醒，以后病情渐渐稳定下来。随后，给小张又补充白蛋白，加用呋塞米、依他尼酸，腹水也慢慢消失。小张终于从死亡线挣脱了回来。

经过了这一次生与死的考验，小兰觉得小张这么年轻，不能就这么轻易放弃生命。要想尽各种办法，挽救小张的生命。通过网上了解和医生的沟通，了解到换肝是肝癌比较好的治疗方法，但肝源从何而来？另外，手术费用也不可小视。

患者资料	拟实施行动
推断/假设	**拟学习的问题**

Note

情 境 5

小兰考虑了良久，觉得还是要想办法为小张换肝。通过了解，目前肝源非常难得。她抱着试试看的心情，看自己的肝是否合适。经过配型检查后，医院认为小兰和小张很匹配。当小兰兴奋地将此消息告诉给前夫及家人时，前夫及家人均反对。但小兰主意已定，执意要为前夫换肝，大家也就不好再反对了。

在换肝的那天早上，小张握着小兰的手，落泪不止，嘴唇微微颤动，很轻地说了句“我很爱你”。小兰听后泪流满面，哽咽地说：“我一直都非常爱你”。随后擦干眼泪，面带微笑地说：“我都很勇敢，儿子还小，我和儿子都还需要你的照顾，希望你也勇敢！”小张带着勇敢、希望和责任接受了手术。

幸运的是，小张的换肝手术很成功。在家人的悉心照顾下，小兰很快复原。小张术后恢复得也很好，没有多久就出院了。出院后，小兰主动提出复婚。如今，一家三口过着幸福甜蜜的生活。

患者资料	拟实施行动
推断/假设	**拟学习的问题**

Note

PBL 四格表

案例5　前妻的抉择

患者资料	拟实施行动
推断/假设	**拟学习的问题**

（黄　英）

第十一章 皮被系统

案例1 不痒的皮疹

情 境 1

尹畦是一个21岁的大学生。有一天他到校医院看病，告诉医生他下背部有无症状的疹子。这是他的女朋友3天前发现的。他一直都很健康，除了在高中踢足球时严重扭伤过脚踝外，几乎没有看过医生。他说这个新出现的皮疹不痒，也没有治疗过。以前从来没有过其他的皮肤病。

在仔细检查后，医生记录了以下内容：

皮肤：在骶骨区域有几个红色，鳞状的丘疹(图11-1-1)。

头眼耳鼻喉：巩膜无黄疸，无红眼，鼻窦无压痛，口腔无损伤。

呼吸：两边肺呼吸音清晰。

心血管：心脏听诊正常。

腹部：无压痛/腹部柔软，肝脾肋下未及。

肌肉/骨骼：右手第二、三远端指间关节有轻微肿大和压痛。

阴部：阴部无病变。

当医生问他右手手指问题的可能原因时，尹畦说可能是他上周在打篮球赛时右手受的伤。他又补充说，2个星期前他患了严重感冒和咽喉痛，请了2天假。他的女朋友让他服用银翘片来治疗感冒。他上个礼拜一直都持续服用银翘片，但是没有服用其他药物或补品。

尹畦说他没有发热、咳嗽、排尿困难或腹泻的症状。在问及社交史时，尹畦说他与女朋友保持性关系，但大多数时间都使用安全套。他周末会喝几瓶啤酒，有时喝很多。他不抽烟也不用可卡因。

患者资料	拟实施行动
推断/假设	**拟学习的问题**

Note

情境 2

校医告诉尹畦,他的皮肤病很可能是服用银翘片的结果,如果他停止服用,皮疹应该会消失。校医给他开了曲安西龙软膏(氟羟氢化泼尼松,triamcinolone),1 天两次,1 个礼拜后如果皮炎消失后就停用。校医还开了布洛芬,1 天三次用 1 周,用来减轻关节疼痛。尹畦听从了医生的建议,并答应如果皮疹和关节痛不缓解的话就回医院复诊。

3 个月后尹畦又到校医院,他的皮疹在大约 2 个星期前复发了。当医生查看他的病历时,尹畦说在停止服用银翘片后皮疹消失了,但是由于担心在期末考试时感冒,2 天前他又开始服用。他当时认为得皮疹的风险与再得一次重感冒的风险相比就微不足道了,因为如果感冒了他就不能进行期末考试复习。他承认自己错了。皮疹复发了,而且范围更大并且更痒。他来诊所的原因就是瘙痒太严重使他不能集中精力学习。当被问及有没有其他的症状时,他告诉医生没有发热、咳嗽、腹泻、小便困难或关节痛。

检查发现,尹畦的背部、手臂外侧存在红色、鳞状的丘疹和斑块(图 11-1-2)。小腿外侧也有相似的病变。头皮、口腔、阴部没有病变。所有的关节看上去都正常,没有压痛。检查没有发现其他显著症状。

医生又建议尹畦停止服用银翘片。此外,为了让皮疹早点消失以及让尹畦在考试时能更舒服些,他让尹畦服用泼尼松 2 个星期,药量从 40mg 开始逐渐减少。他让尹畦在 1 周后回来复诊。

患者资料	拟实施行动
推断/假设	**拟学习的问题**

Note

情 境 3

1 星期后，尹畦回到校医院告诉医生说皮疹完全消失了。他没有感受到任何泼尼松的副作用。他说他考试累死了，明天会和父母一起去海南过暑假。他同意并保证再也不服用银翘片了。

泼尼松停药 1 周后，尹畦注意到他的右臂肿大，胸腹部和背部皮肤似乎变得越来越红，越来越热。因为到海南才 1 周又在沙滩上待了很长时间，他以为是晒了太长时间太阳。但是在接下来的 3 天里，他身体的其他部分，包括头皮、脸部、手臂和腿都变得又红又热并且有鳞屑。他说他的药膏刚刚用完。尹畦的母亲认为是中暑坚持要量他的体温。他的体温是 39.2℃。她吓坏了，坚持送他去当地的急诊室。

在急诊室，一个医学生接待了他。她简短地问了他的病史，然后把重点放在检查结果上。

体温 39.4℃；血压：仰卧 104/66mmHg，直立 92/53mmHg；心率 122 次/分；呼吸 22 次/分；氧饱和度 97%。

一般情况：卧床，颤抖，中等抑郁，有意识，能回答问题。

头眼耳鼻喉：巩膜无黄染，结膜无充血，眼球转动正常。

颈部：无块状物，双侧颈动脉搏动正常。

心血管：心搏过速但规律，第一、第二心音正常，无杂音。

呼吸：双侧肺呼吸音正常，无喘鸣和啰音。

腹部：肠鸣音正常，腹部柔软，无压痛，肝脾肋下未及。

四肢：脉搏正常，下肢无水肿，双侧腹股沟淋巴结肿大。

肌肉/骨骼：右手第二、三远端指关节肿大，有压痛。

皮肤：头皮，脸部，躯干与四肢有鳞状红斑，涉及 95% 体表面积，阴部有类似症状，口腔无病变。多个指甲凹陷。

在做完检查后，医学生离开房间，马上叫来一名急诊医生。急诊医生又检查了一遍尹畦的背部，然后说他们想先做几个检验，他让尹畦住院接受营养支持和治疗。

患者资料	拟实施行动
推断/假设	**拟学习的问题**

Note

情境 4

初步检验结果包括：

全血细胞计数及分类计数，生化代谢检验全套：正常。

心电图：心搏过快，窦性心率。

胸透：无渗出，无心脏扩大。

尹畦因为红皮病住院，主管医生马上请来了皮肤科陈主任会诊。

当皮肤科陈主任在询问病史时，尹畦说他的一个不常来往的叔叔患了牛皮癣，但是他从来不认为自己的皮肤症状是牛皮癣。

为了做出确定的诊断，陈主任在尹畦的背部和右前臂处取了 4mm 的样本做活组织检查。他开了静脉输液的医嘱，并开了曲安西龙软膏，包扎敷用，1 天两次。

第二天早上，尹畦的体温正常了。但是他的皮肤还是发热并且有红斑。中午前病理科通知陈主任皮肤活组织细胞检查结果出来了，病理诊断是银屑病（图 11-1-3）。

患者资料	拟实施行动

推断/假设	拟学习的问题

PBL 四格表

案例1 不痒的皮疹

患者资料	拟实施行动
推断/假设	**拟学习的问题**

（王会平 夏强）

案例2　痒

情境1

留女士一直非常健康，也从不介意小病小痛。但1个星期前，身体的右侧有一种烧灼和刺痛的怪感，位置在她的乳房下方，以及背部。几天之后，这些部位出现红色小水疱。留女士以为自己对一种新买的洗涤剂过敏，便试用了炉甘石洗剂，但并无效果。今天早晨，她醒来时自觉发热。小水疱依旧存在，并开始阵阵发痒。留女士想起她的一位朋友曾经也出现过类似的皮肤感染，准备到医院去看医生。于是，她在网上挂号，预约了当天下午的门诊。

患者资料	拟实施行动
推断/假设	**拟学习的问题**

Note

情 境 2

蔡医生在紫金文苑社区医院做初级保健医生已有28年之久,他非常惬意自己已与社区里的居民们建立了深厚的感情。留女士是他的"老客户"了。他深知,留女士一向表现"女汉子",不大在乎小毛小病,而这次肯定是身体明显不舒服。见面寒暄之后,蔡医生开始关切地问诊。他仔细为她做体检,并记录资料如下:

主诉:右侧胸部和后背疼痛及水泡。

现病史:留女士,66岁,女性,身体一直无殊。7天前,无明显诱因下,自感右外侧和后背部有烧灼和刺痛感。5天前出现红色"水疱"。怀疑与用了一种新洗涤剂有关,便尝试用炉甘石洗剂缓解,无效。患者自感低烧,但否认有发冷、头痛、恶心、呕吐、腹泻、咳嗽和呼吸急促等症状。无疾病接触史。

用药史:无。

过敏史:青霉素(严重皮疹、呼吸急促)。

既往史:9岁得过水痘。轻度间歇性支气管哮喘。

家族史:无家族遗传病史。

社会史:25年前由台南大学到之江大学任教、定居。不饮酒,不吸烟,不吸食毒品。已婚。已退休。

体检:

体温36.7℃,血压128/80mmHg,心率75次/分,呼吸14次/分。

一般情况:发育良好,既往体健。女性,无急性病痛。

皮肤:右侧胸部和背部有多个簇集的清晰囊泡,呈红斑状,从右侧乳房下方延伸至背部中线,皮带样分布,T_6皮节。但病变并不越过背部中线。

尽管蔡医生已对病情的诊断心中有数,但他仍然刮取了病变组织做Tzanck涂片(图11-2-1)。检验结果为多核巨细胞(Tzanck细胞)阳性,证实了他的判断。

患者资料	拟实施行动
推断/假设	**拟学习的问题**

Note

情境 3

蔡医生的评价：女，66 岁，有原发性水痘-带状疱疹病毒感染史，现表现为一组红斑基底的囊泡，呈皮节分布。高度怀疑为带状疱疹。Tzanck 细胞的存在可辅助确诊。

蔡医生开始对留女士施以阿昔洛韦（acyclovir）和加巴喷丁（gabapentin）治疗，疗程为 10 天。接下来的 2 个星期，留女士的囊泡开始变得浑浊，然后破裂，结痂，消散，只留下红斑。这些红斑又在接下来的几周时间缓慢消退。

然而，留女士却继续抱怨右侧和背部有刀割样痛，疼痛评分为 7/10。她再次就诊，诊断为带状疱疹后神经痛，又开了加巴喷丁。但加巴喷丁未能有效减轻她的痛楚。

在接下来的数月里，蔡医生尝试了各种止痛措施（包括止痛药），但效果甚微。

蔡医生把留女士转诊给一位神经科专家。这位专家注意到留女士对多种治疗方式不敏感，于是开始给她服用卡马西平（carbamazepine）。因为大量研究表明，卡马西平可有效减轻带状疱疹后神经痛。

患者资料	拟实施行动
推断/假设	**拟学习的问题**

情　境　4

卡马西平治疗 4 周后，留女士欣喜地发现，右侧疼痛已好得多了。但恼火的是，她突然出现轻微干咳和喉咙痛。她想，"如果不是同样的毛病造成的，那就是另一回事了！"她决定不理会这些症状，而与朋友们一起去了浙西大峡谷，在小路上"毅行"。第 2 天，留女士感到喉咙更痛了，除了咳嗽，身体还发冷。她以为自己有点风寒。但一天以后，喉咙痛得难以吞咽东西。第 4 天早晨，舌头上的口疮剧痛弄醒了她，眼睛有沙样感，胸部和腹部开始出现非常痒的、又红又紫的皮疹。过了几个小时，她正犹豫是否该去看医生的时候，皮疹已蔓延到背部和臀部，有些部位开始变水疱了。皮肤由痒变痛，她觉得可能又是带状疱疹作怪了。这一天正好是星期日，蔡医生不上班。留女士决定明早第一件事情就是赶紧打电话。

星期一早晨，留女士被痛醒了。她的双腿和臀部到处是暗红色的水疱，都是先前发痒的皮疹变成的。嘴唇和脸也是水疱，口腔黏膜有多处糜烂。眼睛红得更为吓人，不敢对光。有些部位的皮疹很平滑。但摸一下手臂上的皮疹，则立刻变红，呈水疱样，又痒又痛，似乎皮都要脱掉了。站立时头发晕，整个身体都感到疼，有热度。恐慌之下，留女士请邻居张教授开车送她去了浙二医院急诊中心。

患者资料	拟实施行动
推断/假设	**拟学习的问题**

Note

情境 5

当留女士看到急诊中心里有许多患者在排队候诊，不免焦虑万分！但幸运的是，很快就轮到她看医生了。

你正跟急诊科的许教授见习，见到了留女士。她显然受了许多苦痛，看上去连眼睛都睁不开，畏光，叫痛。手臂、腿部、胸部和面部大部分都覆盖紫色皮疹。有些部位的水疱软塌，有些部位则看起来好像已脱了皮似的。某些部位的病变像有一个紫色的靶点，再以红色向外圈扩展。当留女士换上医院的病号服时，你注意到她的背部和臀部满是皮疹。

许教授详细询问了病史，确定她一般情况可，无其他疾患。最近因带状疱疹后神经痛一直服用卡马西平。卡马西平的剂量为600mg/d，已服用了3周，最后一次用药是在星期日上午。

许教授吩咐你检查患者的皮肤和黏膜，并用正确的皮肤病学术语描述原发性和继发性病变。你还为患者做了从头到脚的检查，并记录。

体检结果如下：

生命体征：体温38.6℃，脉搏95次/分，血压：躺卧120/80mmHg、平坐105/75mmHg、站立95/70mmHg（患者站立时立即予以测量，2分钟内完成）；心率：躺卧100次/分、平坐115次/分、站立130次/分（患者站立时立即予以测量，2分钟内结束）（注：患者站立时连说头晕）。

一般情况：老年女性，警醒和导向×3，病态外观。

HEENT：双侧眼睑水肿，上眼睑结痂病变，结膜充血。颊黏膜糜烂，朱红色边缘，有些结痂，口咽黏膜红肿糜烂。颈淋巴结无肿大。

心脏：正常节律，无杂音。

肺：双侧听诊清晰，无特殊。

生殖泌尿道：阴唇和阴道黏膜均无特殊。

皮肤：手臂、腿部、臀部、背部、胸部和大部分面部有弥漫性的红色丘疹，呈紫癜、坏死和中心样；某些部位为弛缓性大疱，糜烂，脱落。皮肤红肿区为Nikolsky征阳性，完整的大疱为Asboe-Hansen征阳性。

许教授提醒你，患者的表皮剥落已占到身体的10%，需要尽快进行体液复苏。他开了1L的静脉推注林格液，并嘱咐护士推注完毕后重新测量体位体征。他还开了胸部X线片、全血细胞计数/各种电解质全套检查。之后，许教授对你说：“现在，你该能够拿出一个鉴别诊断来了吧。”

患者资料	拟实施行动
推断/假设	**拟学习的问题**

情 境 6

皮肤科专家郑教授被请来会诊。他取了一个4mm的打孔切片，送病理科做福尔马林固定和H-E染色。郑教授指出，应当停用所有的用药，并把患者转到重症监护病房(ICU)，插上Foley导尿管。郑教授还吩咐进行肝功能化验。你甚为奇怪，请教他为何要把患者转入ICU。作为回应，郑教授让你先就自己所看到的症状进行鉴别诊断。

郑教授吩咐你跟着皮肤科专家王教授学习。你尾随她去了病理科。技术员已经完成了病理组织的切片和染色。你、王教授和另一位病理科副教授一起在显微镜下观察病理切片(图11-2-2)。

你们正镜检的时候，实验室化验结果及肝功能化验报告出来了，患者无嗜酸粒细胞增多，肝功能正常。根据临床和病理结果，王教授相当肯定地告诉你，患者得的是Stevens-Johnson综合征，这可能是由于患者过去3个星期服用了卡马西平的缘故。“这是我所遇到的第3例患者服用卡马西平后诱发Stevens-Johnson综合征的情况，”她说，“我不清楚这是否是一种巧合。”

患者资料	拟实施行动
推断/假设	**拟学习的问题**

PBL四格表

案例2 痒

患者资料	拟实施行动
推断/假设	**拟学习的问题**

（张咸宁 夏强）

器官-系统

整合教材

P B L

案例用图

第一章 运动系统

案例1 “关心”带来的伤害

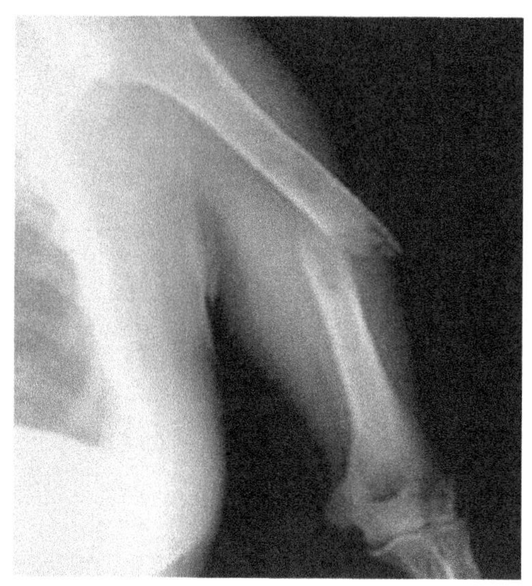

图 1-1-1 肱骨中段骨折

案例2 都是足球惹的祸

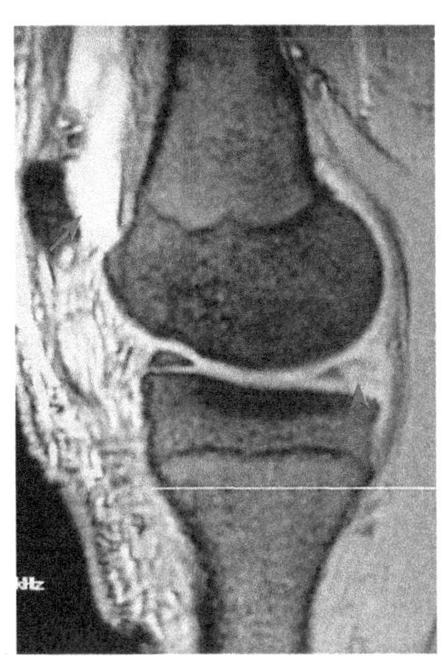

图 1-2-1 膝关节 MRI
膝关节内侧半月板后角撕裂(▲),后角见粗线状高信号,达关节面,髌上囊积液(↑)

第二章　感觉器官与中枢神经系统

案例1　毫无先兆的抽搐

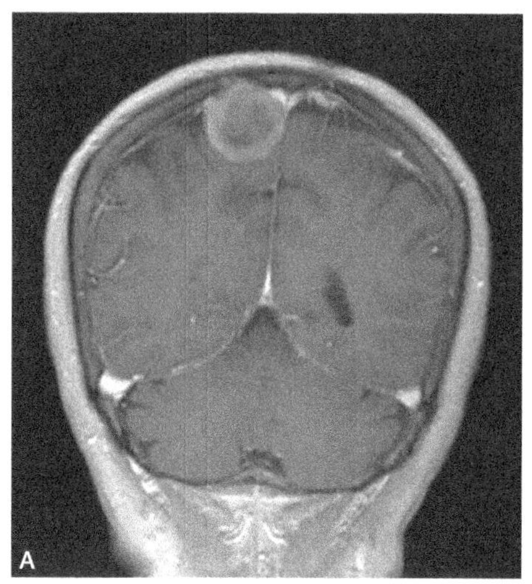

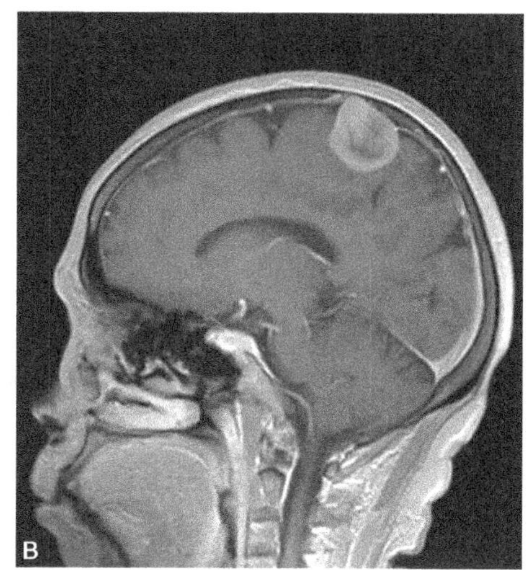

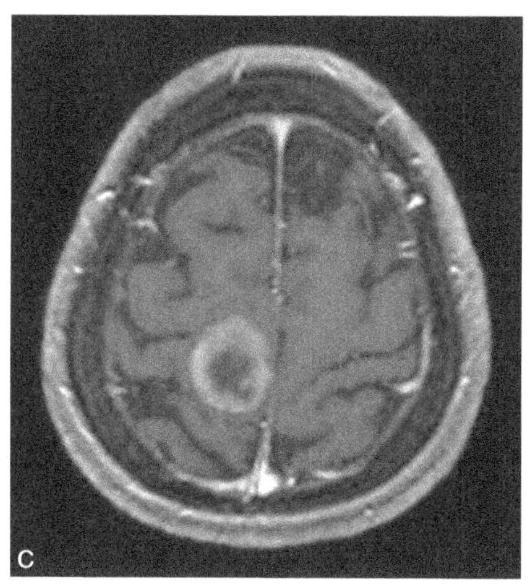

图2-1-1　MRI影像学检查

案例3 冬日暖阳

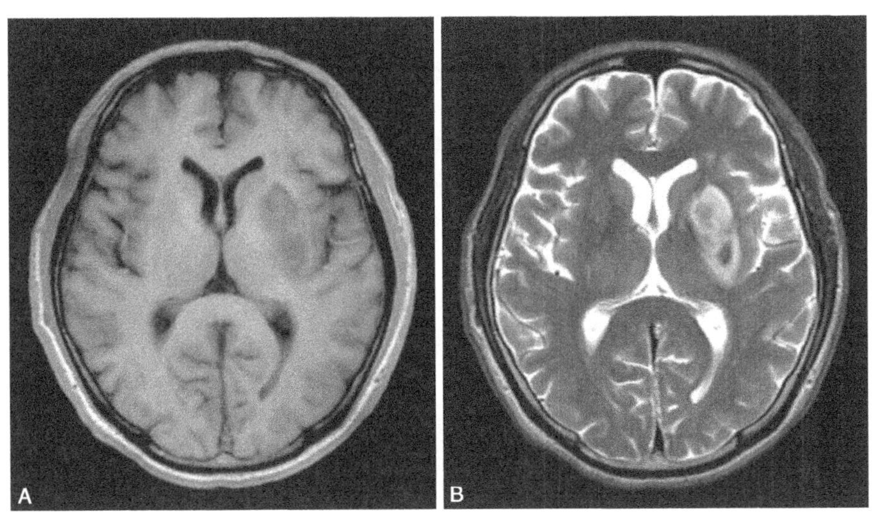

图 2-3-1 MRI 检查图

案例4　视力怎么越来越差了

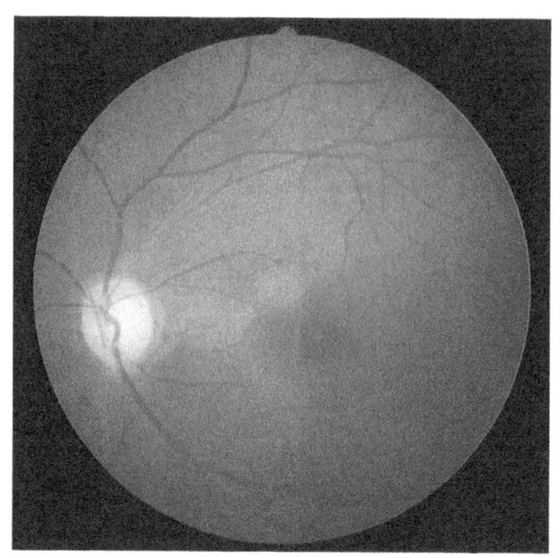

图 2-4-1　检眼镜检查图

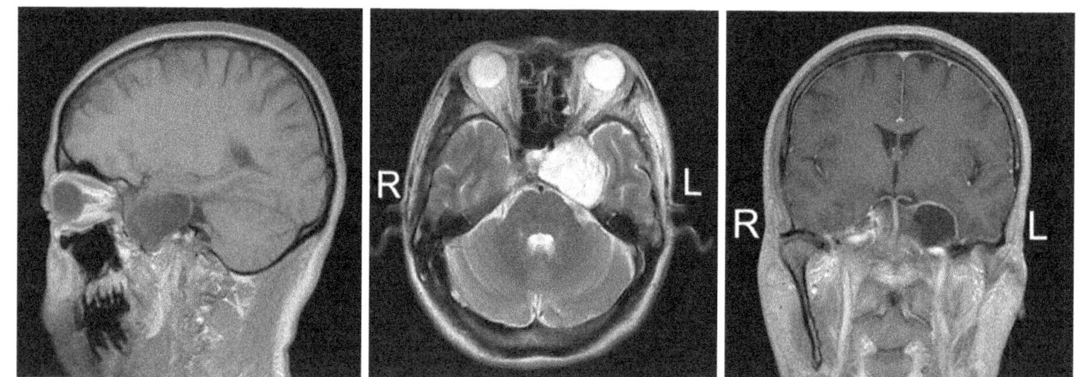

图 2-4-2　MRI 检查图

案例5　分错科的病号?

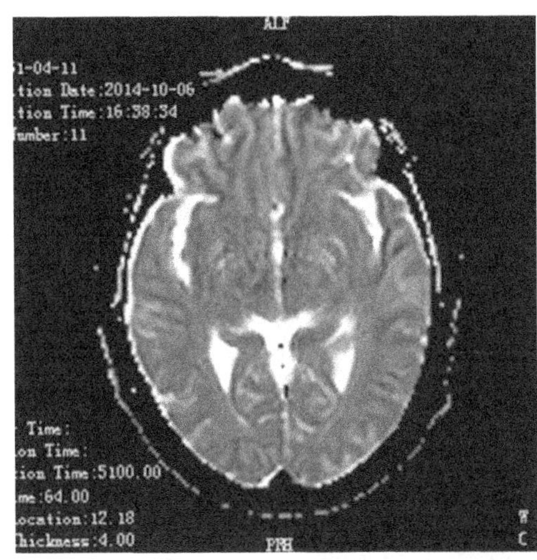

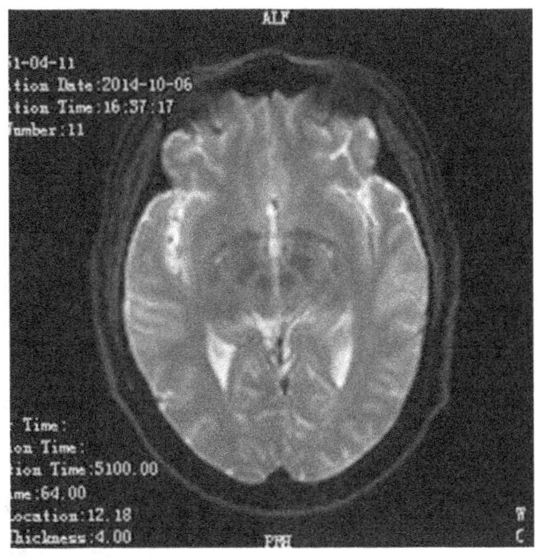

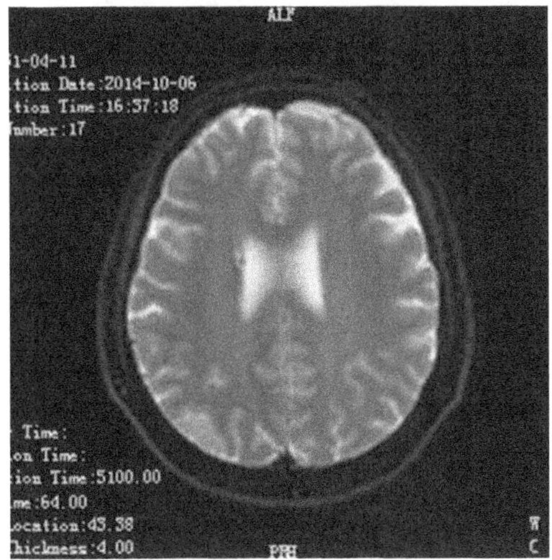

图 2-5-1　头颅 MRI 检查图

第三章　内分泌系统

案例2　难以控制的“头痛”

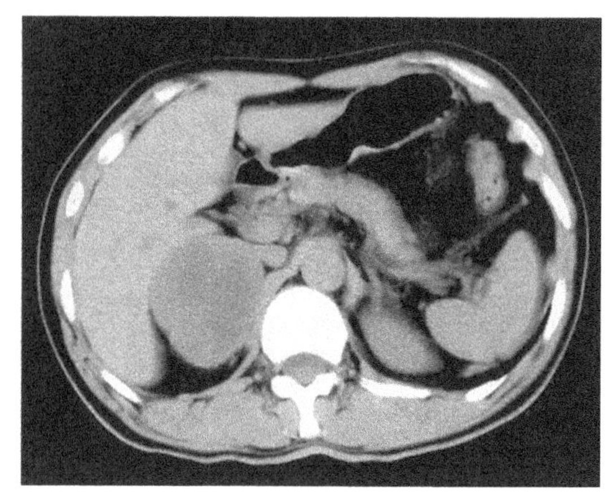

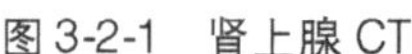
图 3-2-1　肾上腺 CT

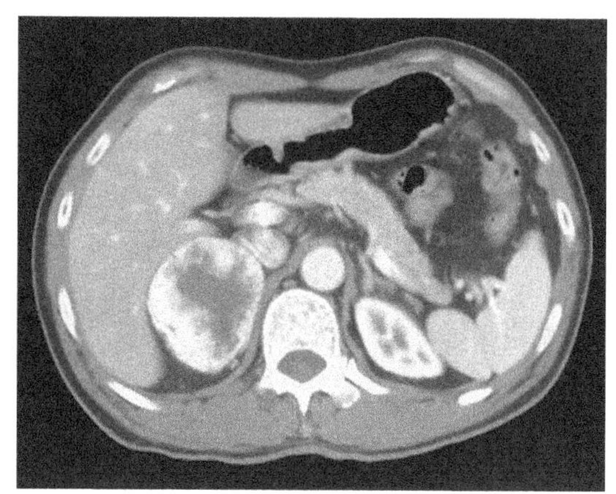

图 3-2-2　肾上腺加强 CT

案例3　他是真的癫痫吗？

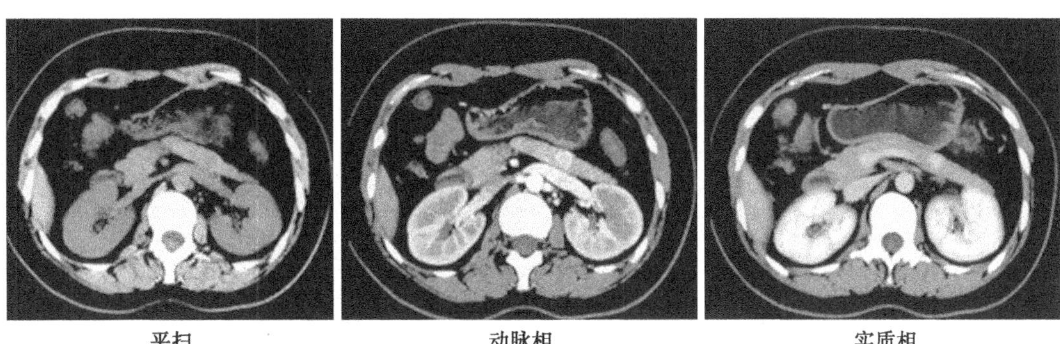

图 3-3-1　CT 平扫+增强的腹部横断位图像

第四章　宿主防御系统

案例1　迁延不愈的咳嗽

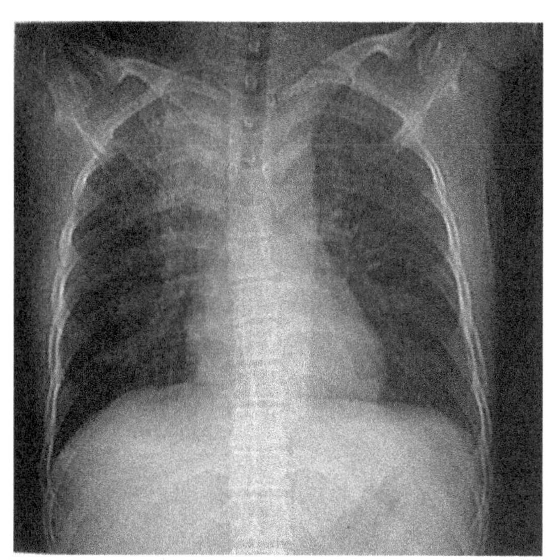

图 4-1-1　胸部X线

右肺上叶大片密度增高的云絮状致密阴影、边缘模糊与纵隔分界不清，病灶中散在高密度的纤维状影像，右肺门淋巴结肿大

案例2　被胶粘着双手的母亲

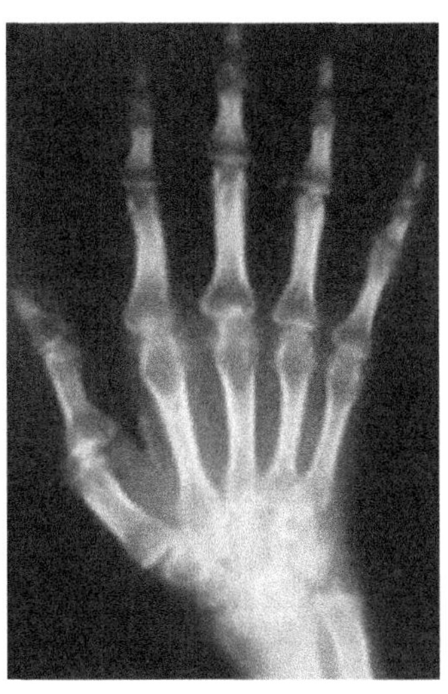

图 4-2-1　类风湿性关节炎
右手关节软组织肿胀，关节间隙狭窄，骨质疏松

第五章　心血管系统

案例8　突如其来的胸痛

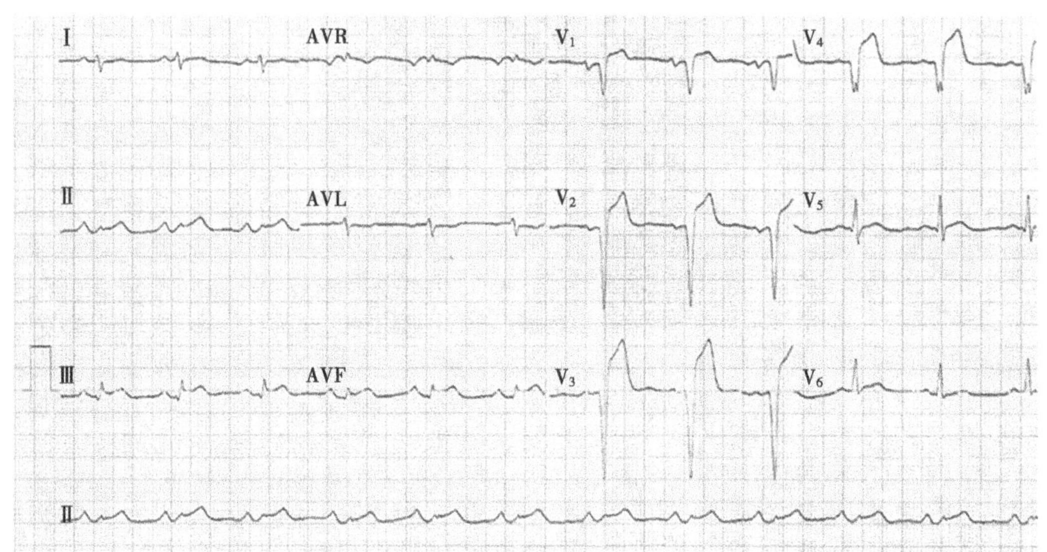

图5-8-1　心电图结果

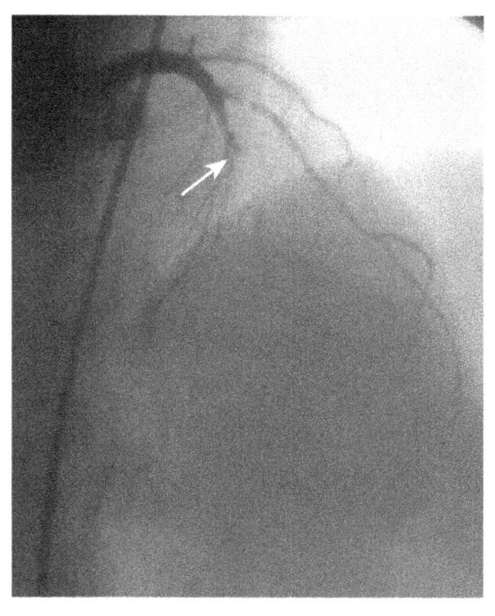

图5-8-2　左冠脉造影（箭头示前降支闭塞）

第六章　呼 吸 系 统

案例4　咳嗽咳痰几十年了

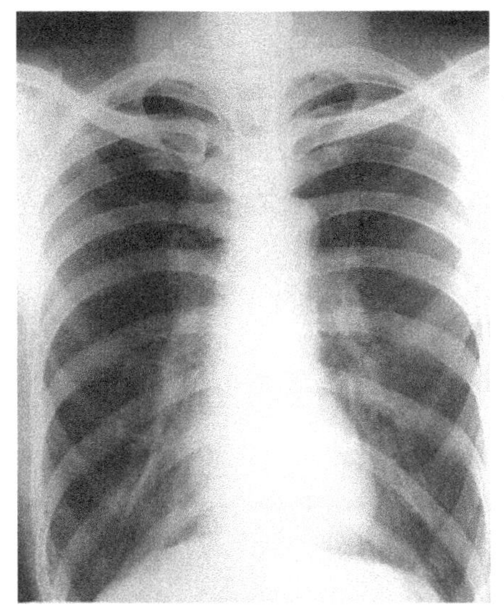

图6-4-1　胸部正位X片

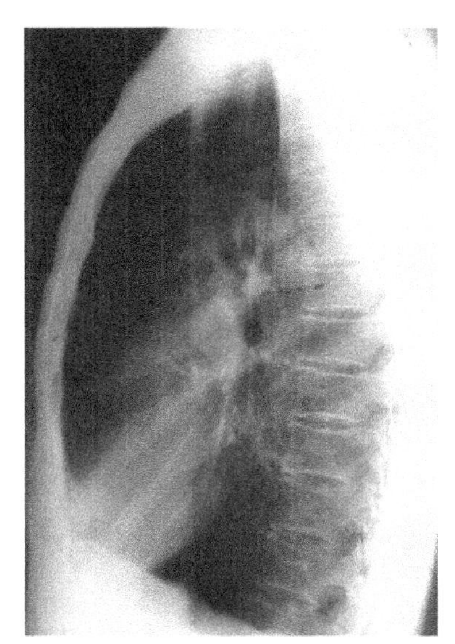

图6-4-2　胸部侧位X片

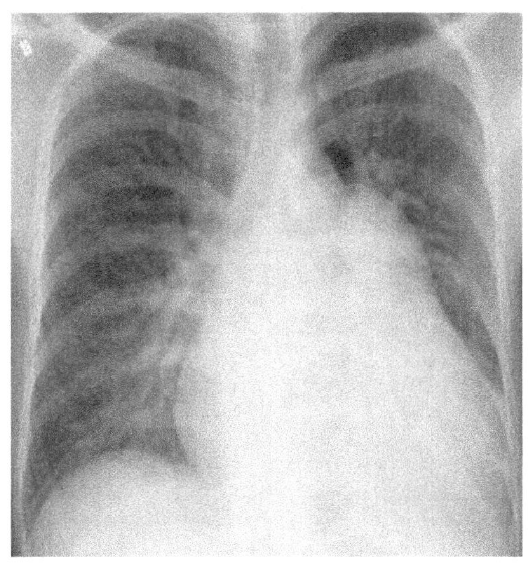

图6-4-3　胸部正位X片

案例5　咳嗽、咯血的何伯伯

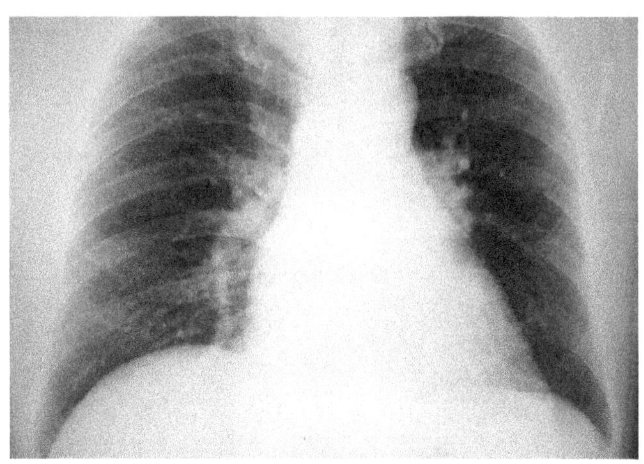

图 6-5-1　胸部正位 X 线片

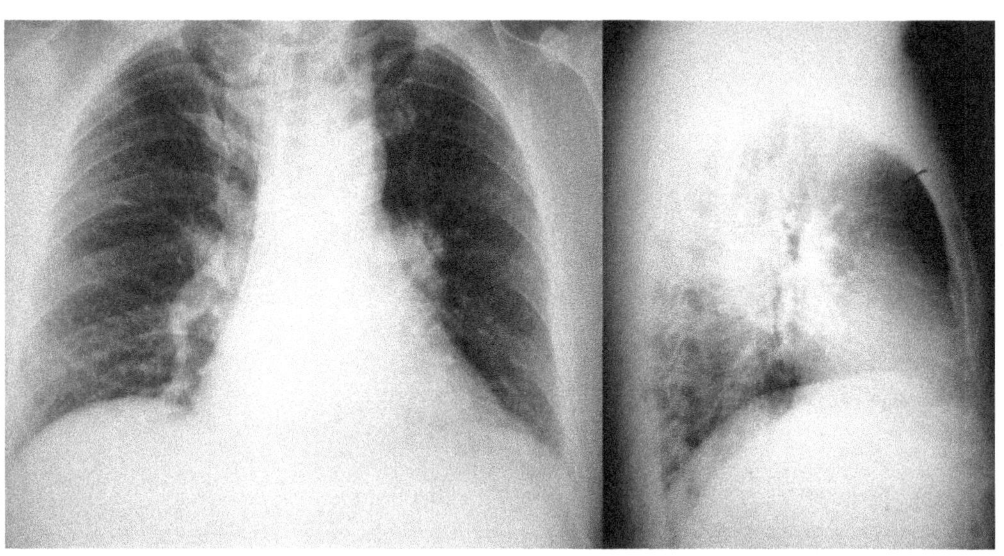

图 6-5-2　胸部正侧位 X 线片

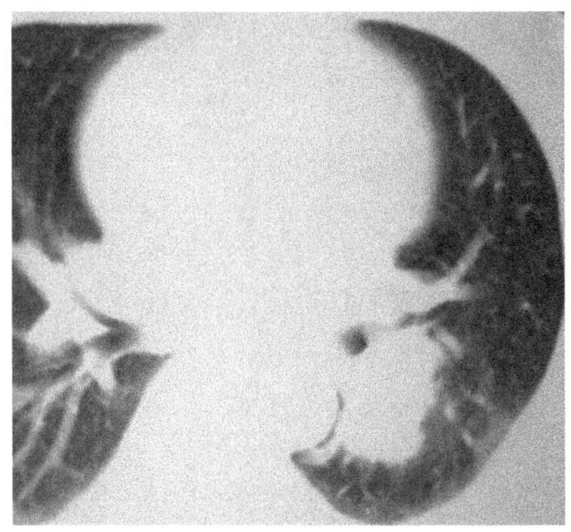

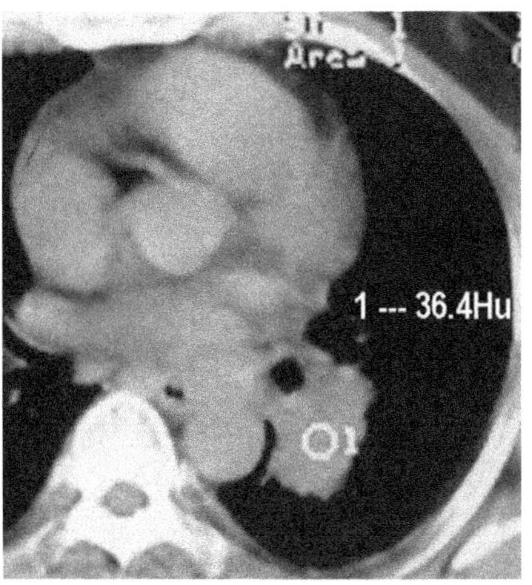

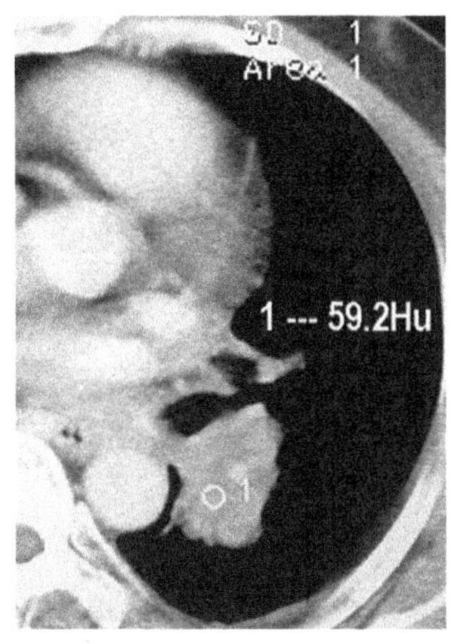

图 6-5-3 肺 CT

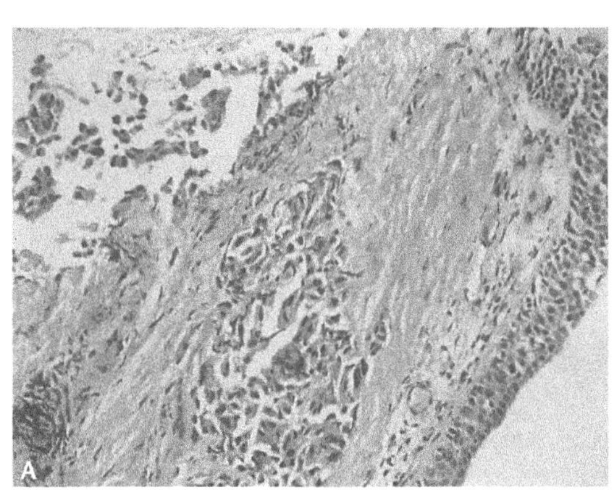

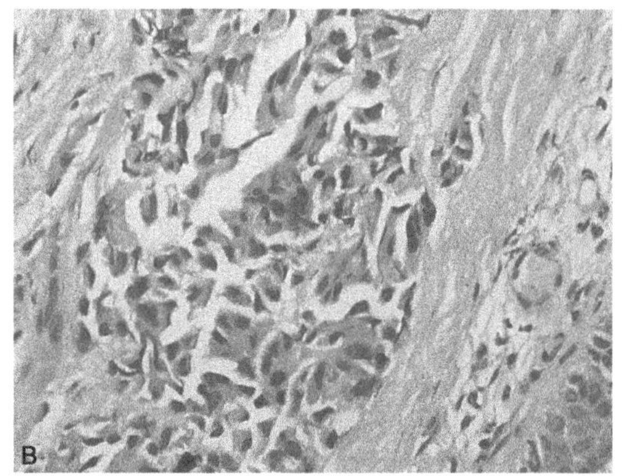

图 6-5-4 肺组织活检（光镜 HE）
A. ×100；B. ×200

案例6 淋雨之后

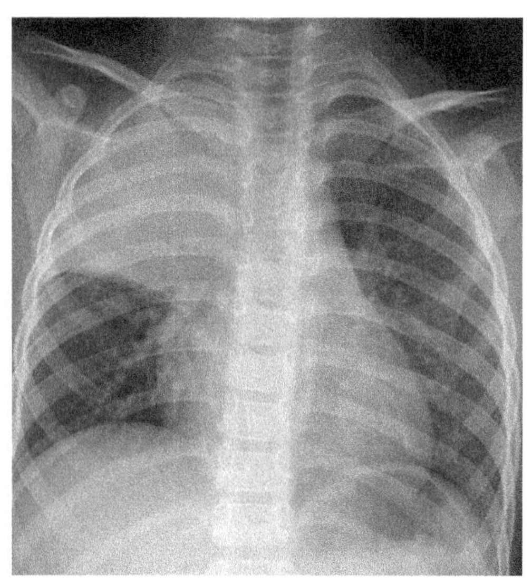

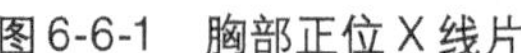

图6-6-1 胸部正位X线片

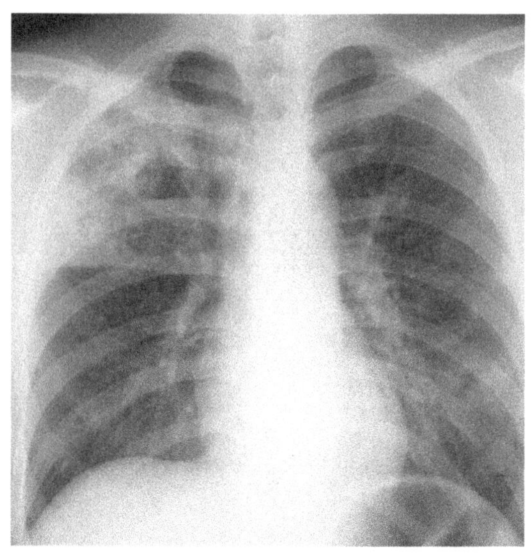

图6-6-2 胸部正位X线片

第七章　消 化 系 统

案例 1　酒精的考验

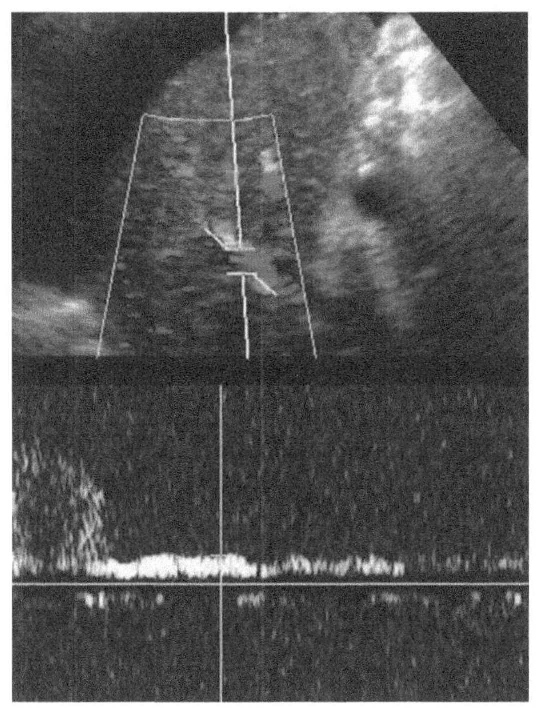
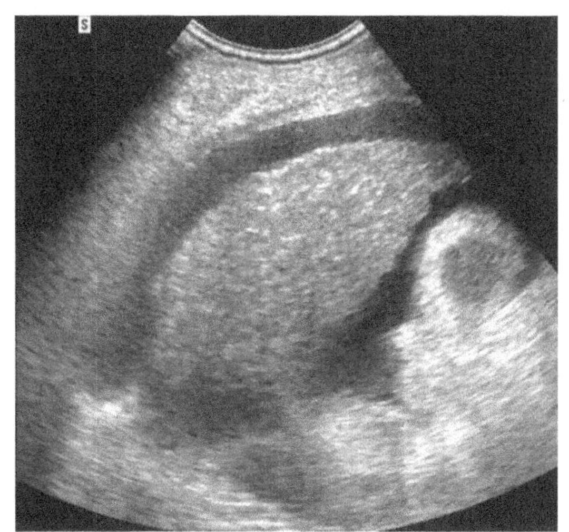

图 7-1-1　腹部彩超结果

案例2 聚餐之后

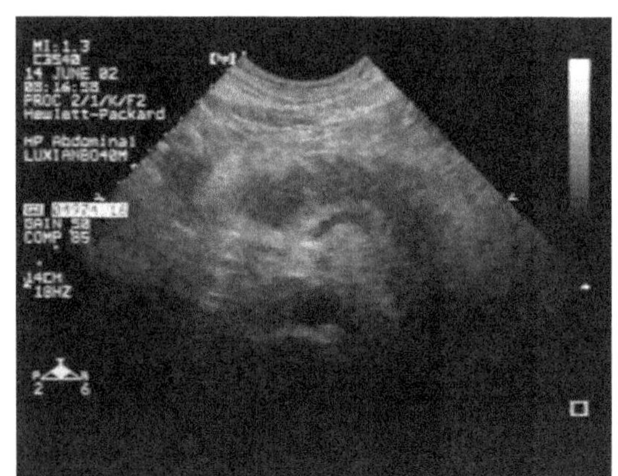

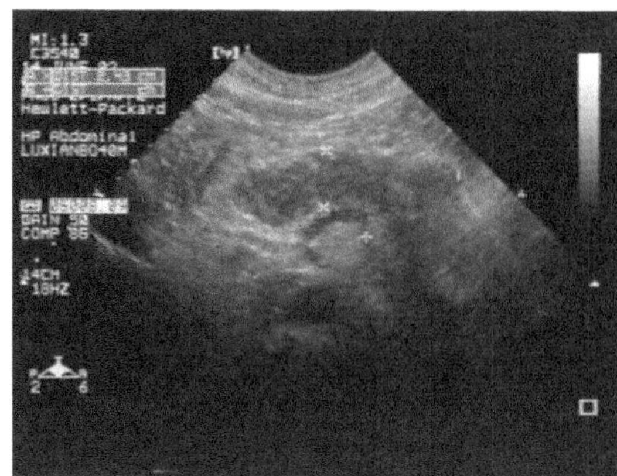

图 7-2-1 腹部超声结果

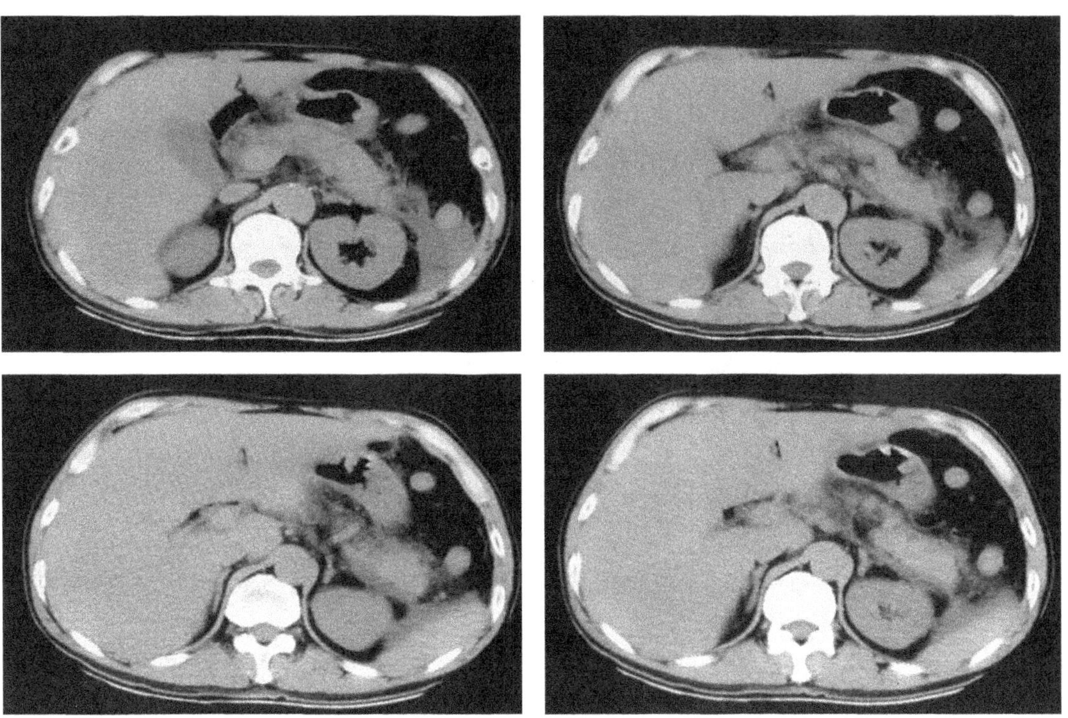

图 7-2-2 胰腺多排 CT 平扫结果

案例4　黑矇与黑便

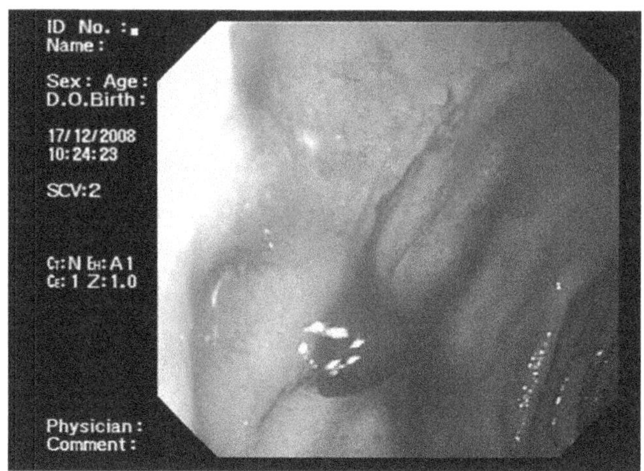

图7-4-1　胃镜检查示活动性出血

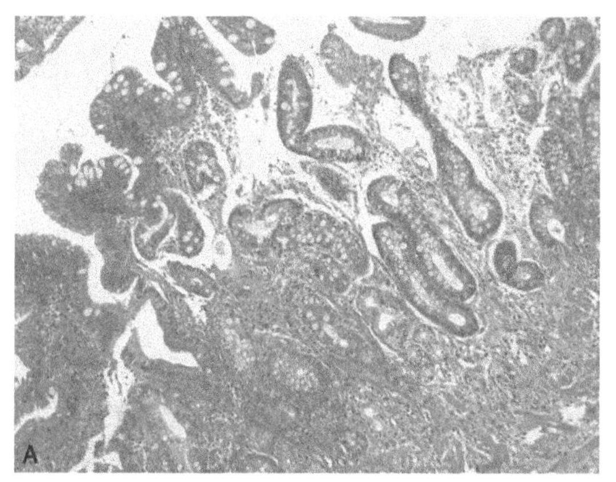

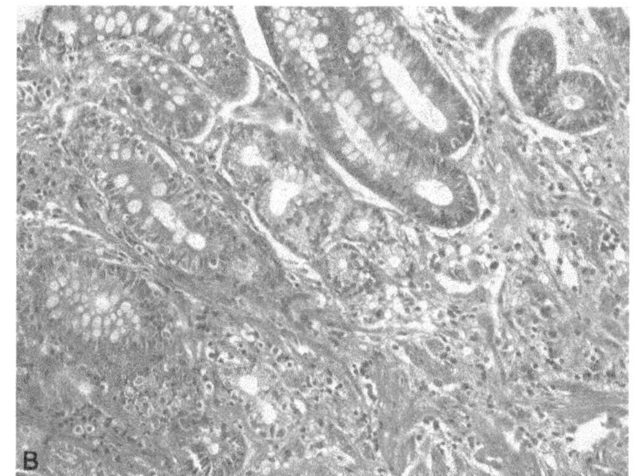

图7-4-2　光镜下结构(HE)
A. ×200;B. ×400

案例5 长时间的腹泻

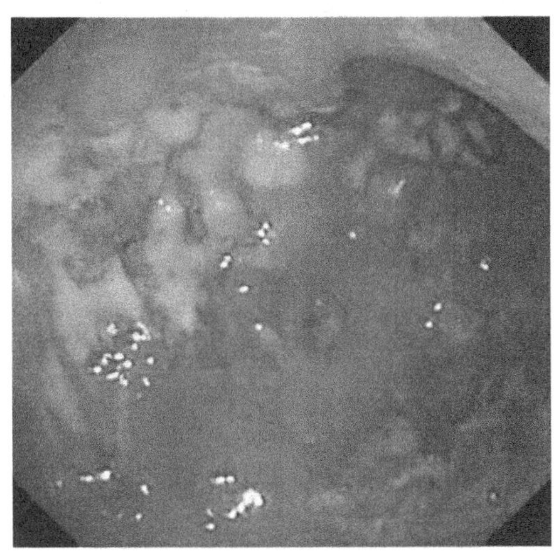

图7-5-1 肠镜照片

案例6　只能喝稀的

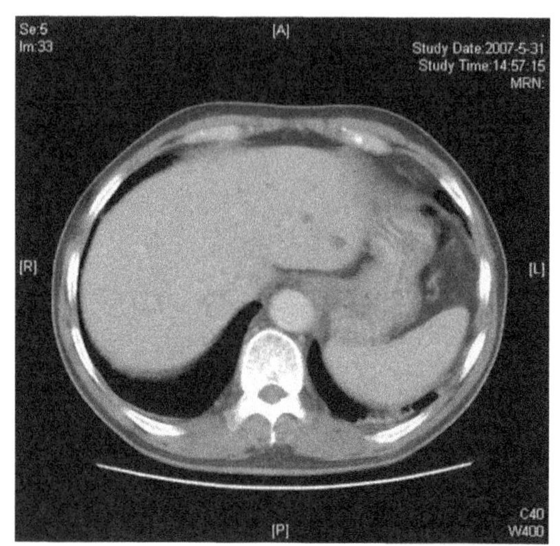

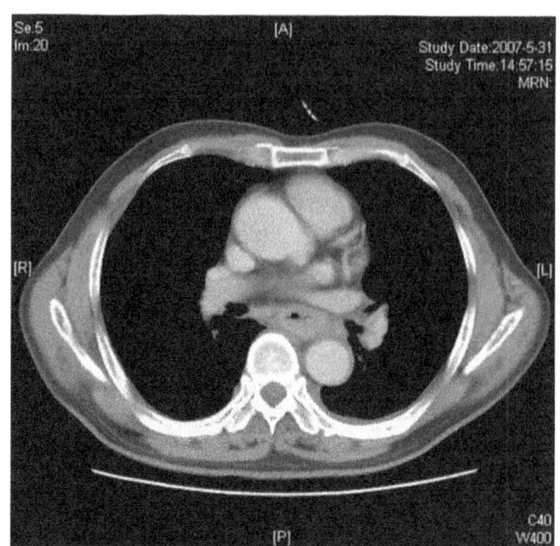

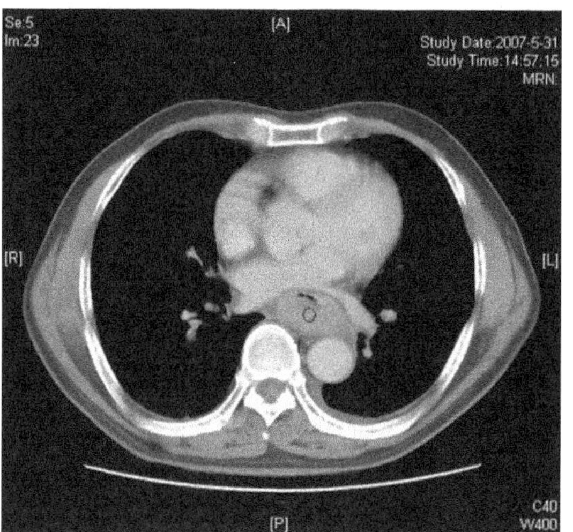

图7-6-1　胸部CT

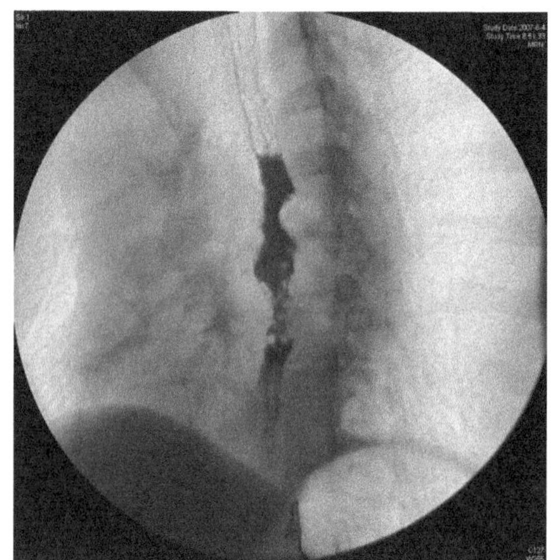

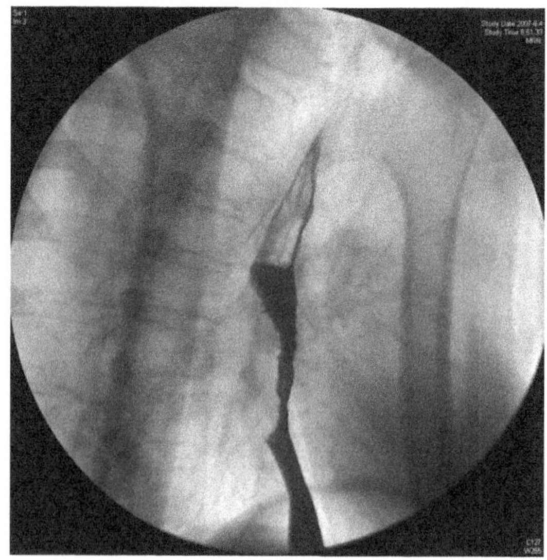

图7-6-2　上消化道钡餐造影

Note

案例7 长治久安

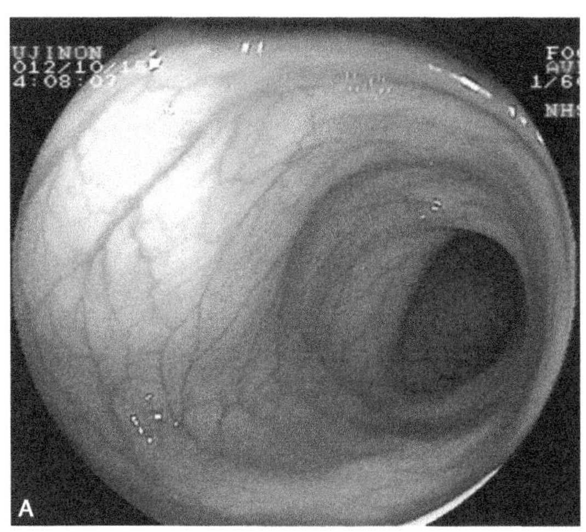

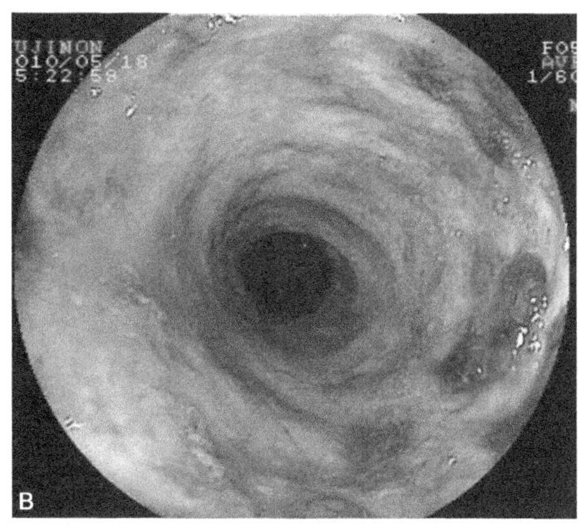

图 7-7-1 结肠镜检查结果

A. 正常结肠镜检查所见；B. 李先生结肠镜检查所见

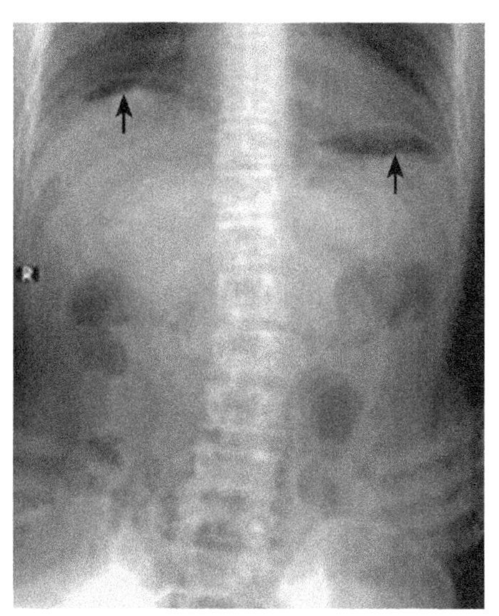

图 7-7-2 立位腹部平片

（箭头所指为膈下游离气体）

第八章 泌尿系统

案例1 当健康渐行渐远时

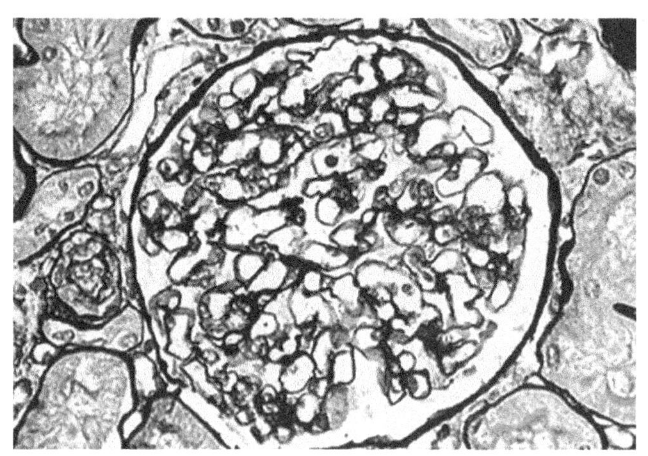

图8-1-1 肾脏活检形态学结果
（系膜增生性肾小球肾炎，PASM×400）

案例2 误食毒蘑菇风波

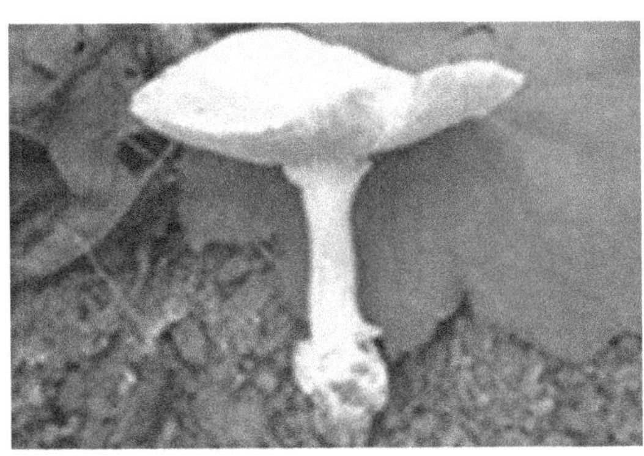
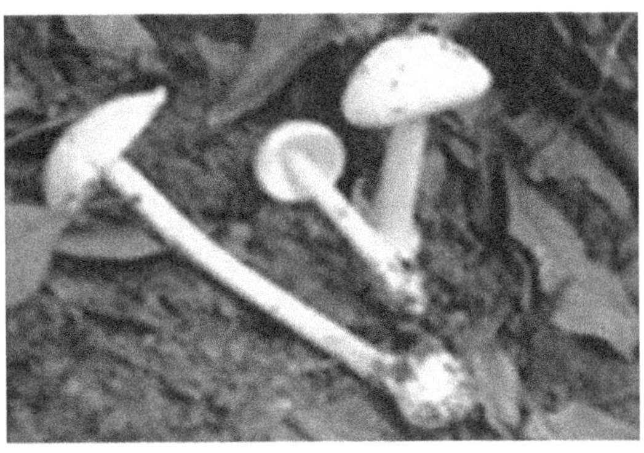

图 8-2-1 白毒伞

第九章 生殖系统

案例1 逐渐膨大的腹部

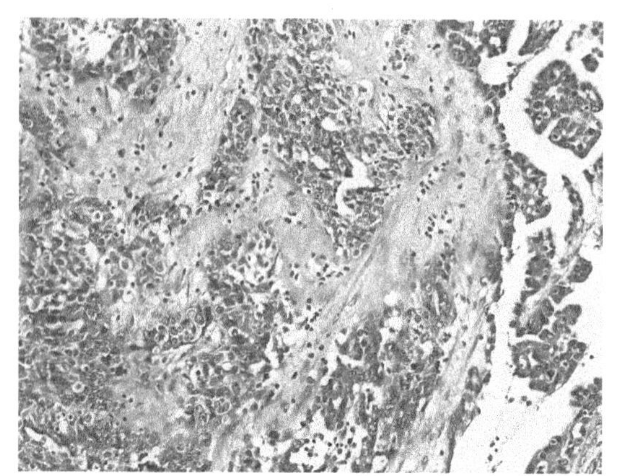

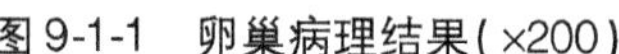

图9-1-1 卵巢病理结果(×200)

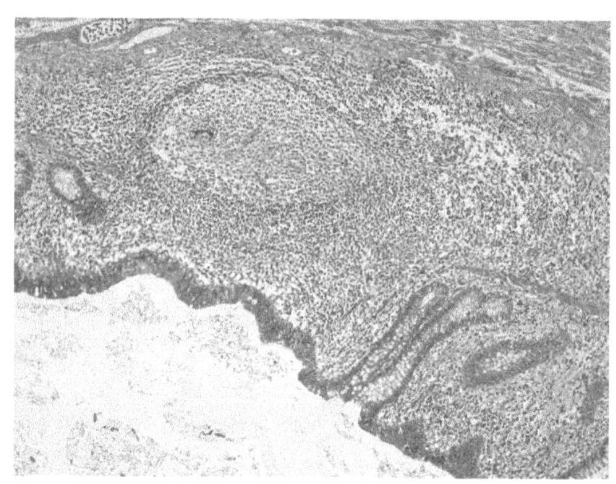

图9-1-2 阑尾病理结果(×100)

Note

案例3 当上准妈妈的李婷

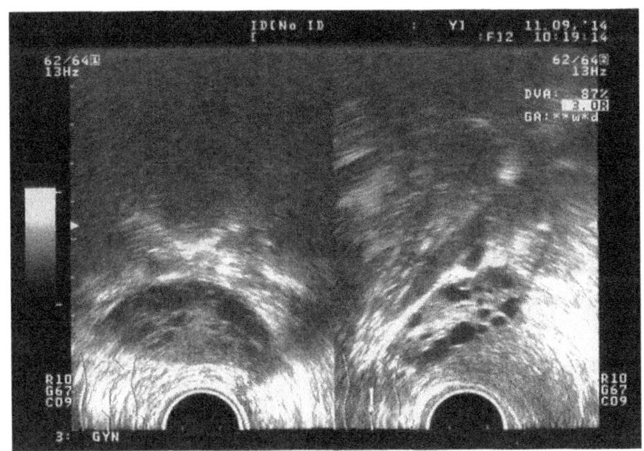

图 9-3-1 经阴道 B 超

案例5 我想要一个健康的孩子

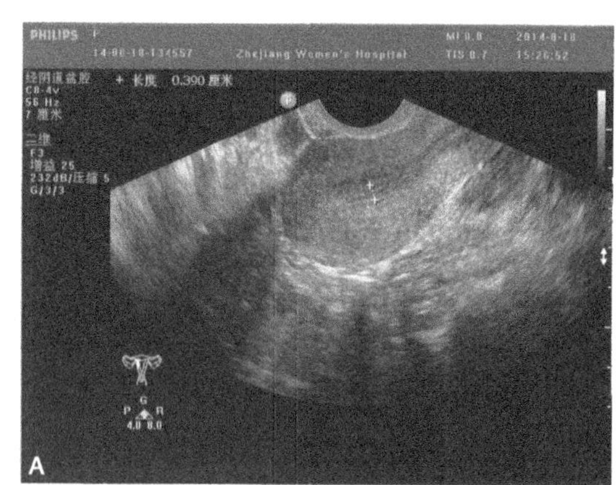

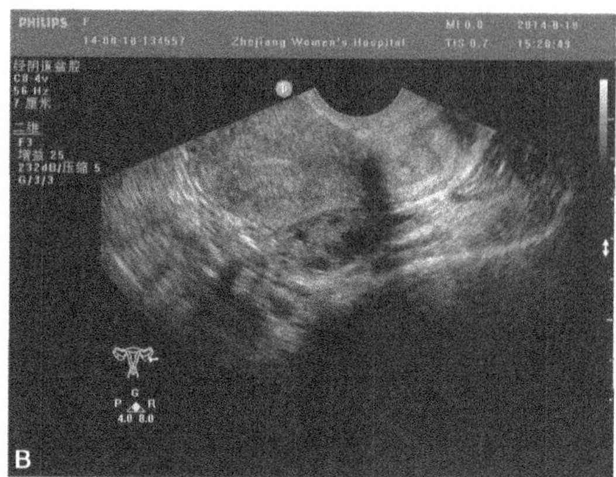

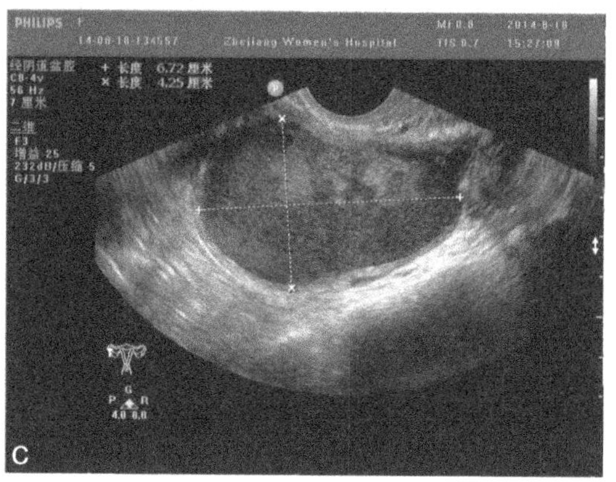

图 9-5-1 盆腔超声图像

A. 子宫纵切面;B. 子宫与左侧卵巢;C. 盆腔右侧

第十章　血液系统与肿瘤

案例5　前妻的抉择

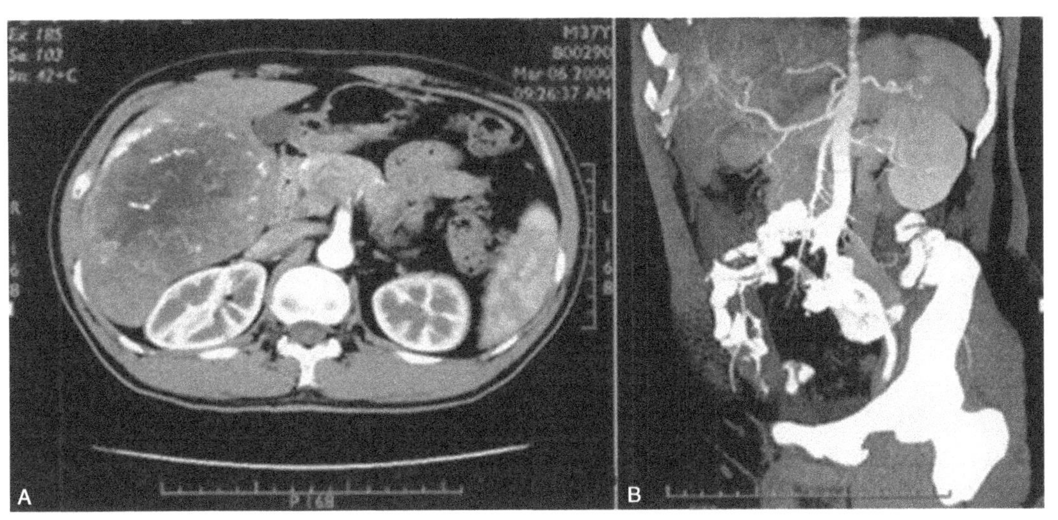

图 10-5-1　CT 及肝动脉造影检查结果

A. CT 肝右叶可见 6cm×8cm 团块状低密度影，其内可见条片状高密度影，考虑肝癌；B. 肝动脉造影示瘤体内大量坏死，肿瘤血管显影良好

第十一章 皮被系统

案例1 不痒的皮疹

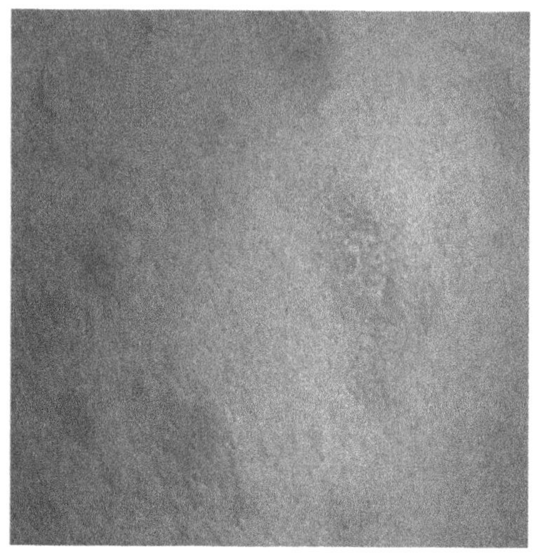

图 11-1-1 尹畦的下背部

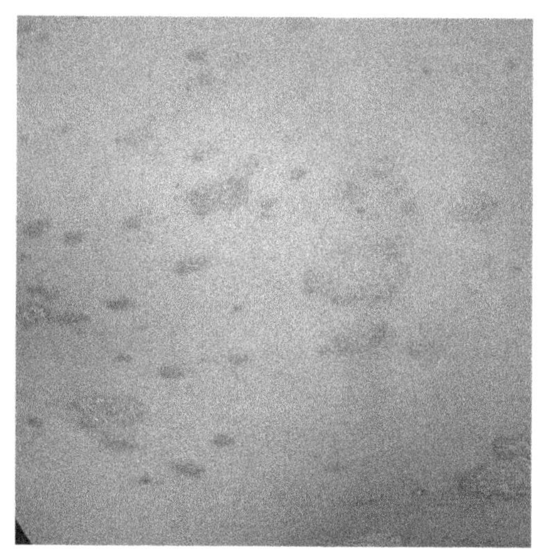

图 11-1-2 尹畦的背部

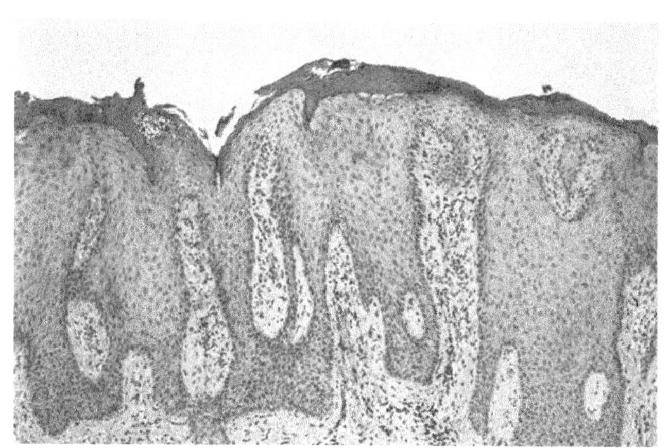

图 11-1-3 皮肤活组织细胞检查

案例2 痒

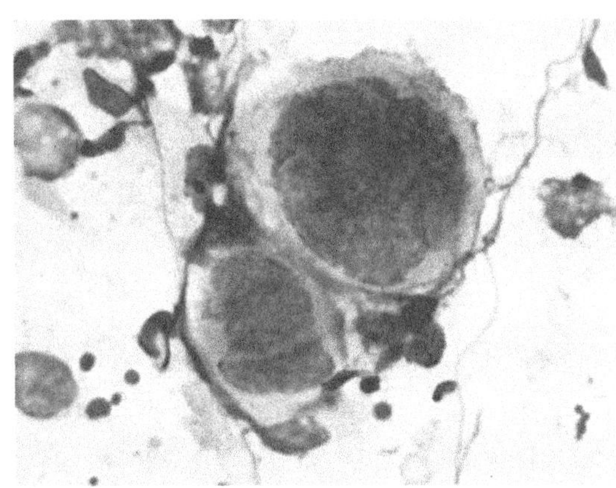

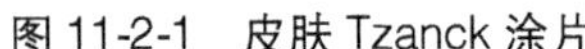

图 11-2-1 皮肤 Tzanck 涂片

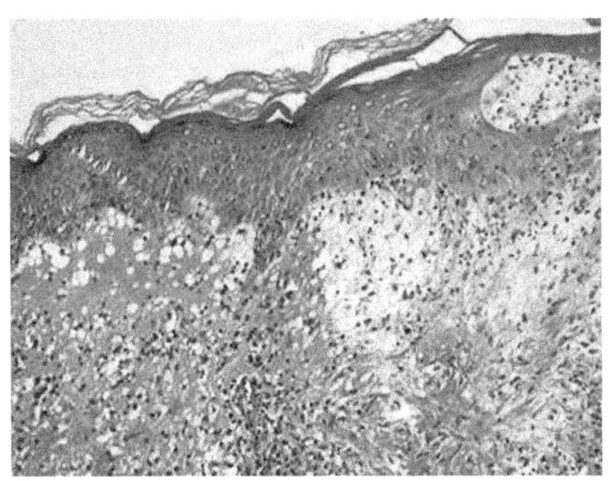

图 11-2-2 皮肤活组织细胞检查

第二篇　基于问题的学习与分析

第一章　运动系统　407

案例 1　“关心”带来的伤害　407
案例 2　都是足球惹的祸　408
案例 3　有罪的螃蟹　409
案例 4　难道劳动也有错？　410

第二章　感觉器官与中枢神经系统　411

案例 1　毫无先兆的抽搐　411
案例 2　我的希望在哪里？　413
案例 3　冬日暖阳　414
案例 4　视力怎么越来越差了？　416
案例 5　分错科的病号？　418
案例 6　教授倒在餐厅　420

第三章　内分泌系统　421

案例 1　“月子”后遗症　421
案例 2　难以控制的“头痛”　423
案例 3　他是真的癫痫吗？　425
案例 4　危险的“感冒”　427
案例 5　风湿关节炎又犯了？　429
案例 6　她是更年期综合征？　430
案例 7　她真的怀孕了？　431
案例 8　晚饭后刘先生昏倒了　432

第四章 宿主防御系统 433

案例1 迁延不愈的咳嗽 433
案例2 被胶粘着双手的母亲 434
案例3 喘不过气来的小男孩 435
案例4 让人崩溃的疾病 436

第五章 心血管系统 437

案例1 不断换药的李阿姨 437
案例2 都是大餐惹的祸？ 438
案例3 球迷的世界“悲” 440
案例4 “快乐”的背包客 442
案例5 青紫色的嘴唇 443
案例6 夕阳无限好 445
案例7 热爱跑步的帅哥 447
案例8 突如其来的胸痛 448

第六章 呼吸系统 450

案例1 “小珍珠”的颜色 450
案例2 胸痛 452
案例3 医生，我的孩子不能呼吸了！ 454
案例4 咳嗽咳痰几十年了 456
案例5 咳嗽、咯血的何伯伯 458
案例6 淋雨之后 459

第七章 消化系统 460

案例1 酒精的考验 460
案例2 聚餐之后 462
案例3 皮肤怎么变黄了？ 464
案例4 黑矇与黑便 466
案例5 长时间的腹泻 468
案例6 只能喝稀的 470
案例7 长治久安 472

第八章 泌尿系统 473

案例1 当健康渐行渐远时 473
案例2 误食毒蘑菇风波 475
案例3 都是美白惹的祸 477
案例4 他的感冒还没好？ 479
案例5 她是累着了吗？ 480
案例6 刘能是变胖了吗？ 481

第九章 生殖系统 482

案例1 逐渐膨大的腹部 482
案例2 张小明的求子梦 484
案例3 当上准妈妈的李婷 486
案例4 一位厨师的难言之隐 488
案例5 我想要一个健康的孩子 490
案例6 女友的月经乱了 492

第十章 血液系统与肿瘤 493

案例1 冬冬的眼 493
案例2 与时间赛跑的疾病 495
案例3 突如其来的打击 496
案例4 下一个孩子还会这样吗？ 498
案例5 前妻的抉择 500

第十一章 皮被系统 502

案例1 不痒的皮疹 502
案例2 痒 503

第一章 运动系统

案例1 “关心”带来的伤害

情境 1

1. 患者可能的损伤有哪些?

2. 家人的处理是否得当,有可能导致哪些损伤?(牵拉可导致骨折断端的移位,随意移动患肢可导致血管、神经损伤)

3. 冷汗淋漓的可能原因有哪些?(精神紧张、情绪激动、疼痛或突然受到惊吓等)

4. 若你是随车120医生,应注意哪些问题?(固定、止疼、建立静脉通道、关注循环血量)

情境 2

1. 患者口渴、头晕、心慌以及体检结果提示了哪些问题?

2. 患者最可能的损伤是什么?

3. 如需排除肩关节脱位,则应注意哪些表现?

4. 骨折的临床表现有哪些?(畸形、反常活动、骨擦音或骨擦感、疼痛与压痛、肿胀及瘀斑、功能障碍等)

5. 本病例可能有哪条神经的损伤?(桡神经)

6. 还需要进一步做哪些辅助检查?(X线检查进一步确诊,血常规检查等)

情境 3

1. 结合解剖学知识,分析肱骨外科颈骨折、肱骨中段骨折、肱骨中下段骨折可能损伤哪些血管神经?(桡神经、尺神经、腋神经)

2. 何谓闭合性骨折?骨折的分型?

3. 骨折后发生移位的常见原因及影响?

4. X线检查对全身的影响?

5. 肱骨中下段髁上骨折和肱骨髁骨折的鉴别。

6. 分析本病例出现桡神经牵拉损伤症状的最可能原因。

情境 4

1. 结合解剖学知识,简述不同部位桡神经损伤的表现。

2. 结合本病例,骨折手术后应注意哪些事项?(观察基本生命体征,观察患肢,预防感染,功能锻炼包括肌肉锻炼和功能锻炼,心理良性干预)

3. 试述骨折后内固定的具体方法。内固定是否需去除?

(赵冬梅 潘爱华)

Note

案例2 都是足球惹的祸

情 境 1

1. 体育锻炼(踢足球)有哪些注意事项?运动如何保护膝关节?
2. 作为行人应该遵守哪些交通规则?
3. 膝关节外伤后处理原则有哪些?如何做好急救工作?

情 境 2

1. 膝关节的组成与结构特点有哪些?
2. 膝关节有哪些临床表现?
3. 如何检查侧副韧带损伤、十字(交叉)韧带损伤、半月板损伤?
4. 如何诊断膝关节“三联损伤”?

情 境 3

1. 对于关节损伤的影像学诊断依据有哪些?针对不同的疾病如何选择?
2. 膝关节手术方式有哪些?对膝关节“三联损伤”最好的手术方式是什么?
3. 膝关节镜手术的术前准备与注意事项。

情 境 4

1. 膝关节损伤不治疗或者效果不佳有哪些后遗症与并发症?
2. 从临床角度考虑半月板是否可以再生?为什么半月板破裂一定要手术摘除?
3. 结合文献资料,软骨是否可以再生?

(潘爱华)

Note

案例3　有罪的螃蟹

情　境　1

1. 手掌的解剖层次有哪些？各有哪些结构？
2. 手的骨性结构与手部的肌肉有哪些？
3. 为什么手指的刺伤会引起掌背的红肿与积脓？
4. 手掌的筋膜间隙有哪些？
5. 诊断与鉴别诊断分别是什么？
6. 皮肤刺破如何应急处理？

情　境　2

1. 何谓细菌培养？有哪些注意事项？
2. 手部切开排脓有哪些注意事项？
3. 如何合理应用抗生素？应用原则是什么？
4. 如何做脓液培养及药敏试验？

情　境　3

1. 腕管内通过哪些结构？
2. 腕管综合征有哪些临床表现？如何诊断？
3. 补充病史信息对本病的诊断与治疗有何意义？

情　境　4

1. 海洋分枝杆菌有哪些生物学属性？
2. 从本病例的诊断、治疗，有哪些经验与教训？
3. 治疗不当会引起哪些并发症与后遗症？

（潘爱华　王晓晟）

案例4 难道劳动也有错?

情 境 1

1. 皮肤刺破如何应急处理?
2. 何谓屈肌总腱鞘、拇长屈肌腱鞘?
3. 何谓腕管、腕尺侧管、腕桡侧管?
4. 手掌的筋膜间隙有哪些?
5. 劳动中如何保护自己的手?

情 境 2

1. 为什么患者的中指、环指、小指关节轻度弯曲?
2. 实验室检查有何异常? 对本病诊断有何帮助?
3. 可能的诊断与鉴别诊断?
4. 入院后如何急救治疗?

情 境 3

1. 什么是休克? 有哪些类型?
2. 本病为何种休克? 依据是什么?
3. 休克治疗的原则是什么?

情 境 4

1. 为什么需要立即切开引流?
2. 如何抗休克治疗?
3. 关于休克有哪些新的研究与治疗进展?

(潘爱华 王晓晟)

Note

第二章　感觉器官与中枢神经系统

案例1　毫无先兆的抽搐

情　境　1

1. 现在很多家庭是年轻人在外打拼，老人包揽所有家务包括带孩子。请您对这种社会现象做出评价。

2. 哪些原因可以导致人突然晕厥昏倒？（脑血管病变、颅脑占位性病变、神经系统原发性或继发性损伤、神经系统功能障碍等）

3. 突然昏倒的继发伤害有哪些？

4. 老人出行应该注意哪些问题？

5. 很多疾病在出现症状时已很严重甚或已是晚期，作为未来的医生，您认为对潜在疾病如何尽可能早发现？

6. 请思考并评述对严重疾病如何尽量防患于未然。

情　境　2

1. 哪些原因可以导致四肢抽搐？（从运动系统的解剖、生理和病理考虑）

2. 意识丧失可能涉及中枢哪些区域的异常？

3. 四肢抽搐可能涉及中枢哪些区域的异常？

4. 对突然昏倒的人应如何处理？（现场急救措施、拨打急救电话或报警等）

5. 对意识丧失的患者一般有哪些处理措施？

6. 您认为本案正确的现场处理应该是怎样的？

情　境　3

1. 哪些情况需要考虑做颅脑 MRI 检查？

2. 脑膜瘤为什么会引起刘奶奶突然昏厥抽搐？请分析其神经通路。

3. 颅脑“右侧顶部”主要是哪些脑区？其病变可能影响哪些系统及功能？

4. 如果未发现占位性病变，您分析可能还要排除哪些疾病或原因？

5. 针对 MRI 检查结果，您会对刘奶奶有何建议？

情　境　4

1. 在刘奶奶的病史和入院检查中，您是否发现刘奶奶还有其他疾病或健康问题？

2. 脑膜瘤的常见临床表现是什么？（根据解剖部位分析）

3. 如果手术指征不佳，还可以选择哪些治疗手段？

4. 手术前应注意哪些问题？（患者营养状况、出凝血时间、感染和免疫状况、心血管功能等）

Note

情　境　5

1. 刘奶奶出院后应注意哪些问题？
2. 丙戊酸钠的药理作用是什么？临床适应证是什么？
3. 长期服用丙戊酸钠有哪些不良反应？
4. 还有哪些药物可紧急用于抽搐和惊厥？它们各自的特点是什么？
5. 常见的癫痫有哪些类型？分别用哪些药物治疗？
6. 常用的抗癫痫药有哪些？各有何特点？
7. 目前治疗严重 Jackson 癫痫有哪些手术方法？

（李庆平）

案例2 我的希望在哪里?

情 境 1

1. 常常听到有人自杀的新闻,这样的新闻会对您有什么样的触动?
2. 作为未来的医生,您认为对于有自杀倾向的人应该做些什么?
3. 根据您的现有知识,从神经精神层面分析人具有自杀倾向的可能机制。
4. 做一份调查,分析自杀人群的特点。

情 境 2

1. 根据小刘的病史,您有哪些感同身受?
2. 如何对待人生中的挫折和不顺?
3. 负面的心理感受能否自我消减?
4. 您认为哪些方式能减轻负面的心理感受?
5. 如果小刘是您的同学,您会如何帮他走出抑郁的心境?
6. 哪些脑区调节情绪和认知?
7. 造成小刘现状的可能生化机制是什么?

情 境 3

1. 小刘病史和症状的特点是什么?
2. 睡眠的生理机制如何?导致失眠的原因有哪些?长期失眠会带来哪些健康问题?
3. 哪些临床检查有助于诊断小刘的疾病?(神经精神系统和心血管系统)
4. 您认为对小刘还需做哪些检查?为什么?
5. 人群中精神或心理疾病患者的表象是否有差异?(可以举例说明)
6. 如何分析症状与疾病严重程度之间的关系?
7. 根据症状、体征和体检结果,您认为小刘患有何种疾患?严重程度如何?

情 境 4

1. 哪些症状和体征提示小刘患有抑郁症?
2. 抑郁症的综合治疗有哪些?在药物治疗前,可以尝试哪些非药物治疗方案?
3. 哪些药物可用于治疗抑郁症?各类药物的作用机制如何?选药依据和需要注意的问题有哪些?
4. 如果药物治疗效果不佳,您有何建议?
5. 在患者治疗好转或痊愈后还有哪些注意事项?
6. 对抑郁症患者的家人您有何建议?
7. 如果您的朋友或家人有抑郁症,您会怎样做?

(李庆平)

Note

案例3 冬日暖阳

情境 1

1. 从上述情况中你能找到哪些重要信息？（天气、患者年龄、症状表现）

2. 可能是哪些疾病导致了患者的这些症状？（原因较多，主要可从心血管、神经系统、颅脑疾病、全身性疾病着手）

3. 你的初步诊断是什么？（神经系统疾病、心血管疾病）

情境 2

1. 患者病情的发展可考虑何疾病？（患者出现面瘫、头痛、头昏等神经系统损伤症状）

2. 无医生在现场，要将患者送至医院应如何正确处理？（体位、保暖、保持呼吸道通畅、简单对症治疗、转运途中患者头部偏向一侧并固定，密切观察患者的心率、血压、脉搏、呼吸、瞳孔等多项生命体征，尽快送达医院进一步诊治）

3. 如要确诊，需要为患者做哪些进一步的检查？（体格检查、实验室检查和特殊检查）

情境 3

1. 该患者查体有哪些异常？（血压、神经系统专科检查）

2. 辅助检查结果有何异常？（血糖、MRI）

3. MRI 片中是颅的哪个层面？（内囊、基底节区）

4. 结合检查结果，你得出的诊断可能有哪些？（脑出血、脑梗）

5. 何谓基底节区？脑血管的解剖学特点是什么？（参考神经解剖学基底节和内囊相关知识。脑血管主要来自颈内动脉和椎动脉的分支，并形成大脑动脉环调整脑左、右两侧的营养）

情境 4

1. 患者有哪些心脑血管疾病的危险因素？（参考体格检查和辅助检查相关结果）

2. 什么是高血压？高血压的常见临床表现及并发症有哪些？（我国高血压的诊断标准。高血压的临床表现有：头痛、头晕、注意力不集中、记忆力减退、肢体麻木、夜尿增多、心悸、胸闷、乏力等。当血压突然升高到一定程度时甚至会出现剧烈头痛、呕吐、心悸、眩晕等症状，严重时会发生神志不清、抽搐。高血压的并发症包括卒中、动脉粥样硬化、冠心病、心力衰竭、左心室肥厚、肾衰竭和视网膜病）

3. 患者血压较高，医生认为"血压不宜骤降"的原因是什么？高血压的治疗原则是什么？（对于血压显著增高已达多年的老年患者，血压不宜降得过快过低，否则会引发较重的不适感，甚至会诱发脑血栓等意外事件。治疗原则：对症治疗、并发症治疗、饮食、锻炼等）

4. 糖尿病的诊断依据是什么？（空腹血糖、餐后血糖）

5. 脑梗死好发于什么季节？如何做好防御？（冬季）

6. 脑梗死的急症如何处理？（主要考虑调脂、溶栓、营养脑细胞、对症治疗）

情境 5

1. 患者为何病情加重？（病情出现反复，出现并发症）

2. 如果你是值班医生，会做哪些检查？（血压、血糖、神经系统专科检查）

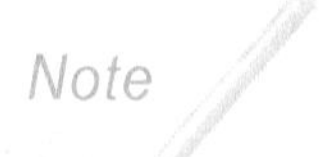

3. 患者出现右手臂和腿不自主抽动，可诊断为何疾病？（参考脑梗死神经系统并发症）

情　境　6

1. 患者为何“继发性癫痫”？哪些情况下需要考虑“继发性癫痫”？（缺血性中风，在过了急性期后，原来脑内的病灶可能会留下“瘢痕”，如果成为异常放电灶，就有可能诱发癫痫，以大发作为主。如果患者发生继发性癫痫，就要开始正规的抗癫痫治疗）

2. 脑梗死的治疗原则是什么？（改善脑循环，防止血栓进展，减少梗死范围，减少脑水肿，防止并发症等）

3. 常用的降压、降糖药物有哪些？药理作用是怎样的？如何用药？

4. 脑梗死易出现哪些并发症？（心梗、呼吸系统和泌尿系统感染、肾功能不全、癫痫、痴呆等）

5. 脑梗死的预后如何？（依据病情轻重预后不同）

情　境　7

1. 患者应如何合理饮食？（主要考虑低盐、低脂、低热量、低糖等）

2. 新型农村合作医疗的医疗保障制度是什么？（新型农村合作医疗，简称“新农合”，是指由政府组织、引导、支持，农民自愿参加，个人、集体和政府多方筹资，以大病统筹为主的农民医疗互助共济制度）

3. 社会在对农民工子女进城后的义务教育服务中有哪些常见问题？（较高辍学率、教育的公平性、公办学校吸纳农民工子女入学难等）

（张露青）

Note

案例4 视力怎么越来越差了？

情 境 1

1. 引起头痛的常见原因有哪些？（引起头痛的病因较多，大致可分为原发性和继发性两类。前者如偏头痛、紧张型头痛；后者病因可涉及各种颅内病变如脑血管疾病、颅内感染、颅脑外伤，全身性疾病如发热、内环境紊乱等）

2. 导致头晕、乏力的原因有哪些？（原因较多，主要可从心血管、神经系统、内分泌、呼吸系统及血液等功能方面思考）

3. 支配眼睑的肌是哪块？运动眼球的肌有哪些？功能各是什么？（以各肌的位置和附着点分析）

情 境 2

1. 面部的神经支配有哪些？（主要是躯体运动神经和躯体感觉神经，脑神经中哪些含这些性质的神经纤维，它们如何分工）

2. 何谓复视？正常视觉传导通路如何？（从感觉通路的规律，分析视觉传导通路的特点，在此基础上结合眼球外肌的神经功能障碍解决前一问题）

3. 可能导致孙女士眼睛视力下降、复视的原因有哪些？（视觉功能依赖眼球屈光系统和视觉传导通路，复视从双眼运动功能方面分析）

4. 社区医院对孙女士是否存在误诊，承担什么责任？（从误诊的定义、分类、及判断的相对标准来分析）

5. 如果你是医生，接下来会对孙女士做哪些检查项目？（常规体格检查、眼科专科检查、神经系统检查）

情 境 3

1. 体格检查中的T、P、BP和R代表什么？孙女士的体格检查的各项指标正常吗？（参考体格检查正常值）

2. 瞳孔大小是如何调节的？神经传导通路如何？（瞳孔对光反射弧、直接和间接瞳孔对光反射）

3. 孙女士出现左眼球对光反射略迟钝，左眼球外展位，内转、上转、下转及外下注视受限的原因是什么？（病灶累及瞳孔对光反射传导神经和支配眼球外肌的相应神经）

4. 支配眼感觉和运动的神经分别有哪些？（眼的感觉属躯体感觉，运动包括支配眼球外肌的躯体运动神经和调节瞳孔大小和晶状体屈度的自主神经）

5. 眼科专科检查中各项指标的意义是什么？何谓“瞳孔周期时间延长”、“黄斑回避”？（参考眼科专科检查内容）

6. 眼球的屈光系统包括哪些？眼底检查解剖学基础及临床应用意义是什么？（根据眼球解剖学分析）

7. MRI片中是颅的哪个层面？（参考断层影像解剖学）

8. 何为海绵窦？穿经海绵窦的神经和血管有哪些？（脑的被膜及硬脑膜窦相关知识）

情 境 4

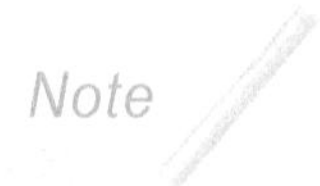

1. 如果你是医生，在手术之前你会做哪些检查和准备工作？（完善辅助检查和常规术前准

备、向患者解释病情及手术过程）

2. 开颅手术的常用入路是颞区，为什么？经过的层次结构是什么？手术切口时的操作注意事项有哪些？（参考头部局部解剖学和外科学内容）

3. 请问：为何术前行腰部蛛网膜下腔穿刺置管？置管的位置在哪里？置管时的体位、经过的层次结构是什么？（参考脑脊液循环、椎骨的连结、脊髓及其被膜相关知识）

4. 术中为何用3%双氧水处理囊内壁？（目的：杀灭囊内壁细胞，防止内壁细胞分泌及分泌物结聚至肿块复发）

5. 手术目的是减轻或消除颅内高压和肿瘤对局部神经血管的压迫，请问：正常颅内压的维持和调节受哪些因素的影响？哪些病变或疾病会引起颅内压升高？颅内压升高会导致哪些危险情况？（参考脑和脊髓被膜和脑脊液循环的相关知识）

情境 5

1. 为什么会出现这些并发症？（根据病变的位置及周围结构的解剖学知识分析）

2. 孙女士术后眼科检查中的各项指标正常吗？（术后恢复需长期康复训练）

3. 在孙女士后期的康复治疗中，进行心理疏导和心理健康教育的重要意义。（心理健康对疾病防治的重要意义）

（张露青）

案例5　分错科的病号?

情　境　1

1. 遇到脾气暴躁、言语恶劣的患者你该怎么办?

2. 如果还有更糟糕的情况,你该怎么办?

3. 你的决定是出于什么考虑?(法律问题;职业道德问题;医院管理规定问题)

4. 你需要优先考虑什么问题?(以熟练的语言技巧和良好的态度化解矛盾,顺利进行诊疗活动;召唤保安,以确保人员安全和工作秩序。考虑一下什么情况需要这么做及其后续发展结果;“内穿铠甲,外罩袍服”,做好各种安全防范,包括物质的和心理的准备等)

5. 你对该患者的初步判断是什么?(分析是机体哪方面出了问题,并对判断给出依据;思考问诊的重点方向及顺序;安排哪方面体格检查)

6. 你认为应该做哪些辅助检查?(你所知道的辅助检查项目中针对神经内科患者的有哪些?而该患者需不需要做X线片、CT、MRI检查?)

7. 如果医院没有CT、MRI设备怎么办?

情　境　2

1. X先生的主诉是什么?

2. 那些“不”和“没有”排除了什么?

3. 震颤源于什么问题?

4. 肢体震颤的结构、功能基础是什么?

5. 应该做哪些检查和辅助检查?

6. 哪些疾病会有肢体震颤?

情　境　3

1. 你作出了什么诊断?

2. 这都是些什么药物?药物所属类别、作用机制是什么?

3. 用药目的是什么?

4. 选药依据是什么?

5. 用药方案是否恰当?(你认为给PD患者制定的最佳药物治疗方案应该是什么样的)

6. 向患者及其家属交代些什么?(家属的疑问可能包罗万象:“这是什么病?多长时间能治好?用什么药?怎么使用?有什么禁忌?”诸如此类;医护方面要进行的必要交代:“家属要如何观察患者病情表现和变化,病情发生的不同变化家属要如何应对,如何确保患者的依从性”等)

7. 还需要做哪些辅助检查?

情　境　4

1. 该诊断是否可信?

2. 有什么病症需要做鉴别诊断排除?

3. 以上化验检查分别要说明什么问题?

4. 为什么要给予奥美拉唑和清淡饮食?

5. 根据该患者的检查结果,目前可选择哪些药物治疗?(药物剂型、剂量、给药时间的安排)

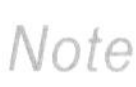
Note

情　境　5

1. 帕金森病治疗的目标是什么？
2. 除药物治疗外，针对 X 先生有何可采取的非药物治疗手段？
3. 根据当前病情，可选择的药物有哪些？
4. 目前的给药方案是否最佳？可以做哪些调整？
5. 需要向 X 先生及其家属做哪些说明？（病情稳定时返院复查的间隔时间和病情不稳定时及时复查；患者有可能出现的不良反应等）
6. 有什么抗帕金森病的非处方药么？
7. 你认为 X 先生预后如何？发展进程是怎样的？

情　境　6

1. 试列举 X 先生用药存在的问题。
2. 患者出现了哪些新的表现？
3. 新的表现中哪些是药物不良反应？
4. 如何调整抗帕金森病用药？
5. 考虑有什么新的病症出现么？（你做出判断的依据；这在老年人发生概率的大小）
6. 新的表现与原有疾病有关否？
7. 为什么要做脑 CT 扫描？

情　境　7

1. 为什么换用恩他卡朋双多巴片（达灵复）？
2. CT 检查结果提示什么？
3. 凭什么诊断为阿尔兹海默病？
4. 阿尔茨海默病的治疗目标是什么？（其流行病学特点；其病理变化特点；其预后；其发病率高低及其对国家经济、社会、家庭的影响）
5. 治疗阿尔茨海默病的药物有哪些？
6. 针对 X 先生可选用哪些药物？（从原发病、经济、心理等多方面考虑）
7. 请列举阿尔茨海默病几个重要的病因学说。

（许　勇）

Note

案例6 教授倒在餐厅

情 境 1

1. 你认为S教授发生了什么情况?

2. 你觉得当时最紧要的处理是什么?(背上S教授去急救中心;用担架抬上S教授去急救中心;大声呼叫晃动,把他弄醒;掐“人中”,把他弄醒;给急救中心打电话,等候救援;翻翻教授的兜,看有无急救药品)

3. 体育老师的暴喝有道理么?(是因为围观有损教授颜面;防止出现公共安全情况;他心理紧张导致的应激反应)

情 境 2

1. 心内科医生将S教授的头歪向一侧,为什么?

2. 递筷子和垫筷子是为什么?

3. 医生、护士没说话,体育老师抢着说话,是否逾越?

4. 为什么是几个人搬、抬,而不是一个人背?

5. 移动患者应该怎样做?

6. 救护车送诊应当怎样做?

情 境 3

1. 你作出了什么诊断? 哪些症状、体征提示你所作出的判断?

2. 为能解释病情,你应学习哪些基本内容?(脑循环解剖结构、脑循环供血特点、脑的组织结构和功能及代谢、血液系统的组织学、生理学和生物化学)

3. 你认为昨天入院后应该做过什么处理,用过什么药物?(初期治疗目标;哪些药可以满足初期治疗的需求;长期药物治疗的目标;哪些药可以用于长期治疗)

4. 选药依据是什么?

5. 为评估预后和减少不良反应,还有哪些必要的临床检查和实验室检查?

情 境 4

1. 患者存在哪些危险因素? 哪些是可以改变的,又有哪些是不可改变的?

2. 针对患者的情况,需要对患者做哪些宣教工作?

3. 对于该患者,你认为应当推荐怎样的初期治疗?

4. 缺血性脑卒中治疗的目标是什么?

5. 患者出院后的药物治疗方案是否合理? 可以如何调整?

6. 为预防其再次发作,应采取何种非药物治疗方案?

7. 急性缺血性脑卒中的一级预防、二级预防是怎么回事?

8. 急性缺血性脑卒中的一级预防、二级预防分别使用哪些药物?(药物、剂型、作用机制,用药监控)

9. 学习方向。(脑缺血损伤的研究进展;抗血小板药物在脑缺血预防中的应用;溶栓药物的药理学)

(许 勇)

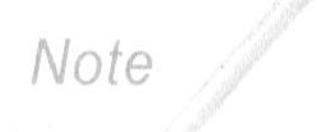
Note

第三章　内分泌系统

案例1　“月子”后遗症

情　境　1

1. 你对“月子病”的诸多症状有了解吗？

2. 分娩后出现脾气改变，属于疾病吗？（产后抑郁症，主要表现有情绪改变、自我评价降低、创造性思维受损，主动性降低、对生活缺乏信心等）

3. 经常出现感冒、发热的原因有哪些？（发热的病因很多，可分为感染性与非感染性两大类）

4. 意识模糊的原因是什么？（意识模糊主要见于脑器质性精神障碍、躯体疾病所致精神障碍及中毒所致精神障碍等）

5. 抗生素、硫酸亚铁片、葡萄糖注射液对刘大妈的病情有什么帮助呢？

情　境　2

1. 发热的原因有哪些？

2. 为什么会突然抽搐、昏迷，可能的原因有哪些？（抽搐的病因可分为特发性与症状性。昏迷是严重的意识障碍，按其程度可分为轻度昏迷、中度昏迷和深度昏迷）

3. 查体的结果正常吗？（体温≥38.1℃，属于中等度热；浅昏迷；贫血）

4. 双肺呼吸音粗提示什么？（见于支气管或肺部炎症的早期）

5. 你知道需要再做哪些辅助检查吗？

情　境　3

1. 产后大出血并伴有长时间休克，会损伤哪些器官？（休克时由于细胞直接受损和（或）血液灌注减少可以出现主要器官的功能障碍甚至衰竭而死亡，包括肾功能、肺功能、心功能、脑功能、胃肠道功能、肝功能、凝血-纤溶系统功能、免疫功能的变化等）

2. 女性体内哪些激素参与乳汁分泌的调节呢？

3. 闭经的原因有哪些？（闭经分为原发性闭经和继发性闭经两类）

4. 血常规检查结果提示什么问题？（中度贫血）

5. 实验室检查结果提示什么问题？（空腹血糖参考区间3.9～6.1mmol/L，血钠参考区间135～145mmol/L，血钾参考区间3.5～5.5mmol/L，血氯参考区间95～105mmol/L，血钙参考区间2.25～2.58mmol/L）

情　境　4

1. 超声检查结果提示什么？

2. 颅脑MRI检查提示什么？（垂体萎缩）

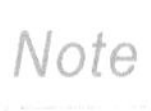

3. 实验室检查结果提示什么？（FT_4参考区间 10.3～25.7pmol/L，FT_3参考区间 6.0～11.4pmol/L，血清皮质醇参考区间 140～630nmol/L，E_2参考区间绝经期 10～100pmol/L，TSH 参考区间 2～10mU/L，PRL 参考区间 4.79～23.3ng/mL，FSH 参考区间排卵前期 1.5～10mU/mL，排卵期 8～20U/L，排卵后期 2～10U/L，LH 参考区间排卵前期 2～15mU/mL，排卵期 20～100U/L，排卵后期 4～10U/L，ACTH 参考区间 25～100ng/L，24 小时 uFC 参考区间 30～276nmol/24h）

情 境 5

1. 希恩综合征的原因及病理机制？
2. 低钠血症的原因及机制是什么？
3. 醋酸泼尼松和甲状腺素片的药理作用是什么？
4. 复诊需要检查哪些指标？

（李雅娜）

Note

案例2　难以控制的“头痛”

情　境　1

1. 结合秦先生的表现，你考虑导致心跳加快、呼吸急促、全身大汗淋漓的可能原因是什么？

2. 高血压的定义及分类？

3. 脂肪肝有哪些原因？

4. 胸部隐痛的可能原因？（引起胸痛的原因主要为胸部疾病，常见有胸壁疾病、心血管疾病、呼吸系统疾病、纵隔疾病等）

5. 头痛的可能原因？

情　境　2

1. 秦先生自行服用母亲的降压药是否可行？

2. 降压药物的种类及其药理作用是什么？

3. 心悸的定义及病因？

4. 查体结果中脉搏、呼吸及血压正常吗？

5. 心房颤动的定义、病因及分类是什么？

6. 结合秦先生的症状，分析β受体拮抗剂和胺碘酮的药理作用。

情　境　3

1. 头痛症状加剧的原因是什么？（反复发作或持续的头痛，可能是某些器质性疾病的信号）

2. 视力模糊的原因是什么？（引起视力模糊的原因除各种眼部疾病外，全身循环障碍和代谢障碍、遗传性疾病、肿瘤等也可出现视力模糊的症状）

3. 秦先生是否有高血压病史？

4. 血生化检查结果正常吗？（Cr 参考区间 53～106μmol/L，BUN 参考区间 3.2～7.1mmol/L，TG 参考区间 0.56～1.70mmol/L，LDL 参考区间≤3.12mmol/L，HDL 参考区间 3.2～7.1mmol/L）

5. 为进一步确诊，秦先生还需要做哪些检查？

情　境　4

1. 动态心电图的结果说明什么？（心房早搏）

2. 尿生化检查结果正常吗？（VMA 参考区间 5～45μmol/24h，尿儿茶酚胺参考区间 13～42μg/24h）

3. 血生化检查结果正常吗？（MN 参考区间 12～61pg/ml，NMN 参考区间 18～102pg/ml）

4. 根据现有检查结果，能否明确诊断？（还需要进一步定位诊断）

情　境　5

1. α受体拮抗药的药理作用？

2. CT 检查的结果说明什么？（右侧肾上腺嗜铬细胞瘤）

3. 高血压如何分级？

4. 嗜铬细胞瘤的临床表现有哪些？

5. 秦先生转入外科病房后，需要接受什么治疗？（嗜铬细胞瘤需要手术切除，术前采用α受体拮抗药使血压下降，减轻心脏的负担，并使原来缩减的血管容量扩大）

（李雅娜）

Note

案例3　他是真的癫痫吗?

情　境　1

1. 王先生目前处于什么状态？从哪些症状判断？

2. 从现有的资料分析应考虑哪些疾病可能？

3. 家属的救护行为是否存在问题？存在哪些问题？如果你遇到这种情况应该怎样处理？(教师可以提醒学生通过复习意识障碍的概念、临床特征、常见病因,以及正确的急救方法、心肺脑复苏流程,讨论家属的急救措施存在哪些问题,分析在日常生活中对于应急事件应该怎样处理)

4. 针对目前病例的急救方案？如何在民众中普及应急救护方案？(引导学生讨论如何在日常生活中普及应急救护措施)

5. “生命诚可贵”,作为医生,如遇突发或灾害性事件,你是否会袖手旁观？

情　境　2

1. 由目前资料判断,最有可能导致患者昏迷的原因是什么？

2. 什么是低血糖？血液中糖的来源和去路是什么？(运用生理学、生物化学中关于能量平衡、糖的合成代谢的调节机制及血糖平衡的维持,解释临床检验指标,深入理解低血糖对脑的危害及产生原因)

3. 结合该病例,低血糖对日常生活会造成怎样的影响？

情　境　3

1. 患者本次发作的症状有何特点？是哪种症状？

2. 患者本次的症状与以前有何区别？(教师可通过提醒学生此次发作与原来发作的区别复习“癫痫发作”和“癫痫”的定义与区别,思考患者原来的诊断是否存在欠缺,是否需要进一步检查)

3. 患者的症状出现的可能触发因素？

4. 此次抽搐昏迷的原因是癫痫吗？

5. 癫痫是一种很恐怖的疾病吗？在药物治疗无效后,医师是否需要重新评价病情？站在“患者”的立场,一个疾病的诊断是否就一纸“判决书”？(通过讨论疾病对患者生活造成的影响,引导学生站在患者的角度,思考正确而严谨的疾病诊断的重要性,进而学会如何从人文关怀的角度来“行医”,无形中提升医疗服务质量)

情　境　4

1. 表中OGTT及胰岛素释放试验的结果是否正常？怎样解读？(通过对表中血糖与激素水平测试的结果分析,复习内分泌系统中与血糖调节有关的激素,深入理解内分泌激素与机体血糖稳态的联系)

2. 机体血糖稳态调节过程中与之有关的内分泌激素有哪些？都有怎样的作用？

3. 机体胰岛素的分泌是由哪些因素调控的？

4. 常见低血糖产生原因？

情　境　5

1. 由上述资料我们的诊断是什么？

2. 什么是饥饿试验？为什么要进行饥饿试验？怎样进行饥饿试验？饥饿试验的结果说明什么问题？

3. 胰岛素瘤的临床特点。

情境 6

1. 出院患者如何进行健康宣教？低血糖的危害是什么？如何预防低血糖的发作？低血糖发作时如何紧急处理？

2. 如何提高民众对低血糖的知晓度？患者家属该具备怎样的医学常识？

情境 7

1. 王先生此次发病与前面的疾病有无关系？若有，我们原来的诊断有没有问题？

2. 由已知病情推断王先生可能的诊断？怎样确定？（以此为基础回顾我们对于王先生进行诊断的过程，启发学生开展关于低血糖病因诊断思路的探讨。提示学生对于以意识障碍、抽搐等症状来诊的患者我们也要想到低血糖的可能）

（顾卫琼 梅文瀚）

案例4　危险的“感冒”

情　境　1

1. 是什么原因引起了李先生多饮、多尿的情况？（病理机制）

2. 目前看来李先生的病有哪些可能性？还需要了解哪些相关信息来帮助判断？（糖尿病的鉴别诊断）

情　境　2

1. 上述信息中哪些提示了一些重要的临床问题？对于你作进一步判断有何帮助？

2. 李先生哥哥的情况与李先生出现的异常有关系吗？（糖尿病的家族遗传倾向）

3. 正常情况下，血糖是如何保持平衡的？（血糖的来源和去路，血糖的调控机制）

4. BMI 指数如何计算，有何意义？（糖尿病的病因，糖尿病与肥胖的关系）

情　境　3

1. 糖化血红蛋白和 C 肽的临床意义是什么？（胰岛素的合成过程）

2. 糖耐量测定和血清胰岛素测定的意义？（胰岛素和血糖有什么关系？胰岛素的生理作用）

3. 根据目前的信息，你认为李先生最可能是什么疾病？

情　境　4

1. 李先生为什么被诊断为 2 型糖尿病？（糖尿病的诊断标准；1 型和 2 型糖尿病的区别）

2. 医生给李先生的建议，其依据是什么？如何判断治疗效果？（糖尿病的治疗原则，治疗目标，如何进行自我监测和随访）

3. 为什么医生给予他二甲双胍治疗？（有哪些降血糖药物？其药理机制是什么？如何选择？）

4. 糖尿病患者在什么情况下需要注射胰岛素？（胰岛素治疗糖尿病的适应证）

5. 李先生的女儿是否会得糖尿病？（糖尿病的易感人群和预防）

6. 如果你是科普班的老师，你会给学员们讲些什么？（如何进行糖尿病的宣教？引导学生进行角色扮演）

情　境　5

1. 李先生 5 年后出现这些症状可能与哪些因素有关？

2. 你认为李先生目前的症状是否与他的糖尿病史有关系？

3. 根据李先生目前的情况，作为医生你认为需要进一步做哪些检查？（糖尿病酮症酸中毒的诊断标准及实验室检查）

情　境　6

1. 综合这些检查结果，你得到了怎样的判断？（酮症酸中毒的鉴别诊断）

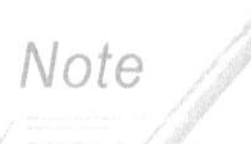

2. 李先生为什么会发生酮症酸中毒?(酮症酸中毒的诱因和病因,酮体的合成与生理意义)

3. 糖尿病酮症酸中毒如何进行治疗?

4. 如何观察和预防并发症的发生?(糖尿病并发症的发生、发展及转归)

5. 对于其未来的治疗和随访,你作为医生将给予他何种建议?

(梅文瀚)

案例5 风湿关节炎又犯了?

情 境 1

1. 你认为老李目前的主要临床特点有哪些?
2. 你所了解的关节痛临床表现都有什么?
3. 问诊及体格检查应侧重注意哪些?
4. 你现在能为老李诊断吗?为什么?

情 境 2

1. 体重指数如何计算?
2. 还需要哪些实验室检查和何种影像学检查?

情 境 3

1. 血液中的尿酸由何而来?尿酸的分解和排泄途径如何?(人体内的尿酸来源有两种途径,内源性与外源性)
2. 张主任为老李进行的实验室检查有什么意义?
3. 为什么要做腹部超声检查?

情 境 4

1. 痛风是如何发生的?痛风病是遗传病吗?
2. 痛风的特征性病理改变是什么?
3. 急性痛风性关节炎发生的诱因是什么?如何诊断急性痛风性关节炎?
4. 痛风需要与哪些病进行鉴别诊断?
5. 什么食物会引起高尿酸血症?
6. 痛风及高尿酸血症患者健康教育的内容有哪些?
7. 痛风患者为什么要多饮水?

(李艳 许会静)

Note

案例6　她是更年期综合征?

情　境　1

1. 小蒙妈妈的临床表现有哪些?
2. 体重下降的原因有哪些?
3. 如何判断女性处于更年期?

情　境　2

1. 甲状腺肿大的常见原因有哪些?
2. 你作为医生要为患者进行哪些方面的进一步检查来诊断疾病?

情　境　3

1. 实验室检查及影像学检查是否可以让你做出对本病的初步诊断?
2. 还需要做哪些进一步检查?

情　境　4

1. 沈主任为小蒙妈妈补充的实验室检查项目说明了什么问题?
2. 甲亢常用的治疗方案有哪些?

情　境　5

1. 沈主任考虑小蒙妈妈可能为继发甲减,为什么?
2. 请提出需要做的实验室检查项目。

情　境　6

1. 小蒙妈的实验室检验报告单有哪些异常? 为什么?
2. 实验室检验结果支持沈主任的判断吗?

情　境　7

1. 如何对患者及家属进行健康指导?
2. 甲状腺功能减退症可以预防吗?

（李　艳）

Note

案例7 她真的怀孕了?

情 境 1

1. 该患者的主要症状是什么?

2. 判断一个人肥胖与否用什么指标衡量?如何计算?(BMI 指数,腰围和臀围,体内脂肪含量测定法等)

3. 为什么到内分泌科就诊?

4. 接诊时应需要了解患者哪些病史信息?

5. 做早早孕试纸条试验的目的是什么?

情 境 2

1. 你的初步判断是哪个系统的疾病?

2. 患者需要做哪些检查?

情 境 3

1. 实验室检查指标及影像学检查说明了什么?

2. 激素测定时血、尿标本采集的注意事项。

3. 还需要为患者进行哪些检查?(动态功能试验——地塞米松抑制试验,诊断和鉴别 ACTH 依赖性和非依赖性库欣综合征。垂体 MRI 增强,进行定位诊断)

4. 小蒙的家人问沈主任:"有什么治疗方法?手术能根治不?"(本病治疗有手术、放射、药物 3 种方法。该患者首选行腹腔镜左肾上腺腺瘤切除术,可获根治)

情 境 4

1. 本病的检验结果与临床表现有何联系?

2. 库欣综合征病因及临床表现?库欣综合征需要与哪些疾病进行鉴别?

3. 小蒙也咨询沈主任,她的病会遗传吗?治疗后影响她生育功能吗?(库欣综合征是由多种病因引起的以高皮质醇血症为特征的临床综合征,如药物、肿瘤等,但不是遗传病,不会遗传。经手术治疗后,如月经恢复,可受孕)

情 境 5

1. 库欣综合征的治疗原则。

2. 库欣综合征的治愈标准是什么?

3. 库欣综合征的预后。

(李艳 许会静)

案例8 晚饭后刘先生昏倒了

情 境 1

1. 昏迷的原因可能有哪些？
2. 你对刘先生疾病的初步判断是什么？为什么？
3. 下一步需要采取的措施是什么？需要做哪些检查？

情 境 2

1. 2型糖尿病的诊断标准。
2. 下一步需要采取的措施是什么？为什么？

情 境 3

1. 引起糖尿病的原因有哪些？哪些不良的生活习惯与糖尿病有关？
2. 什么是高渗高血糖综合征？
3. 哪些因素可诱发高渗高血糖综合征？

情 境 4

1. 高渗高血糖综合征补液时应注意哪些问题？
2. 糖尿病可以治愈吗？
3. 糖尿病健康教育包括哪些方面？
4. 糖尿病可引起哪些急、慢性并发症？

情 境 5

1. 糖尿病患者饮食治疗的重要性和饮食治疗的原则是什么？

2. 饮食治疗首先要进行标准体重的计算，据此请为刘先生提供一个营养平衡的饮食菜谱指导（哪些食物适合糖尿病患者，哪些不适合）。

3. 运动治疗糖尿病的原则是什么？哪些运动项目比较适合老年糖尿病患者？运动时应注意的问题有哪些？

4. 糖尿病常用药物有哪些？选用原则是什么？

5. 请指导糖尿病患者在日常生活中，如何对口腔、皮肤、足部保养与护理？

6. 什么是糖尿病的三级预防？

（孔丽君）

Note

第四章　宿主防御系统

案例1　迁延不愈的咳嗽

情　境　1

1. 针对刘方的病情，为了明确诊断，还需要哪些信息和实验室检查？
2. 通常情况下哪些病症可以引起头晕乏力、咳嗽、咳痰？
3. 你对刘方疾病的初步判断是什么？

情　境　2

1. 为什么医生建议刘方到结核病防治医院进行诊治？
2. 当学校或集体生活环境中发现类似“感冒、咳嗽”而久治不愈的患者你该怎么办？

情　境　3

1. 刘方在结核病防治医院的检查结果说明了什么？
2. 痰涂片查到抗酸杆菌的意义。
3. 结核病的诊断要点是什么？

情　境　4

1. 结核病的治疗原则是什么？
2. 常见的抗结核药物的不良反应有哪些？如何处理？
3. 如何判断结核病患者是否有传染性？

情　境　5

1. 肺结核患者在治疗期间应注意哪些问题？
2. 刘方出院时，作为医护人员，要反复向肺结核患者及家属做哪些健康教育？
3. 患者在生活方面应注意哪些问题？

情　境　6

1. 结核病治愈后还会复发吗？如何防止复发？
2. 传染性肺结核治愈后还会传染给别人吗？
3. 全球采取的结核病控制行动是什么？我国采取了哪些行动控制结核病？对结核患者的治疗有什么政策？

（孔丽君）

Note

案例2　被胶粘着双手的母亲

情　境　1

1. 哪些疾病可引起关节疼痛？

2. 发生晨僵的主要疾病有哪些？

3. 下一步还需要了解的情况。

情　境　2

1. 进一步的病史对你有何启示？

2. 自行服用多种不知名的药物是否合适？关节痛是这些药物引起的吗？为什么？

3. 下一步需要做什么检查？

情　境　3

1. 如何诊断类风湿性关节炎？（从病史、临床表现、血清学和X线片表现叙述类风湿性关节炎的诊断标准）

2. 怎样判断类风湿性关节炎处于活动期？

3. 类风湿性关节炎检查血沉有何意义？

4. 类风湿性关节炎的关节功能如何分级？

5. 类风湿性关节炎的鉴别诊断。

情　境　4

1. 类风湿性关节炎的治疗原则。

2. 类风湿性关节炎病情缓解的标准是什么？

3. 关节肿痛明显时应休息、制动，此时可配合物理治疗，物理治疗的意义是什么？

4. 患者因疼痛不敢活动，但适当进行活动可减少关节畸形，肿痛缓解后患者如何掌握活动时间和活动量？哪些运动项目适合类风湿关节炎患者的功能锻炼？

5. 类风湿性关节炎的病因是什么？发病机制有何最新进展？

（孔丽君）

Note

案例3 喘不过气来的小男孩

情 境 1

1. 这里面的关键信息是什么？如果你是医生，你首先考虑什么？还需要哪些信息帮助你作出判断？

2. 维持正常呼吸的结构和功能是什么？

3. 哪些原因会导致呼吸短促？与年龄、性别、季节、饮食、体位等因素之间有没有关联性？

4. 你能否将人体呼吸系统的解剖结构和呼吸运动的神经调节机制结合起来，对不同情况所导致的呼吸困难进行精确的分析和解释？

情 境 2

1. 你该如何向患者家属解释“哮喘”、“过敏”到底是怎么回事？

2. “过敏”到底有多少种类型？各有什么特征性的表现？怎么区分？

3. 过敏性哮喘会遗传吗？是不是过了青春发育期都会自愈？

4. 孩子母亲的处理是否恰当？（成人和儿童用药、家庭药箱的储备与管理）

情 境 3

1. 可能的过敏原有哪些？是如何引起哮喘发作的？

2. 哮喘的主要病理生理变化是什么？

3. 肺功能检查是不是必须要做？它的基本原理和在诊断中的意义何在？

4. 平喘药物有哪些？是通过怎样的机制发挥治疗作用的？

情 境 4

1. 为什么男孩的母亲对“激素”的使用感到紧张？你有同感吗？你有什么建议？

2. 哮喘的治疗原则主要是什么？

3. 脱敏疗法到底是怎么回事？有效吗？

4. 可探讨一下过敏性哮喘的发病率等流行病学方面的问题。

情 境 5

1. 对这样的孩子，家长在日常生活中应该注意哪些问题？

2. 如果出现哮喘危重状态，该如何处理？

（汪 青）

Note

案例4 让人崩溃的疾病

情 境 1

1. 患者的主要健康问题是什么？你考虑哪些可能性？

2. 你知道在正常生理情况下肢体的感觉和运动是如何支配和调控的吗？哪些因素会造成肢体麻木、无力？

3. 如果你觉得信息不足、难以做出判断，那还需要向患者提出什么问题，了解哪些情况？

4. 可以讨论一下中草药进补有哪些形式？有无规律可循？应该注意些什么？

情 境 2

1. 肌力是怎样一个概念？该如何确定肌力是否正常？哪些疾病会引起肌力不正常？

2. 你觉得患者体质变差、反复感染、体重减轻、淋巴结肿大、下肢无力等表现可能与哪些疾病相关？

3. 你认为患者需要做哪些检查，以证实自己的猜想？

情 境 3

1. HIV 是什么？它的生长繁殖特点？它是怎样侵入人体并致病的？

2. HIV 感染的发病过程如何？有哪些表现？主要通过何种渠道传播？

3. 机体对病原体入侵的防御体系是怎样的？如何发挥作用来防止病变产生？

4. 人们为什么会谈“艾”色变？与艾滋病相关的危险行为有哪些？

情 境 4

1. 艾滋病筛查需要检测哪些指标？出现怎样的结果可以确诊得了艾滋病？

2. 艾滋病的防控体系是怎样的？医生发现病例应遵循怎样的报告程序？

3. 艾滋病在全球的发病率和流行情况如何？有无有效的预防和治疗手段？

情 境 5

1. 你知道应该如何与身边的艾滋病患者相处吗？

2. 怎样的心理干预可以帮助艾滋病患者及其家属？

3. 医院里出现类似的医疗纠纷，应该如何应对？

（汪 青）

Note

第五章　心血管系统

案例1　不断换药的李阿姨

情　境　1

1. 你对李阿姨情况的初步判断是什么？
2. 通过一次测量可以诊断为高血压？高血压的诊断标准？
3. 还需要通过问诊获得哪些信息？

情　境　2

1. 诊所医生的处理是否正确？应该怎么做？
2. 复方降压片的各个成分具有什么样的作用？复方有何特点？
3. 李阿姨为什么性情发生了变化？
4. 李阿姨血压控制后即停药对疾病的发展有何影响？（治疗高血压的基本原则）
5. 李阿姨的血液检查和眼底检查结果提示什么问题？
6. 你的治疗建议是什么？

情　境　3

1. 李阿姨自行调节药物使用有何不利之处？
2. 情境2、情境3中医生对李阿姨的用药变化是否遵循一定原则？
3. 非诺贝特的作用？（降低甘油三酯）
4. 了解农民的医疗费用承受能力和医保问题。
5. 李阿姨爬楼梯稍有些吃力提示什么？（试根据心功能分级判断）
6. 心慌难受、不能平躺、只能半靠着、肺部湿啰音提示什么？其病理生理学基础是什么？
7. 李阿姨再次入院检查结果提示什么？
8. 是否需要进一步检查？你的治疗建议是什么？

情　境　4

1. 房颤有何后果？为什么加用胺碘酮、阿司匹林？（使用胺碘酮纠正房颤。长期房颤易在心房内形成血栓，一旦脱落可导致动脉栓塞，造成严重后果，需采取措施防止血栓形成）
2. 为什么使用强心苷类及呋塞米？
3. 情绪激动时发生晕倒的原因？
4. 李阿姨晕倒醒来后的一系列症状说明发生了什么？（这里主要是讨论高血压的严重并发症）

（关凤英）

Note

案例2　都是大餐惹的祸？

情　境　1

1. 从胸部不适这一症状推测这个患者可能是哪个系统出现问题？（这是内科急诊最常见表现，可根据所学循环、呼吸、消化系统系统的解剖学分布特点，提出可能的疾病假设）

2. 初步怀疑是何种疾病，还需要获得哪些信息？（学生在看到下一情境前需提出鉴别诊断及确诊的相应检查）

3. 心音的形成，心尖部收缩期杂音预示什么？（杂音为二尖瓣结构或功能问题所致）

4. 患者血压为什么降低？（学生可以讨论急性心肌梗死如何影响心率、血压）

情　境　2

1. 检查结果提示安四方患有什么疾病？（心肌下壁梗死）

2. 为什么心肌三酶及肌钙蛋白的水平升高？（心肌梗死的生化改变过程，包括心肌标志物的出现时间及维持时间）

3. 心肌梗死的心电图定位诊断。（此部分为电诊部分内容，学生可根据实际情况讨论或设定学习目标）

4. 什么是血管造影？冠状动脉各支的分布及供血范围如何？（学生需讨论心脏冠状动脉血管分布及各个主要分支所供应的重要心肌）

5. 少量造影剂从左心室返流入左心房意味着什么？（二尖瓣关闭不全，可能由于心肌梗死引起的乳头肌收缩无力所致）

6. 如果不及时治疗，将会出现什么严重后果？（此问题涉及心肌梗死的病理变化及并发症）

7. 该患者下一步的治疗原则或方案是什么？（学生需在看到下一情境之前，根据现有知识讨论心肌梗死的治疗原则及具体用药）

情　境　3

1. 心肌梗死的治疗原则及治疗措施是什么？

2. 尿激酶在治疗中起什么作用？（患者拒绝介入治疗，而尿激酶可以溶解已经形成的血栓，可使血管再通）

3. 肝素、阿司匹林和氯吡格雷是什么药物？

4. 为什么应用β-受体阻滞剂及硝酸甘油？（可通过多种途径降低心肌耗氧量，或者扩张冠脉血管，从而保护心肌）

情　境　4

1. 发热的病理生理过程是什么？（发热的病因及下丘脑对体温的调节机制）

2. 阿莫西林是何类药物？（为广谱半合成的β-内酰胺类抗生素类药物）

3. 出现咳嗽伴黄绿色痰，血常规检查中性粒细胞核左移提示什么？（常见于细菌性感染）

4. 心脏杂音出现新的变化是为什么？（之前心肌梗死导致的瓣膜器质性损伤可引起血流动力学变化，返流射流面对内皮的损伤，导致瓣膜赘生物的形成）

5. 皮肤为何出现散在小红点？尿常规及血生化检查提示什么？（持续性菌血症刺激细胞和体液免疫，可引起循环中的免疫复合物沉积导致肾小球肾炎。还可以引起微血管炎，引起皮肤

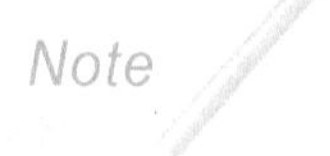

黏膜的各种表现）

6. 患者失语预示什么？可能的原因是什么？（瓣膜赘生物脱落形成的栓子引起脑栓塞导致的大脑语言中枢功能受损）

情　境　5

1. 细菌性心内膜炎的发病机制？

2. 细菌性心内膜炎的结局？（包括心脏的改变、细菌性动脉瘤、转移性脓肿、神经系统病变及肾脏损伤等，如本案例出现肌肉坏死，踝部软组织水肿及肾功能损伤及中动脉缺血灶等）

3. 细菌性心内膜炎的治疗。（此案例为链球菌及草绿色链球菌感染，可选用青霉素类和氨基糖苷类抗生素，鉴于患者的青霉素过敏史，选用了万古霉素作为替代药物，学生需掌握各种抗生素的抗菌谱及联合用药）

4. 患者服用万古霉素及庆大霉素需注意什么？（万古霉素及庆大霉素对肾脏及听力的不良反应）

（关凤英）

案例3　球迷的世界“悲”

情　境　1

1. 你了解什么是健康的生活方式吗？
2. 李叔叔有哪些不好的生活方式？
3. 李叔叔这些不良生活方式可能会带来什么后果？（三高）
4. 李叔叔肥胖吗？（肥胖判定标准需要计算体重指数 BMI）

情　境　2

1. 什么是高血压？
2. 你听说过高血压日吗？（中国高血压日：10 月 8 日；世界高血压日：5 月 17 日）
3. 高血压的常见病因及可能发生机制？
4. 高血压有哪些症状和体征？
5. 何谓高血压的知晓率、治疗率、控制率？（知晓率：可被诊断为高血压的调查对象在调查前就知道自己患有高血压者的比例；治疗率：可被诊断为高血压的调查对象中近 2 周内服降压药者的比例；控制率：可被诊断为高血压的调查对象中目前通过治疗血压在 140/90mmHg 以下者的比例）
6. 我国和欧美国家高血压的知晓率、治疗率、控制率？

情　境　3

1. 高血压和高血压病是什么关系？
2. 李叔叔血压 180/95mmHg，按照我国高血压分级标准，李叔叔的高血压属于哪级？
3. 心血管疾病的危险因素有哪些？（高血压、吸烟、糖尿病、高脂血症：总胆固醇 > 5.72mmol/L 或 220mg/dl、肥胖特别是内脏肥胖、尿中微量白蛋白、老年（男性 55 岁以上，女生 65 岁以上）、年轻发病的心血管病家族史等）
4. 按照高血压的心血管风险分层，李叔叔属于哪个层次？（高血压患者的心血管风险分层可参考欧洲高血压指南）
5. 高血压的并发症有哪些？（心、脑、肾、周围动脉病变、眼底等）

情　境　4

1. 何谓体重指数（BMI）？［BMI=体重（kg）/身高的平方（m^2）］
2. 根据李叔叔的身高体重，计算其 BMI。请问李叔叔的 BMI 属于什么范围？
3. 你了解中国及欧美发达国家高血压的发病率吗？
4. 治疗高血压的药物有哪些类型？（利尿剂、血管紧张素转换酶抑制剂、血管紧张素Ⅱ受体阻滞剂、钙拮抗剂、α-受体阻滞剂及 β-受体阻滞剂，关于高血压用药指南可参考 JNC8）
5. 氯沙坦和氢氯噻嗪降压机制？（氯沙坦是血管紧张素Ⅱ受体阻滞剂；氢氯噻嗪是利尿药）
6. 高血压降压治疗推荐药物的联用，药物联用比单药具有哪些优点？（提示：单药治疗只干预一种机制，联合治疗干预多种机制；联合用药一般只需起始剂量，不良反应发生减少；单药治疗只能使 40% ~50% 患者血压达标，联合用药可使患者有效率提高到 75% ~90%）
7. 从各项检查报告中，你获得了什么信息？李叔叔的情况严重吗？

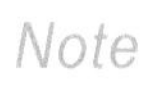

情　境　5

1. 李叔叔有“三高症”，高血糖、高血脂对血压有影响吗？

2. 高血压患者经过治疗，其血压是否降低得越明显越好？血压控制标准是什么？（JNC8 提出的血压控制标准：≥60 岁的一般人群，血压<150/90mmHg，<60 岁的一般人群，血压<140/90mmHg；糖尿病或慢性肾病患者，血压<140/90mmHg）

3. 治疗高血压有哪些误区？（以自我感觉来估计血压的高低；血压一降，立即停药；采用传统的服药方法；降压过快过低；不根据具体情况，一味追求血压达到正常水平；单纯依赖降压药，不做综合性的治疗等）

4. 治疗高血压也要积极改善生活方式（非药物治疗），请问要注意哪些生活方式？（1992 年美国心脏健康会议“维多利亚宣言”——低盐饮食、控制体重、适当运动、戒烟限酒、心理平衡）

5. 如何正确看待高血压患者的饮酒？（少量饮酒可降低血压）

6. 高血压的随访重要吗？如何做到正确随访？（随访的目的是观察对所有可控危险因素的控制以及检查靶器官的损害程度；对于服药控制血压的患者应经常随访以及时调整治疗适应血压的改变，减少不良反应；血压控制达标后可降低随访频率，但为保持良好的医患关系和患者的依从性，两次随访间隔不宜过长）

（黄　英）

Note

案例4 “快乐”的背包客

情 境 1

1. 经常宿营野外,且遭受雨水或露水浸润,易患什么疾病?(风湿)

2. 游走性大关节酸痛,要考虑什么问题?(风湿性关节炎)

3. 眼睑肿胀,尤其是晨起时最为明显,提示什么?

情 境 2

1. 何为呼吸困难?

2. 根据描述,推测李先生相继出现了哪些形式的呼吸困难?(劳力性呼吸困难;端坐呼吸;夜间阵发性呼吸困难)

3. 你提出要做的检查项目有哪些?

情 境 3

1. 李先生的风湿性心脏病是二尖瓣狭窄伴关闭不全、主动脉瓣狭窄伴关闭不全,诊断依据是什么?

2. 你对心脏杂音有了解吗?(请参考诊断学及内科学)

3. 为什么医生诊断李先生是心功能不全Ⅳ级?(心功能不全Ⅰ级:患者患有心脏病但活动量不受限制,平时一般活动不引起疲乏、心悸、呼吸困难或心绞痛;Ⅱ级:心脏病患者的体力活动受到轻度的限制,休息时无自觉症状,但平时一般活动时可出现疲乏、心悸、呼吸困难或心绞痛;Ⅲ级:心脏病患者体力活动明显受限,小于平时一般活动即可引起上述症状;Ⅳ级:心脏病患者不能从事任何体力活动,休息状态也会出现心衰的症状,体力活动后加重)

4. 血沉26mm/h,抗“O”600U,提示什么?(近期溶血性链球菌感染)

5. 根据李先生的血气检测结果,判断李先生发生什么类型的酸碱平衡紊乱?(代谢性酸中毒合并呼吸性酸中毒)

6. 什么是心源性肝硬化?诊断依据?(循环障碍、肝功能减退和门静脉高压表现)

7. 李先生这次心衰的可能诱因是什么?(受凉感冒,发热)

8. 李先生是否出现了钾代谢紊乱?可能原因是什么?(低钾血症;摄入减少;肠道吸收钾减少)

9. 你还需要了解哪些信息?如何处理?

情 境 4

1. 急查凝血酶原时间(PT)36秒,Fg(纤维蛋白原)0.8g/L,3P试验(血浆鱼精蛋白副凝试验)(+),这些试验说明了说明?(DIC)

2. 李先生入院后出现呕吐物,为咖啡样液体,提示什么?(DIC所致的消化道出血)

3. 李先生入院后咳出大量粉红色泡沫样痰,说明发生了什么?(急性肺水肿)

4. 请根据这几个情境描述,简单勾勒李先生的病情发生发展。(幼时咽喉肿痛,做扁桃体摘除术,以后偶有膝关节肿痛史→风湿性关节炎→风湿性心脏病(二尖瓣狭窄伴关闭不全,主动脉瓣狭窄伴关闭不全)→经常野外露宿、受凉感冒→心功能不全(Ⅳ级)、心源性肝硬化、慢性支气管炎→DIC)

(黄 英)

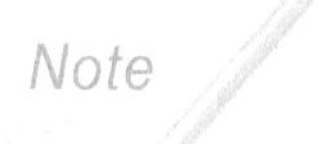

案例5 青紫色的嘴唇

情 境 1

1. 小莲与你生活中见过的大多数孩子相比有哪些方面是不正常的?(体重低,哭闹后口唇青紫,呼吸急促,吃奶时间长也口唇青紫。讨论先心病患儿的临床表现)

2. 小莲口唇的颜色提示什么?(提示患儿缺氧,可藉此讨论人体氧的摄取、运输和利用以及引起发绀的原因)

3. 缺氧的原因和类型有哪些? 是不是所有的缺氧都会引起发绀?

4. 我国出现弃婴的原因有哪些? 如何避免或者减少这种现象的发生?

情 境 2

1. 为什么小莲的心率加快?(讨论机体是如何调节心率的)

2. 肺底部湿啰音的病理学基础是什么?(肺泡腔内水肿液)

3. 为什么肺动脉瓣区第2心音减弱?(讨论心音的产生以及心音增强或减弱的原因)

4. 在心脏听到杂音提示什么?(提示瓣膜及通道的狭窄或关闭不全,异常通道形成等,讨论心脏的内部解剖学结构)

5. 杵状指形成的机制是什么?(长时间缺氧使指、趾端毛细血管扩张增生,局部软组织和骨组织也增生肥大,最终导致指(趾)端膨大如鼓槌状)

6. 下一步需要做什么检查?

情 境 3

1. 血常规结果提示什么问题?(白细胞数升高且中性粒细胞比例增加,提示有感染)

2. B超检查结果显示小莲的心脏及血管结构和心脏血流有哪些异常?(讨论法洛四联症的形成、病理解剖学特点以及血流动力学改变)

3. 如何用B超的发现来解释小莲心电图的改变以及发绀?(讨论法洛四联症的病理生理)

4. 先天性心脏病有哪些类型?(讨论心脏的发生)

情 境 4

1. 我国先天性心脏病的流行病学特点有哪些? 如何减少先天性心脏病的发病率?

2. 法洛四联症的治疗方法及预后如何?

3. 本案例中体肺分流术的目的是什么?(增加肺血流量和氧饱和度,缓解缺氧;促进肺动脉发育)

4. 如何向先心病患者及其家属交待病情、治疗过程及术后的注意事项?

情 境 5

1. 为什么做过了体肺分流术后,患儿活动后仍然还会出现皮肤及口唇青紫?(因为体肺分流术并非根治术,主动脉骑跨、肺动脉狭窄和室间隔缺损还没有纠正,而活动时机体需氧量增加,故引起明显的缺氧表现——发绀)

2. 患儿为什么走几步就要蹲下来休息?(采取蹲踞体位后,使静脉回心血量减少,减轻了心脏负荷;同时下肢动脉受压,体循环阻力增加,使含氧量低的右心室血向左分流量减少,而且更

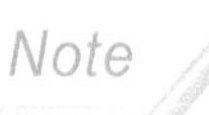

多的右心室血经肺动脉到肺交换气体，获取氧气，使机体缺氧情况暂时得以缓解）

3. 当你遇到术前紧张的患者时，你会怎样做？

4. 出院后的患儿在身体上、饮食上和心理上需要注意什么？是否需要用药？

（王　琳）

Note

案例6　夕阳无限好

情　境　1

1. 胸痛提示可能哪些系统或者器官出现问题？（胸壁、心血管系统、呼吸系统、纵隔等。讨论胸痛的鉴别）

2. 为什么患者的胸痛会放射到左肩？（讨论冠心病时胸痛的机制以及牵涉痛）

3. 患者的胸痛与她的高血压和高血脂有关联吗？（胸痛可能和冠状动脉粥样硬化所致的心肌供血不足有关，讨论动脉粥样硬化的病因及发病机制）

4. 患者近2年偶尔出现胸部不适但休息后好转提示什么？（说明冠状动脉管腔狭窄，但程度不很严重。讨论动脉粥样硬化的基本病变、心绞痛的分型及特点）

5. 患者胸痛时使用硝酸甘油未见缓解提示什么？（说明冠状动脉管腔狭窄程度增大。讨论动脉粥样硬化的继发性病变、硝酸甘油的药理作用及应用）

6. 从本情境的介绍中能发现哪些关键信息？你的初步诊断是什么？

7. 若要确诊，还须了解哪些信息？做哪些进一步的检查？（体格检查、实验室检查、特殊检查）

情　境　2

1. 为什么要做心电图检查？（讨论心电图各波形的生理意义及心电图的判读）

2. 心电图及心脏B超结果说明什么？（说明左心室下壁心肌梗死，藉此可讨论冠脉循环的特点、冠状动脉的分布及主要分支所供应的心肌、心肌梗死的好发部位）

3. 血中心肌肌钙蛋白T和肌酸激酶同工酶的水平升高意味着什么？（提示心肌细胞有坏死，可藉此讨论心肌梗死的病理学分型、病理学变化、生化改变及意义）

4. 为什么医生要给患者用尿激酶？（结合动脉粥样硬化继发性病变中的血栓形成讨论尿激酶的溶栓机制）

5. 除了使用尿激酶外，还有哪些方法可以起到血运重建的作用？（讨论心肌梗死的再灌注治疗）

6. 如果你是医生，溶栓后该向患者及其家属交待哪些注意事项？

情　境　3

1. 为什么患者在大便后出现刀割样胸痛？（讨论心肌梗死的并发症）

2. 为什么患者在胸痛时还恶心、呕吐，而止吐药却不能缓解这些症状？（提示可能不是由消化系统疾病所致，讨论胸痛的伴随症状）

3. 为什么患者出现心率减慢和血压下降？（因为心脏破裂导致心输出量减少，引起心源性休克。讨论休克的类型及机制）

4. 心电图的结果提示什么？（心肌缺血缺氧，讨论产生此结果可能的原因）

5. 患者的胸骨左缘出现收缩期吹风样杂音的可能原因是什么？（结合心肌梗死的病理学特点以及缺血再灌注损伤，讨论心脏破裂的原因以及心脏杂音产生的机制）

6. 为什么给予多巴胺后血压可回升？（讨论多巴胺的药理作用）

情　境　4

1. 超声和开胸探查所见说明什么？（说明心脏破裂，可藉此讨论引起心包积液的原因和诊

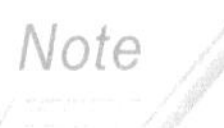

断方法）

2. 为什么要进行心包穿刺？（讨论心包填塞对机体的影响及治疗）
3. 开胸对心脏进行探查时需要经过哪些解剖学结构？
4. 心脏破裂如何治疗？
5. 如果你是医生，你给患者的出院医嘱有哪些？从此案例中能吸取哪些教训？

（王 琳）

Note

案例7　热爱跑步的帅哥

情　境　1

1. 运动员的心率同一般人相比如何？（心率是所有人，包括运动员等增加心输出量的主要途径。耐力运动员迷走神经张力增大是一种适应性表现形式，伴随有良好的体能，脉率减慢，使心室舒张末期容积增加，从而搏出量增加，心输出量增大）

2. 正常人心率范围以及影响心率快慢的生理性和病理性因素有哪些？（健康成人心率为60～100次/分；影响因素：年龄、性别、生理状况、体温、体位改变、体力活动、情绪变化、药物、心脏疾病、甲状腺疾病等）

3. 什么是心悸（心率过快）？引起心悸的原因有哪些？（生理性：健康人运动、情绪紧张、激动、饮酒、喝浓茶或咖啡、沐浴等；病理性：感染、发热、贫血、低氧血症、低钾血症、甲状腺功能亢进、休克、心功能不全等）

4. 心动过缓以及心动过缓的可能原因及临床表现是什么？

情　境　2

1. 正常心音有哪些？听诊部位？有何临床意义？

2. 心脏杂音是如何产生的？怎样区别生理性杂音与病理性杂音？

3. 什么原因导致脉压差偏大？

4. 正常心电图波形及其临床意义。

5. 分析PR间期延长的可能原因。（心肌炎、心肌梗死、老年性房室结退行性变、迷走神经张力增高、药物等）

6. 窦性心动过缓的心电图特点。

情　境　3

1. 什么是Valsalva动作？检查方法、适应症及临床意义如何？（Valsalva动作检查方法：深吸气后紧闭声门，再用力做呼气动作，呼气时对抗紧闭的会厌，通过增加胸内压来影响血液循环和自主神经功能状态，进而达到诊疗目的的一种临床生理试验）

2. 心跳漏跳（早搏）是怎么回事？

3. 运动试验、24小时动态心电图和超声心动图的检查原理以及临床意义。

情　境　4

1. 何谓房室传导阻滞？分几度？心电图各有什么特点？

2. 什么叫射血分数？正常值？临床意义如何？

3. 平板运动试验的检查原理、适应证及临床意义如何？

情　境　5

1. 何谓高迷走神经张力综合征？原因和临床表现是什么？如何进行鉴别诊断和治疗？预后如何？

2. 如何进行预防指导和跟踪随访？

（王会平　夏强）

Note

案例8 突如其来的胸痛

情境 1

1. 李警官的主要临床表现是什么？（将学生的注意力引导到胸痛上，争取总结出“发作性胸痛3天，加重9小时”）

2. 李警官胸痛的特点是什么？（引导学生注意李警官胸痛的性质）

3. 导致李警官胸疼的可能原因？（注意区别胃部疾患以及其他器官疾病引起的疼痛）

情境 2

1. 查体中各个名词的意义是什么？

2. 第一心音低钝意味着什么？会在哪些疾病中出现？

情境 3

1. 何谓心肌梗死？心肌梗死对心功能的影响？

2. 讨论为什么急性前壁心肌梗死会导致胸痛以及肩痛？（主要引导学生讨论牵涉痛，引起牵涉痛的机制是什么？）

3. 为什么心电图检查可以帮助诊断李警官是急性前壁心肌梗死？（主要引导学生了解正常心电图的产生机制及各波形所代表的意义）

4. 为什么心肌梗塞的患者白细胞数高于正常值？（引导学生讨论在疾病应激的情况下白细胞的变化）

5. 化验检查中哪些结果有助于诊断李警官是急性心肌梗死？（主要引导学生讨论心肌酶谱和心肌肌钙蛋白的变化及其意义）

6. 血脂异常的意义。

情境 4

1. 前降支闭塞为什么会导致前壁心肌梗死？（主要引导学生讨论冠状动脉的解剖特点和血流调控）

2. 导致冠脉闭塞的常见原因有哪些？（主要讨论导致冠脉闭塞的各种可能性）

3. 为什么在李警官妻子签署知情同意书后，医生才给李警官做冠状动脉造影？（主要引导学生讨论知情同意书在医疗行为中的作用）

情境 5

1. 医生询问李警官的生活、工作及家庭情况对医生诊断和治疗有哪些帮助？（主要引导学生讨论吸烟、高血脂对李警官的病情产生什么样的影响，从而达到讨论心肌梗死产生的高危因素。在讨论高血脂相关问题时，可以让学生讨论李警官是否属于肥胖？计算BMI，并对数值进行相应的评估）

2. 高血脂、高血压、冠心病的遗传因素有哪些？

3. 除了李警官以往的生活习惯以及家族遗传方面，能否结合情境1中李警官的发病过程的自述，谈谈本次心肌梗死的主要诱发原因？除了这些诱发原因外，你还知道哪些？（引导学生讨论过度劳累、应激、吸烟过量、生活极度不规律导致心肌梗死的诱发）

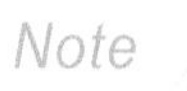

4. 李警官在今后的生活中应该注意些什么？（引导学生为李警官提供健康指南，在讨论过程中可提示学生在今后的学习和工作中，对患者提供健康教育是非常重要的）

（宋德懋）

第六章 呼 吸 系 统

案例1 "小珍珠"的颜色

情 境 1

1. 早产对新生儿呼吸系统有哪些不利影响?(呼吸系统的胚胎发育)

2. 哪些因素可以引起颜面、口周青紫发绀呢?(发绀是缺氧的表现,但缺氧的患者不一定都有发绀,如血液性缺氧可无发绀;有发绀的患者也可无缺氧,如红细胞增多症患者)

3. 呼吸节律是怎么形成的呢?"小珍珠"是如何实现吸气的?(呼吸节律形成的假说)

4. 经皮血氧饱和度可以反映出什么呢?动脉血氧分压(PaO_2)对血氧饱和度有什么影响?(氧饱和度是指血红蛋白实际结合的氧和最大结合的氧的百分比。血氧饱和度主要取决于血液血氧分压的高低,动脉血氧饱和度与动脉血氧分压的关系可以用氧离曲线来表示)

5. 医护人员为什么不时刺激着"小珍珠"的足底?(早产儿呼吸暂停时通过弹足底等触觉刺激可以刺激呼吸,从而缓解呼吸暂停的发作)

6. 你对转院、转诊制度有哪些了解?

情 境 2

1. 有哪些症状和体征提示"小珍珠"有呼吸困难?简要说明理由。(呼吸急促,颜面青紫,张口呼吸,鼻翼扇动,吸气时肋间隙下陷提示呼吸困难)

2. 肺部X线片显示双肺野透亮度减低提示什么呢?(肺野透亮度与肺泡内空气的多少有关)

3. 动脉血气分析中的主要指标的代表意义都是什么呢?入院时"小珍珠"的PaO_2和$PaCO_2$的变化提示什么?(动脉血氧分压为40mmHg提示缺氧,动脉血二氧化碳分压为65mmHg提示二氧化碳潴留)

4. "小珍珠"有呼吸衰竭吗?呼吸衰竭的发生机制有哪些?(新生儿动脉血氧分压≤50mmHg,动脉血二氧化碳分压≥50mmHg即为呼吸衰竭。呼吸衰竭发生机制主要包括肺通气功能障碍及肺换气功能障碍)

5. 医生为什么建议立即应用呼吸机辅助通气和使用肺表面活性物质呢?(呼吸机辅助通气的作用及肺表面活性物质的生理功能)

6. 呼吸机辅助通气和应用肺表面活性物质之前为什么需要患儿家长签字呢?(医疗知情同意在医疗活动中的作用)

情 境 3

1. 气管插管时所涉及的呼吸系统解剖学知识有哪些呢?(在插管过程中需要特殊注意的解剖结构)

2. 新生儿气管插管的适应证有哪些?(窒息复苏、胎粪性羊水吸入及需要人工机械通气的

患儿可行气管插管术）

3. 张医生设定的新生儿呼吸机的主要参数都包括哪些？（潮气量、呼吸频率、吸呼时间比、吸入氧浓度、吸气峰压等）

4. 有哪些证据说明目前呼吸机治疗有效？简要说明理由。（该患儿动脉血气分析提示 pH 正常，PaO_2 及 SaO_2 有所提高，$PaCO_2$ 下降）

情境 4

1. 有哪些证据提示“小珍珠”在呼吸机辅助通气下病情好转后又出现加重？简要说明理由。（该患儿需要更高的吸氧浓度和吸气峰压才能维持经皮氧饱和度在 85% 左右说明病情加重）

2. 复查胸片为何会出现双肺透亮的进一步明显减低？什么是支气管充气征？（双肺肺野透亮度进一步减低提示双肺通气量更为减少，支气管充气征是在病变的肺组织区域中见到透亮的支气管影）

3. 为什么张医生再次建议使用肺表面活性物质？（肺表面活性物质可以降低肺泡表面张力，保持肺泡的稳定性，减少液体自毛细血管向肺泡渗出以及降低毛细支气管末端的压力）

4. 请你向“小珍珠”父亲解释如果再不使用肺表面活性物质，“小珍珠”的病情为什么会进一步加重？（肺表面活性物质的生理功能）

情境 5

1. “小珍珠”的临床表现为什么在应用了肺表面活性物质后改善，所需呼吸机的吸气峰压迅速降低了呢？（肺表面活性物质通过降低肺泡表面张力可增加肺顺应性，从而减少吸气阻力、减少吸气功）

2. 张医生此时为什么立即下调吸氧浓度？（长时间高浓度吸氧对早产儿的危害主要为视网膜病变）

3. “小珍珠”还会面临哪些难关呢？（早产儿各系统均发育不成熟）

4. 医生为什么要向“小珍珠”的爸爸详细交代病情呢？（医疗活动中的医患沟通的作用）

（靳英丽）

Note

案例2 胸 痛

情 境 1

1. 什么原因导致老刘下肢运动功能障碍？（根据外伤后疼痛病史，体检发现左小腿肿胀伴畸形，局部压痛伴假关节运动，X线片提示左胫、腓骨骨折，可诊断左胫、腓骨骨折）

2. 老刘跌倒后为什么会出现小腿肿胀，即局部水肿的原因是什么？（外伤后局部毛细血管壁通透性增高）

3. 老刘腿部内固定加石膏外固定术后，卧床休息需要注意哪些？（注意长时间卧床休息引起血流速度减慢造成的影响）

情 境 2

1. 什么原因可以导致呼吸费力、呼吸加快（即呼吸困难）呢？（考虑肺通气的动力和阻力都各有哪些因素）

2. 老刘出现的呼吸困难、胸痛等症状和较长时间的卧床休息有关系么？（根据患者有胫、腓骨骨折并手术切开内固定史，因手术过程中可能造成血管内膜损伤，手术后石膏固定可能压迫血管并且患者被限制活动，使血流缓慢，手术过程中会有出血，使患者代偿性地产生新生血小板及凝血因子。上述情况满足了血栓形成的三个基本条件，故应注意深静脉血栓形成后脱落导致肺栓塞）

3. 什么脏器的病变可以导致胸痛？（胸壁疾病、心脏与大血管疾病、呼吸系统疾病、纵隔疾病及其他包括食管炎、食管癌、食管裂孔疝、膈下脓肿、肝脓肿、脾梗塞等）

4. 什么脏器的病变可以导致咳嗽？（呼吸系统疾病、胸膜疾病、心血管疾病及中枢神经因素等）

5. 为什么会出现头晕呢？（注意头晕与血液供应量的关系）

情 境 3

1. 面色苍白、口唇发绀是否提示缺氧？缺氧与发绀有什么关系？缺氧一定会表现为发绀么？发绀一定提示缺氧么？（由于对组织、细胞的氧供应不足或组织、细胞利用氧的能力障碍，导致机体的功能代谢和形态结构发生异常变化的病理过程称为缺氧。毛细血管中脱氧血红蛋白平均浓度增加至5g/dl以上，可使皮肤、黏膜呈青紫色，称为发绀。发绀是缺氧的表现，但缺氧的患者不一定都有发绀，如血液性缺氧可无发绀；有发绀的患者也可以无缺氧，如红细胞增多症患者）

2. 缺氧的类型都包括哪些？

3. 肺部听诊闻及细湿啰音说明什么？什么原因可以造成肺部湿啰音呢？（湿啰音系由于吸气时气体通过呼吸道内的稀薄分泌物如渗出液、痰液、血液、黏液和脓液等，形成的水泡破裂所产生的声音，故又称水泡音）

4. 颈静脉怒张能说明什么？（颈静脉怒张提示静脉压增高，见于右心衰竭、缩窄性心包炎、心包积液或上腔静脉阻塞综合征等）

5. 什么情况下可以出现肺动脉瓣区第二心音亢进？（肺动脉瓣区第二心音亢进系由于肺动脉内压增高所致）

6. 接下来需要为老刘做哪些实验室检查及辅助检查才有助于临床诊断呢？

Note

情 境 4

1. 心电图的基本波群包括哪些,都各代表什么意义?

2. 老刘血气分析的结果有哪些指标是异常的?什么原因造成老刘这些指标异常?(根据情境1的提示考虑存在肺栓塞的可能,栓塞部位肺血流减少,肺泡无效腔量增大;肺内血流重分布,通气/血流比例失调;神经体液因素引起支气管痉挛;栓塞部位肺表面活性物质分泌减少;毛细血管通透性增高,间质和肺泡内液体增多或出血;肺泡萎陷,呼吸面积减小;肺顺应性下降,肺体积缩小并可出现肺不张;累及胸膜,可出现胸腔积液。上述因素导致呼吸功能不全,出现低氧血症和代偿性过度通气或相对性肺泡低通气)

3. 心电图、肌钙蛋白、心肌酶各项指标正常可否排除心绞痛、心肌梗死等疾病呢?(上述指标正常基本可以排除心绞痛、心肌梗死等疾病,需进一步提检相关检查以明确诊断)

4. 胸部X线片改变提示什么呢?(肺纹理稀疏及肺野透亮度增加提示肺动脉阻塞征)

5. 吸氧会影响血气分析结果中的何种指标?氧分压与氧饱和度有什么关系?(吸氧主要影响血气分析中的动脉血氧分压,进而影响动脉血氧饱和度,氧分压与氧饱和度的关系可用氧离曲线来表示)

6. 你觉得尚需做什么相关检查?

情 境 5

1. 血浆D-二聚体结果明显高于正常水平提示什么?(血浆D-二聚体是交联纤维蛋白在纤溶系统作用下产生的可溶性降解产物,是一个特异性的纤溶过程标记物。急性肺血栓栓塞症时升高,但特异性差,对肺血栓栓塞症无诊断价值,若其含量低于0.5mg/L,则对肺血栓栓塞症有重要的排除诊断价值)

2. 下肢静脉的组成包括哪些?哪些是深静脉、哪些是浅静脉?

3. 下肢静脉充盈缺损提示什么?下肢深静脉血栓形成的危险因素包括哪些?(危险因素包括血流缓慢、静脉壁损伤和高凝状态)

4. 肺的氧供特点是什么?

5. 你给出的诊断是什么?

情 境 6

1. 下肢深静脉血栓导致肺栓塞的形成机制是怎样的?肺动脉血栓栓塞的好发部位是哪里?(肺动脉血栓栓塞可以是单一部位的,也可以是多部位的。病理检查发现多部位或双侧性血栓栓塞更为常见。影像学发现栓塞更易发生在右肺和下肺叶)

2. 在应用抗凝及溶栓药物之前为什么要检查APTT及PT?(检查APTT及PT以明确患者凝血功能状态)

3. 常用的抗凝药物都包括哪些?用药期间需要注意什么?(常用的抗凝药物包括肝素、低分子量肝素、伊诺肝素、合成肝素衍生物、华法林等,用药期间注意监测APTT及PT)

4. 溶栓治疗常用的药物都包括什么?溶栓治疗的主要并发症是什么?(常用的溶栓药物包括尿激酶、链激酶和重组组织型纤溶酶原激活剂。溶栓治疗的主要并发症是出血)

(靳英丽)

Note

案例3　医生，我的孩子不能呼吸了！

情　境　1

1. 什么原因可以导致咳嗽？（呼吸道疾病、胸膜疾病、心血管疾病、中枢神经因素等）

2. 苗苗为什么会感觉喘不过来气儿？哪些原因可引起呼吸困难？（引起呼吸困难的主要原因是呼吸系统和循环系统疾病。呼吸系统疾病包括气道阻塞、肺脏疾病、胸廓疾病、涉及呼吸系统的神经肌肉疾病、膈运动障碍等。循环系统疾病包括各种原因所致的心力衰竭。其他病因包括中毒、血液病、神经精神因素等）

3. 小儿正常呼吸频率是怎样的？为什么苗苗的呼吸频率加快？

4. 呼吸时肺通气的阻力包括哪些？呼吸道的组织学结构是什么？哪些因素可以影响气道的阻力？（肺通气的阻力包括弹性阻力与非弹性阻力。影响气道阻力的因素包括气道内径、长度和形态、气流速度和形式等，其中最重要的是气道内径，即阻力与管道半径的四次方成反比）

5. 为什么苗苗会出现口唇及口周颜色的异常？什么情况可以引起发绀呢？（毛细血管中脱氧血红蛋白平均浓度增加到5g/dl以上可使皮肤与黏膜呈青紫色，称为发绀。低张性缺氧和循环性缺氧可以引起发绀，血液性缺氧和组织性缺氧不易发绀）

情　境　2

1. 结合查体、既往史，考虑是什么原因导致苗苗喘息呢？（根据患儿喘息呈反复发作，发作时双肺闻及以呼气相为主的哮鸣音、呼气相延长，有湿疹病史及父亲有过敏性鼻炎病史，需考虑支气管哮喘的诊断）

2. 父亲过敏性鼻炎病史及苗苗婴儿期湿疹病史和此次发病有关系么？过敏性鼻炎属于哪种类型的变态反应？这种变态反应发生的基本过程是怎样的？（过敏性鼻炎属于Ⅰ型变态反应，其与支气管哮喘发病机制极为相似。湿疹的发生与变态反应密切相关）

3. 医生为什么要询问是否有异物吸入史？（异物吸入可造成呼吸困难及喘息）

4. 除了支气管哮喘，还有哪些原因可以引起喘息呢？（毛细支气管炎、喘息性支气管炎、婴儿喉喘鸣、异物吸入、心源性哮喘、腺样体肥大、急性喉炎、支气管内膜结核、肺门淋巴结结核等）

5. 肺功能指标各项有什么生理意义？异常又提示什么问题呢？

6. 哪些药物吸入可以迅速缓解苗苗的症状呢？这些药物的基本药理作用是什么呢？（支气管扩张药可以扩张支气管平滑肌）

7. 你的下一步措施是什么？

情　境　3

1. 如果吸入沙丁胺醇不能奏效，还可以选用哪些药物控制症状呢？（沙丁胺醇属于β肾上腺素受体激动药，还可选用茶碱类药、抗胆碱药及糖皮质激素）

2. 沙丁胺醇平喘作用机制是怎样的？

3. 血常规中白细胞总数、中性粒细胞及嗜酸性粒细胞百分比增高有什么意义？

4. C-反应蛋白升高有什么意义？（为急性时相蛋白，在各种急性炎症、组织损伤、心肌梗死、手术创伤等疾病发作后数小时迅速升高）

5. 肺炎支原体是怎样一种微生物？其抗体阳性有怎样的意义？（人感染肺炎支原体后，血清中可出现相应抗体和IgM型冷凝素，其抗体一般在发病后7～8天开始上升，于3～4周达高峰，可维持半年至数年）

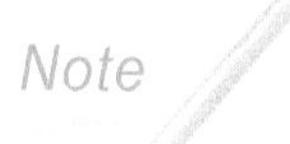

6. 苗苗胸部X线片检查结果为双肺纹理增强,提示何种疾病?(结合苗苗有咳嗽、流涕,查体双肺闻及痰鸣音,血常规白细胞升高,临床诊断为急性支气管炎)

7. 你给出的诊断是什么?拟定什么治疗方案?

情境 4

1. 医生为什么给予苗苗糖皮质激素吸入治疗呢?(支气管哮喘的本质是一种以嗜酸性粒细胞、肥大细胞为主的气道慢性非特异性炎症,糖皮质激素吸入可发挥局部抗炎作用)

2. 什么样的细菌感染宜选用阿莫西林?(考虑阿莫西林的抗菌谱)

3. 为什么苗苗突然喘息加重了?(花粉、尘螨、动物毛屑等过敏原及呼吸道感染、强烈的情绪变化、运动和过度通气、冷空气、药物、职业粉尘等为诱发哮喘发作的常见因素)

4. 苗苗喘息加重后医生可能换用了什么支气管扩张药吸入?此时应用氨茶碱有什么作用?氨茶碱会引起哪些不良反应?(可换用抗胆碱药吸入。氨茶碱平喘作用机制包括扩张支气管平滑肌、抗炎作用及增强呼吸肌收缩力。氨茶碱的不良反应在儿童更易发生,需谨慎应用)

5. 苗苗的症状在应用了氨茶碱等药物没有好转,为什么选用了全身应用糖皮质激素?(全身应用糖皮质激素可通过抑制哮喘时炎症反应的多个环节迅速发挥平喘作用)

6. 医生为什么在应用糖皮质激素前要求苗苗妈妈签知情同意书?(考虑糖皮质激素的不良反应)

7. 支气管哮喘患者需要注意哪些可以预防哮喘发作?(考虑支气管哮喘发作的诱发因素)

8. 苗苗出院后该继续应用哪些药物呢?(基于支气管哮喘的本质,应该针对病情严重程度选用抗炎平喘药及支气管扩张药,并确定恰当的用药疗程)

(靳英丽)

Note

案例4 咳嗽咳痰几十年了

情 境 1

1. 你从上述情况中能找到哪些关键信息？（症状、病史、发作特点、主要阴性症状）
2. 老年人经常出现咳嗽咳痰是否就是呼吸系统老化的正常表现？
3. 你认为咳嗽咳痰症状可由哪些常见疾病引起？分别说明你的理由。
4. 作为接诊医生，你认为该患者需要做哪些检查？（体格检查、实验室检查和特殊检查）
5. 吸烟对李大爷的身体有哪些危害？如何才能帮助李大爷戒烟？
6. 为更好地针对本案例的诊断和治疗，你还需要学习哪些内容？

情 境 2

1. 该患者体格检查有哪些异常发现？发生机制如何？
2. 该患者肺功能检查结果提示什么？为什么？
3. 该患者血常规检查结果提示什么？为什么？
4. 该患者胸部X线片变化的病理学基础如何？
5. 该患者的症状和体征提示什么？为什么？

情 境 3

1. 该患者的症状提示出现了什么新问题？请说明你分析的理论依据。
2. 你认为该患者此时需要做什么检查？
3. 该患者的症状提示什么？请说明其发生机制。
4. 给予该患者盐酸氨溴索可以缓解哪些症状？
5. 氨苄青霉素的作用机制和抗菌谱如何？

情 境 4

1. 该患者的症状提示什么？为什么？
2. 该患者体格检查有哪些异常发现？请解释发生的机制。
3. 该患者血气分析的结果提示什么？请说明你分析的理论依据。
4. 该患者肺功能检查结果提示什么？请说明你分析的理论依据。
5. 该患者血常规检查结果提示什么？请说明你分析的理论依据。
6. 该患者除呼吸系统异常外，还存在哪些系统异常？列出你的主要依据，并说明其发生机制。

情 境 5

1. 该患者门诊治疗时为什么给予茶碱类药物？
2. 该患者门诊治疗时为什么给予异丙托溴铵和沙丁胺醇气雾剂吸入？
3. 该患者与5天前比较，体格检查出现的新的体征提示又出现了哪些异常？请解释发生的机制。
4. 该患者与5天前比较，血气分析结果的变化提示什么？请说明你分析的理论依据。
5. 该患者为什么出现意识改变？
6. 该患者的症状、体征及以上检查结果提示什么？请说明你分析的理论依据。

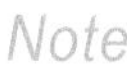

7. 李大爷现在意识模糊，又没家属在场，但急需住院，你将如何处理？

情　境　6

1. 李大爷有明显缺氧，为什么只给予 2L/min 的流量吸氧？
2. 上述哪些治疗有助于减轻患者咳嗽咳痰？分别说明机制。
3. 上述哪些治疗有助于恢复患者意识？分别说明机制。
4. 上述哪些治疗有助于减轻双下肢水肿？分别说明机制。
5. 头孢曲松的作用机制和抗菌谱如何？
6. 为什么医生建议患者长期吸入噻托溴铵粉吸入剂以及沙美特罗氟替卡松吸入剂？

情　境　7

1. 李大爷还会再次发病吗？
2. 李大爷出院后在生活和治疗上应注意哪些事项以避免疾病的进一步加重？
3. 李大爷现在戒烟还有意义吗？
4. 李大爷患的是肺部疾病，为什么出现右心室肥大和下肢水肿？

（岳少杰　王丽静）

案例5 咳嗽、咯血的何伯伯

情 境 1

1. 根据患者的病史,你觉得可能的诊断有哪些?
2. 作为接诊医生,你认为该患者需要做哪些检查?(实验室检查和特殊检查)
3. 血沉增快的原理是什么?
4. 痰抗酸染色阴性能否排除结核?该检查的阳性率有多高?
5. 请评判该患者 PPD 皮试的结果,并分别说明 PPD 皮试的原理和阳性及阴性的意义。
6. 请解释 PPD 皮试阳性反应的机制。

情 境 2

1. 目前肺结核的全球疫情以及我国疫情是什么状况?
2. 影响结核病传染性的因素有哪些?应从哪些方面控制结核病的传播?
3. 结核分支杆菌的哪种成分可使机体产生迟发型变态反应?
4. 你认为该患者诊断为肺结核的依据有哪些?不支持肺结核的依据有哪些?
5. 你认为该患者需要住院进一步检查及治疗吗?
6. 你认为该患者需进行哪些进一步检查?
7. 李医生为什么嘱患者每周重复检查肝肾功能?

情 境 3

1. 此时你考虑该患者之前诊断为肺结核是否正确?请列举你的依据。
2. 该患者为什么会出现呼吸困难且以吸气时明显?
3. 该患者为什么会出现吞咽困难?
4. 该患者为什么会出现声音嘶哑?
5. 该患者出现双下肢疼痛要考虑可能出现了什么问题?
6. 该患者下一步需行哪些检查?

情 境 4

1. 癌胚抗原升高有什么临床意义?
2. 痰病检找肿瘤细胞的阳性率有多高?
3. 请描述该患者病理切片的特点,并进行病理诊断。
4. 本病按组织病理学可分为哪些类型?常见的转移部位有哪些?
5. 吸烟与本病的发生有何关系?
6. 简述该病目前对我国人民健康的危害现状。
7. 要预防该病,应注意哪些方面?

(岳少杰 王丽静)

Note

案例6 淋雨之后

情境 1

1. 你从上述情况中能找到哪些关键信息？（症状、病史、发作特点、主要阴性症状）
2. 你认为咳嗽咳痰症状有哪些常见疾病可以引起？分别说明你的理由。
3. 淋雨在本病的发生中起有什么作用？
4. 作为接诊医生，你认为该患者需要做哪些检查？（体格检查、实验室检查和特殊检查）
5. 小王在高热前为什么会有畏寒和寒战？

情境 2

1. 你对小王所患疾病的初步诊断是什么？请列举你的证据。
2. 请解释胸片所见右下肺大片状均匀致密阴影的病理学基础。
3. 如何鉴别痰涂片所见革兰染色阳性的双球菌的种类？
4. 请解释该患者为什么 PaO_2降低，而 $PaCO_2$正常？
5. 在没有药敏结果的前提下，应该如何选择抗生素？

情境 3

1. 该患者给予积极抗生素治疗，为什么反而出现咳吐较多的铁锈痰？
2. 高热对机体有哪些不良影响？
3. 为什么该患者右下肺呼吸运动度减弱？
4. 为什么该患者干湿啰音消失，但症状并未好转？
5. 肺炎链球菌有哪些生物学特性及致病因素？

情境 4

1. 该患者经过治疗症状好转，为什么反而咳吐大量的脓性泡沫痰？
2. 该患者经过治疗症状好转，为什么又再次出现大量湿啰音？
3. 该患者出院前复查胸片右下肺仍存在边缘不清的云絮状阴影，为什么可以停用抗生素和同意出院？
4. 肺炎链球菌除引起肺炎外还可引起哪些疾病？
5. 若某人咽拭发现肺炎链球菌是否需要给予抗生素治疗？

（岳少杰　王丽静）

Note

第七章　消 化 系 统

案例1　酒精的考验

情　境　1

1. 患者的间断性乏力、恶心、食欲减退、腹胀症状意味着什么？（可能是哪个系统或者器官出了问题？为了证实你的判断，下一步应该做哪些检查？）

2. 患者大便每天2次，不成形，无陶土样便及柏油样便，这些能排除什么？（陶土样便提示梗阻性黄疸，柏油样便提示有上消化道出血）

3. 为什么患者的尿色呈豆油色，眼睛发黄？（提示出现了黄疸。黄疸的类型有几种，应该做哪些检查来判断患者的黄疸？）

4. 患者的大便为什么呈黑色，怎么还有鲜血？（黑色粪便意味着上消化道出血，鲜血主要来自下消化道，也很可能是痔疮）

5. 饮酒后，机体是如何处理酒精的？酒精主要在哪个器官进行代谢？酒精会对这个器官造成哪些损伤？（参见《生物化学》——肝的生物转化）

6. 患者为什么会突然呕血，而且血液中还混有血凝块？（血液可能来源于哪些器官？出血的机制可能有哪些？）

情　境　2

1. 为什么医生诊断为上消化道出血？（呕血与咯血的区别）

2. 为什么医生要下病情危重书？

3. 蜘蛛痣和肝掌说明什么？

4. 如何解释患者出现的症状？（如双下肢水肿的原因，腹水是怎样产生的，会对机体造成怎样的影响？）

5. 莫非征阴性说明什么？

6. 移动性浊音阳性说明什么？（提示有腹水）

7. 需要做什么检查？

情　境　3

1. 患者血常规变化的原因是什么？

2. 如何解释肝功能化验指标的变化？（如转氨酶的升高，白蛋白减少和胆红素的升高等）

3. 乙肝两对半包括什么？

4. 为什么血氨会升高？与病情有什么关系？（氨主要在肝脏经尿素循环进行代谢，肝细胞严重受损后，氨的代谢出现异常导致血氨增高。游离的氨离子会进入脑组织导致肝性脑病）

5. 血尿素氮和血肌酐这两个指标通常是判断什么器官的功能？平行升高和本案例中的单纯尿素氮升高分别说明什么？

Note

6. 还需要进行其他什么检查？为什么？

情境 4

1. 肝脏在B超下的表现的病理学基础是什么？
2. 脾脏为什么会增大？增大后会对机体造成什么影响？（脾脏的功能会亢进）
3. 胆囊壁模糊增厚，呈“双边影”说明什么？（患者无急性胆囊炎，胆囊的双边影提示是水肿导致的）
4. 肝前、肝肾间隙、脾肾间隙及腹腔内可见大量无回声暗区说明什么？
5. 食管胃底静脉曲张的机制是什么？（引出门脉系统的解剖构成）
6. 是不是喝酒就一定导致肝硬化？
7. 需要进行的治疗方案如何？

情境 5

1. 为什么要给患者输新鲜的血浆？（补充凝血因子和蛋白）
2. 为什么要注意观察患者的行为变化？（早期发现肝性脑病）
3. 肝硬化还会出现哪些并发症？
4. 为什么患者血氨升高？（参见氨的代谢）

（阚慕洁）

Note

案例2　聚餐之后

情　境　1

1. 上腹部疼痛提示什么疾病？腹痛向腰背部呈带状放射又提示是什么疾病？
2. 腹痛伴呕吐会使你最先联想到什么疾病？
3. 这些症状会使你联想到胃肠炎吗？为什么？
4. 藿香正气水是什么药？
5. 下一步你将对老王进行哪些病史的询问和体格检查？

情　境　2

1. 为什么患者采用弯腰抱膝体位？
2. 全身皮肤及巩膜可疑黄染提示什么？（黄疸的病因及分类）
3. 老王的生命体征结果正常吗？
4. 患者腹部体检可见明显的异常，医生根据这些体征下了"急性弥漫性腹膜炎"的诊断，那你能说出腹部哪些器官出现问题会导致急性弥漫性腹膜炎吗？
5. 急性弥漫性腹膜炎出现后，作为医生的你会想到哪些治疗方案？病例中列出的治疗方案你能说出其依据吗？
6. 老王儿子说他爸爸喜欢喝酒和吃肉，特别喜欢吃动物的内脏，这些生活习惯会和老王的疾病有关系吗？（饮酒与高脂饮食）

情　境　3

1. 患者的血常规可见白细胞增高，而且中性粒细胞的百分比增高，红细胞和血红蛋白略低于正常值，这些结果提示什么呢？
2. 血淀粉酶和脂肪酶的结果明显增高，正常这两种酶是由哪个脏器合成并分泌的？结果的异常提示什么？
3. 血总胆红素和直接胆红素轻度增高，这两个指标与哪个症状相对应？
4. 葡萄糖为什么升高，其值高低主要与哪些因素有关，哪种激素可以治疗高血糖？
5. 血脂结果显示甘油三酯增高明显，这项指标与哪些疾病相关联呢？机体内脂类物质是如何代谢的？
6. 你认为还需要哪些临床检查来帮助你为患者确诊？

情　境　4

1. 腹部彩超和CT的结果提示胰腺和胆道系统出现了问题？什么问题？你认为哪个是这次发病的主要因素呢？
2. 胰腺和胆道系统在腹腔的位置及解剖结构如何？
3. 胰腺的功能是什么？
4. 所有的检查结果都出来了，你会给患者下一个怎样的诊断？
5. 胰腺发炎时，其与正常的胰腺有哪些区别，会影响哪些功能？
6. 治疗方案如何？

情　境　5

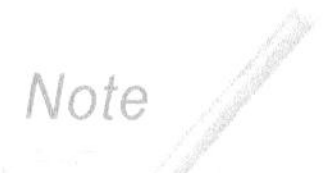

1. 患者为什么需要进行剖腹探查术？急性胰腺炎的手术指征是什么？

2. 在进行剖腹探查术中,需要注意事项有哪些?
3. 术后的治疗方案及护理需要注意什么?
4. 这样的患者是否还会复发?
5. 需要给予患者及家属怎样的出院医嘱?

(阙慕洁)

案例3　皮肤怎么变黄了？

情　境　1

1. 可能是哪些疾病导致了李先生的这些症状？
2. 如果要做出进一步的判断，你还需要从李先生那里了解哪些信息？
3. 你觉得需要做哪些检查？
4. 试从生物化学角度分析李先生黄疸的原因。

情　境　2

1. 根据以上检查结果，你的诊断是什么？
2. 请从生化角度分析李先生出现以上实验室化验结果的原因。特别对一系列肝功能指标，可结合肝脏在糖、脂和蛋白质代谢中的作用进行讨论。
3. 请从免疫学角度分析 HBsAg，HBeAg，抗 HBcAg IgM 检测的意义。
4. 试从病原生物学的角度讨论乙肝病毒的形态及生物学特征、基因组结构及编码蛋白。（包括抗原抗体系统，分子生物学标记）
5. 试从传染病学方面讨论乙型肝炎的分型、临床表现、诊断、治疗和预防。

情　境　3

1. 请说说以上治疗的理论（生化和药理学机制）依据。
2. 请从流行病学的角度分析乙型肝炎的传染源、传播途径、易感人群和流行特征。
3. 乙型肝炎的预防措施包括哪些？乙型肝炎疫苗的适用人群是哪些？

情　境　4

1. 乙型肝炎的治愈标准是什么？
2. 乙型肝炎的随访内容有哪些？（乙肝五项指标和肝功能）
3. 乙型肝炎患者是否 HBsAg 一定会转阳性？
4. 乙型肝炎患者如何进行自我保健？

情　境　5

1. 李先生是否是乙肝复发？除了乙肝还有哪些可能？
2. 李先生需要做哪些检查？
3. 乙型肝炎和肝癌有什么关系？得了乙肝就一定会得肝癌吗？
4. 原发性肝癌有哪些常见病因？（病毒性肝炎，肝硬化，黄曲霉素，饮用水污染及化学致癌物等）
5. 如何诊断肝癌？

情　境　6

1. 肝功能分几级？如何分级？
2. 肝癌如何进行临床分期和分型？分几期？（Ⅰ期，Ⅱ期，Ⅲ期）
3. 肝癌的治疗原则是什么？
4. 肝癌如何预防？

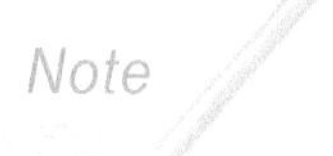

5. 肝癌的手术适应证和禁忌证是什么？

6. 原发性肝癌的预后如何？

情 境 7

1. 李先生术前应该进行哪些准备？为何要补充维生素 K？请从生化角度解释。（维生素 K 和凝血机制及肝脏的关系）

2. 癌症患者是否应该告知其真实病情？应如何告知？需注意些什么？术前应对患者作哪些心理护理？术后如何进行健康教育？可请学生进行情景模拟。

3. 原发性肝癌术后是否需要进行其他治疗？

4. 原发性肝癌术后需如何进行随访？（AFP 检测及超声波检查）

5. 原发性肝癌的转移途径有哪些？（肝内，血行，淋巴，直接侵犯和腹腔播种）李先生的肝癌是否会转移？

（梅文瀚）

案例4 黑矇与黑便

情 境 1

1. 郑先生腹痛的部位及性质提示可能哪些原因引起？（部位：中上腹；性质：慢性隐痛）

2. 引起头晕、黑矇、出冷汗的可能原因有哪些？（头晕可见于：晕车、晕船、高血压病、贫血、脑动脉硬化、烟酒过量等；发汗分温热性发汗和精神性发汗两种）

3. 解便后出现上述症状有哪些可能？（心功能不全；消化道出血；体位性低血压；腹主动脉瘤或夹层）

4. 酸水是什么？它的组成、分泌和调节作用。为什么会反酸水？（酸水主要成分是胃酸，即盐酸，由胃壁细胞分泌。食管下段括约肌及胃贲门的功能降低，加之胃内压力增高，胃酸分泌过多，从而使胃酸反流入食管，使得食管受到腐蚀性损害，严重时就会出血）

5. 郑斌的情况与近期服用的药物、吸烟有关吗？（回答这个问题前，学生可以先讨论两种药物的成分及副作用）

6. 解黑便的原因有哪些？（一般认为排柏油样大便是上消化道出血的一种表现）

情 境 2

1. 粪隐血试验是怎么做的？（化学方法和免疫学检测方法）

2. 什么是休克？郑先生属于哪一型休克？（引起休克的原因很多，分类方法也不一，常用的按病因分类；按休克发生的起始环节分类；按血液动力学分类）

3. 休克的治疗原则是什么？（去除病因的前提下采取综合措施，是以支持生命器官的微循环灌流为目的，以临床和实验室检查为依据的一系列步骤）

情 境 3

1. 奥美拉唑是什么药？（质子泵抑制剂（PPIs），即 H^+/K^+-ATP 酶抑制剂。PPIs 阻断了胃酸分泌的最后通道，特点：夜间的抑酸作用好、起效快，抑酸作用强且时间长、服用方便）

2. 什么是上消化道出血？（上消化道出血是指屈氏韧带以上的消化道，包括食管、胃、十二指肠或胰胆等病变引起的出血）

3. 上消化道出血有哪些原因？（常见为消化性溃疡，急性胃黏膜病变，食管胃底静脉曲张破裂以及胃癌等）

4. 什么是胃镜检查，患者的胃镜检查可能有什么结果？（消化性溃疡；出血性胃炎；应激性溃疡；胃癌；Dieulafoy 病；十二指肠憩室；肝硬化门脉高压引起的食管胃底静脉曲张破裂出血）

5. 胃镜检查可能存在什么风险？（严重并发症：心、肺意外，严重出血、穿孔；一般并发症：下颌关节脱臼、喉头痉挛、癔症等）

6. 幽门螺杆菌是什么？幽门螺杆菌与溃疡有关吗？（*H. pylori* 感染是消化性溃疡发展过程中的一个决定性因素）

7. 胃溃疡分几期，好发部位是哪里？（在内镜下，一般按消化性溃疡的生命周期将其分为3期：活动期（A期），分为 A_1 和 A_2 两期。愈合期（H期），也为分为 H_1 及 H_2 两期。瘢痕期（S期），又分 S_1 和 S_2 两期）

8. 肠化生是什么？（一种分化成熟的细胞类型被另一种成熟的细胞类型所代替的过程称为化生）

情 境 4

1. 胃溃疡为什么要服抗生素?(对 *H. pylori* 感染引起的消化性溃疡,根除 *H. pylori* 不但可以促进溃疡愈合,而且还可预防溃疡复发,从而彻底治愈溃疡。因此,对一切合并 *H. pylori* 感染的溃疡病,应予以抗菌治疗以根除 *H. pylori* 感染)

2. 胃溃疡要如何保养?(情绪乐观,生活规律,避免过度紧张与劳累。饮食要细嚼慢咽,避免急食,定时进食,避免零食等;戒烟酒,避免咖啡、浓茶等)

3. 胃溃疡会不会复发,为什么?(消化性溃疡是一种反复发作的慢性病,病程长者可达一二十年或更长。目前考虑复发的原因主要与幽门螺杆菌感染有关)

4. 碳^{13}尿素呼气试验原理及意义。

(钱睿哲)

Note

案例5 长时间的腹泻

情境 1

1. 大便次数增多是不是异常？（该患者出现了腹泻。正常人大便次数，腹泻需与“假性腹泻”及大便失禁区别，腹泻可分为急性和慢性两种）

2. 小肠和大肠的解剖组织学特点有何区别？（小肠、大肠、盲肠、结肠、直肠的不同）

3. 肠道的运动有什么特点？（小肠和结肠的收缩有三种基本类型：单个时相性收缩、群集性收缩和特殊推进性收缩。结肠比小肠收缩幅度更大，持续时间更长的收缩运动，但结肠的推进率却远远慢于胃和小肠）

4. 哪些神经内分泌机制参与了肠道功能的调节？（支配肠运动的副交感神经有迷走神经和盆神经。支配肠运动的交感神经是内脏大小神经及腹下神经）

情境 2

1. 什么原因会引起慢性腹泻？（从病理生理的角度可将腹泻发生的机制分为渗透性、分泌性、炎症性和动力性4类。多数腹泻并非由某种单一机制引起，而是多种因素和机制共同作用下发生的）

2. 腹泻的机制是什么？（肠腔内渗透压升高，大量液体被动进入肠腔；肠黏膜上皮细胞电解质净分泌增加或吸收抑制；肠黏膜的完整性受到破坏，造成大量渗出；肠蠕动加快，影响水分吸收）

3. 长期腹泻会引起什么后果？（营养不良及维生素缺乏症；感染；中毒性肝炎）

4. 血钾、血钠是如何保持平衡的？（血钠：口渴中枢；抗利尿激素（ADH）；醛固酮；心房利钠肽（ANF）。血钾：细胞内、外液之间钾的交换；肾脏对排钾的调节；结肠的排钾功能）

5. 怎么回答刘先生一家的疑问？（肠镜检查前需要服泻剂，流质饮食等准备工作，检查中可能有腹痛，但一般可以忍受。有条件可以在麻醉下行肠镜。其他可做腹部CT、小肠CT和钡剂灌肠，但肠镜更直观，而且可以活检行病理检查）

情境 3

1. 什么是非干酪性肉芽肿？什么原因可以引起这种病变？（肉芽肿在多种疾病中可以发现，包括感染性和非感染性。感染有结核、麻风病、组织胞浆菌病、隐球菌病、球孢子菌病、芽生菌病、猫抓病。非感染性疾病有结节病、克罗恩病、铍中毒、韦格纳肉芽肿、肺风湿结节等）

2. 为什么刘先生还要做全消化道检查？（克罗恩病可累及全消化道，做钡剂的全消化道检查是了解胃和小肠病变范围和特点的方法，可与溃疡性结肠炎进行鉴别）

3. 正常肠道中有细菌吗？什么是益生菌？（这些细菌与人类维持着微妙的共生关系，虽然有部分对身体有害，但也有部分对身体健康是很有帮助的。益生菌是指改善宿主微生态平衡而发挥有益作用，达到提高宿主健康水平和健康状态的活菌制剂及其代谢产物）

4. 你能向刘先生解释为什么要做胸片和PPD检查吗？（克罗恩病要和肠结核鉴别，拍胸片及做PPD是为了排除肺内外结核）

5. PPD检查是什么？它的原理和意义是怎样的？（PPD是结核菌素纯蛋白衍生物，很多因素可以影响反应结果，可以出现假阴性）

6. 什么是克罗恩病？它的发病机制是什么？（克罗恩病有终生复发倾向，重症患者迁延不愈，预后不良）

Note

7. 泼尼松为什么能治疗克罗恩病?（泼尼松是糖皮质激素，它具有抗炎作用和免疫抑制作用）

情 境 4

1. 刘先生的病是不是治好了? 克罗恩病的预后怎么样?（病情得到缓解，克罗恩病经过治疗好转，也可自行缓解，但多数患者反复发作，迁延不愈。其中部分患者在其病程中因出现并发症而手术治疗，甚至多数手术治疗，预后不佳。因此还需要继续随访。药物减量可能出现疾病复发）

2. 怎样理解刘先生的病情变化?（患者疾病复发，需要长期维持治疗）

3. 免疫抑制治疗对克罗恩病有什么好处?（免疫抑制剂适用于对糖皮质激素治疗效果不佳或对激素依赖病例）

4. 今后刘先生在生活上要注意什么?（必须戒烟；高营养低渣饮食，适当予以叶酸、维生素 B_{12} 等多种维生素和微量元素；避免劳累感染等）

（钱睿哲）

Note

案例6 只能喝稀的

情 境 1

1. 吞咽困难一般有哪些原因?(机械性、动力性)

2. 声音嘶哑有哪些原因?(各种原因导致声带水肿、声带闭合不严引起声音嘶哑;声带运动受限,受损的声带不能向中间闭合,发声时因为漏气,会感到费力而且嘶哑。声带运动受限常见于喉返神经受损)

3. 后背部隐痛可能有什么原因?(结合宋先生的表现,你考虑最有可能是什么?)

4. 体重减轻可能有什么原因?(体重减轻反映了营养的消耗大于合成,常见原因包括进食困难、自发性节食、甲状腺功能异常、糖尿病、恶性肿瘤、感染性疾病、心功能衰竭、肾功能衰竭、心理因素等)

5. 分析宋先生的症状,可能有哪些诊断?(一方面分析疾病的诊断,另一方面要分析评估疾病到什么程度)

情 境 2

1. 左锁骨上的肿块有哪些可能的诊断?

2. 详细全面的检查你认为有哪些?(上消化道钡餐造影;胃镜;胸部 CT)

3. 医生给宋先生开的各项检查目的是什么?(各项检查都有其敏感区和局限的地方,要区分各种检查的目的)

4. 血化验结果正常吗? 怎么来解释这个结果?(Hb 偏低,老年人、营养条件差。血白蛋白低:吞咽困难、营养状态差,肿瘤消耗,年龄大都有影响)

5. 在检查结果出来前宋先生需要什么治疗吗?(目前能进食半流质,建议加强营养摄入,不需要静脉用药;暂时不需要其他特殊的治疗)

情 境 3

1. 胃镜检查的结果说明什么?(食管下段占位,食管癌。良性肿瘤如食管平滑肌瘤,有肿块突起但黏膜完整。胃镜检查出来病变距门齿的长度可以推测肿瘤侵犯的程度)

2. 胸部 CT 检查的结果说明什么?(食管癌,左侧少量胸水并不代表恶性肿瘤转移;肝内多发低密度灶可能是肿瘤转移,也可能是囊肿。做增强 CT 或者 B 超明确诊断)

3. 上腹部 B 超检查的结果说明什么?(肝内多发小囊肿,没有肿瘤转移)

4. 上消化道钡餐造影检查的结果说明什么?(下段食管癌。良恶性肿瘤上消化道造影的不同表现)

5. 喉镜检查的结果说明什么?(声带固定考虑同侧喉返神经损伤。一种可能肿瘤直接外侵侵犯主动脉弓附近喉返神经;一种可能左锁骨上淋巴结肿大压迫左侧喉返神经)

6. 依靠目前已有的资料,能否明确诊断?(临床上可以诊断食管癌,但接下来的手术或者放化疗一定需要病理报告)

7. 你认为该怎么来回答家属的问题?(食管癌目前主流的治疗是手术彻底切除肿瘤、清扫淋巴结辅以化疗、放疗的综合治疗。宋先生无手术切除的指征,一般主张放疗、化疗等非手术治疗的方法。对于不能进食的晚期患者,可以考虑行姑息性切除术,重建进食通道、恢复经口进食,改善营养状态,提高患者的生存质量)

Note

8. 怎么来评估宋先生的预后? 什么是肿瘤的临床分期?(临床上主要依靠肿瘤的分期,广

泛应用的是 TNM 分期）

情 境 4

1. 食管癌有哪些病理类型？分别有什么特点？（大多数为鳞状细胞癌，食管腺癌主要发生在下段。未分化癌很少见，恶性程度高，较早出现转移。恶性黑色素瘤偶有报道）

2. 食管癌有哪些常见的转移途径？（食管黏膜下淋巴管转移；淋巴转移；直接侵犯；血行转移等）

3. 你所知道的晚期肿瘤患者及家属面临的心理问题有哪些？（抑郁、忧虑、焦虑等心理改变。由于性格、性别、受教育程度不同，反应各不相同）

情 境 5

1. 患者的恶心、呕吐以及全身乏力等可能有什么原因引起？（化疗的副作用）

2. 你认为该怎么处理患者不愿继续治疗的问题？（晚期肿瘤治疗的出发点。权衡继续化疗的利弊与尊重患者的意见）

3. 晚期肿瘤的治疗原则有什么？（提高患者的生存质量、营养支持）

4. 对晚期肿瘤患者如何进行心理关怀？

（钱睿哲）

案例7　长治久安

情境 1

1. 患者的病情有哪些特点？
2. 小肠和大肠的运动、吸收和分泌功能有何特点？（请充分讨论离子通道对水的吸收）
3. 腹泻可能的病因和机制有哪些？
4. 患者腹泻加重的原因和机制是什么？

情境 2

1. 腹痛或腹部压痛可提示哪些病变和异常？
2. 患者血和便化验结果提示什么？

情境 3

1. 什么是脓血便？常见原因有哪些？
2. 肠鸣音是如何形成的？患者肠鸣音的变化及意义是什么？
3. 血钾异常的原因是什么？
4. 对患者做了哪些免疫功能检测？检测结果可提示什么？
5. 溃疡性结肠炎主要发病原因及加重的诱因可能有哪些？
6. 溃疡性结肠炎与遗传和免疫有什么关系？
7. 溃疡性结肠炎病理特点有哪些？

情境 4

1. 颇得斯安、柳氮磺胺吡啶、甲泼尼龙和左氧氟沙星的药理学机制是什么？
2. 炎症性肠病治疗原则。
3. 患者的依从性较差的原因可能有哪些？医生是如何疏导的？

情境 5

1. 溃疡性结肠炎主要的并发症及其产生机制。
2. 患者发热和反跳痛产生的原因和机制。
3. 溃疡性结肠炎穿孔的结果及其处理原则。
4. 从患者的哪些症状、体征和辅助检查判断发生了急性腹膜炎？
5. 炎症性肠病包括哪几种？它们的相同点和不同点？
6. 炎症性肠病及时治疗和坚持治疗有何重要性？

情境 6

1. 手术治疗的原则是什么？
2. 手术的适应证包括哪些？
3. 手术中采取的这些治疗手段的原因是什么？

4. 医保对取药的规定有何优缺点？对于某些慢性病患者取药，你有何建议？你对现行医保规定还了解多少？

（宋德懋）

Note

第八章 泌尿系统

案例1 当健康渐行渐远时

情境 1

1. 近日张小姐尿量约800ml/d,其尿量减少的机制可能是什么?(尿量减少的中心环节是肾小球滤过率GFR下降)

2. 张小姐面部水肿,尤其晨起时上眼睑水肿明显,提示什么?(肾性水肿)

情境 2

1. 张小姐血压增高的机制?(肾性高血压)

2. 张小姐贫血的机制?(肾性贫血)

3. 何谓肾病综合征,其主要特点是什么?

4. 慢性肾功能不全最常见原因是什么?(慢性肾小球肾炎)

5. 慢性肾功能不全分哪几个阶段?(四个阶段:代偿期(肾脏储备功能降低期);肾功能不全期;肾功能衰竭期;尿毒症期)

6. 张小姐血钾增高的最主要原因是什么?(肾脏排钾减少)

7. 张小姐出现了什么类型的酸碱平衡紊乱?(代谢性酸中毒)

情境 3

1. 肾小球的结构及功能?

2. 系膜增生性肾小球肾炎的病理学特点?(系膜增生性肾小球肾炎是一组以弥漫性肾小球系膜细胞增生及不同程度系膜基质增多为主要特征的肾小球疾病)

3. 若你是张小姐的主治医生,请提出你的治疗方案。(包括饮食及治疗)

4. 张小姐的钙、磷是否正常?可能原因是什么?(慢性肾功能衰竭晚期高磷低钙)

5. 若张小姐的病情继续发展,对骨骼会有什么影响?(肾性骨营养不良)

6. 张小姐为什么会出现明显的皮肤瘙痒?(主要是甲状旁腺激素PTH的作用)

情境 4

1. 何谓尿毒症?最常见的尿毒症毒素物质是什么?

2. 尿毒症患者会有哪些表现?

3. 目前,尿毒症最好的治疗方法是什么?(肾移植。在器官移植中,肾移植效果最佳)

4. 肾移植配型需要哪些要求?(为了避免或减少肾移植后发生排斥反应的可能,取得肾移植的成功和使移植肾长期存活,肾移植前必须进行包括有血型、淋巴细胞毒试验、人类白细胞抗原A(HLA)系统和进行群体反应性抗体(PRA)检查等多种配型)

Note

5. 我国尿毒症患者肾移植的现状？（我国尿毒症患者肾移植比例不足1%）
6. 请结合新闻报道或身边所发生的事情，理解文中所提及的健康和财富（1 和 0）的比喻。
7. 你对中医中药有了解吗？如何正确评价中西医结合治疗？有否循证医学依据？

（黄　英）

案例2　误食毒蘑菇风波

情　境　1

1. 蘑菇都能食用吗？

2. 如何区分蘑菇是否有毒？（有毒的蘑菇：多半生长在肮脏潮湿的地方；多颜色鲜艳美丽；不被小动物、昆虫啃食；破烂之后，容易变色；用水浸泡之后，水像牛奶一样混浊；有酸、辣、苦、麻和其他恶味）

情　境　2

1. 若食用了毒蘑菇，可能会对机体带来哪些影响？（误食毒蘑菇后常见症状有：胃肠炎症状、肾功能衰竭、精神症状、溶血症状和多器官功能障碍综合征（MODS）等，若病情没有得到及时控制，有可能会发展为尿毒症，并进而影响到生命）

2. 你了解斯达舒的药理功效和适应证吗？（斯达舒成分包含氢氧化铝、维生素U及颠茄流浸膏，主要用于胃溃疡、十二指肠溃疡、各类慢性胃炎（浅表、萎缩性、糜烂性等）、胃酸过多、胃痉挛等）

情　境　3

1. 小影的血压为什么下降了？（呕吐、大汗等体液丢失）

2. 小影的血钾为什么增高了？（肾脏排钾减少）

3. 小影的肾功检查出现了哪些异常？这些肾功指标的异常提示什么？（氮质血症，肾功能明显受损）

4. 小影的尿液中出现了蛋白，可能原因是什么？（蛋白尿出现提示肾小球毛细血管通透性增高、肾小管受损）

情　境　4

1. 根据发病原因，小影的急性肾衰是什么类型？（肾性急性肾衰-器质性肾衰）

2. 小影的急性肾衰发生机制是什么？（肾毒物——毒蘑菇所致急性肾小管坏死（ATN）等）

3. 根据所学知识，小影急性肾衰应该经历了几个阶段？（少尿期；多尿期；恢复期）

4. 急性肾衰的少尿期为什么是最为凶险的阶段？这一阶段，机体会出现哪些变化？（高钾血症是最严重的并发症，此外，还可能出现水中毒、代谢性酸中毒、氮质血症等）

5. 作为小影的主管医生，请拟出小影少尿期的治疗计划。（防止和处理水中毒：计24小时液体出入量，严格控制输液量——量需而入，宁少勿多；甘露醇和利尿剂的使用；处理高钾：促进细胞外 K^+ 进入细胞内如输葡萄糖+胰岛素液；葡萄糖酸钙等；透析疗法；纠正代酸：补 $NaHCO_3$；控制氮质血症：限制蛋白质摄入；输葡萄糖减少蛋白质分解；透析疗法等）

6. 住院后的第7天，小影的尿量开始逐渐增多，说明小影进入了急性肾衰的哪个阶段？这个阶段机体可能会出现什么变化？（多尿期，多尿期的早期仍可能有氮质血症、高钾等；晚期易发生脱水、低钾、低钠和感染等）

7. 第13天尿量2200ml，复查电解质，血钾3.3mmol/L，尿量及血钾出现了什么改变？（多尿期，多尿，低钾血症）

Note

情　境　5

1. 你对蘑菇及其毒素有了解吗？

2. 毒伞肽的作用机制如何？

（黄　英）

案例3 都是美白惹的祸

情境 1

1. 市场上有众多的美白产品，质量也参差不齐。根据自己的生活阅历和相关媒体报道，若买到伪劣的美白产品，可能会对机体造成什么不良影响？（肾功能损害甚至尿毒症）

2. 影响皮肤白皙程度的因素有哪些？（从皮肤的组织结构思考）

情境 2

1. 王阿姨使用这款美白产品后，水肿最先出现于颜面部，提示这种水肿是什么脏器的问题？（肾性水肿）

2. 王阿姨的尿量为什么明显减少？（肾小球滤过率下降）

3. 尿液为酱油色，提示什么？（血尿）

4. 王阿姨使用这款美白产品后，出现了诸多表现，根据所描述的相关表现，提示王阿姨可能发生了什么？（急性肾功能衰竭）

5. 医院诊断王阿姨是急性肾功能衰竭，何谓急性肾功能衰竭？其常见原因是什么？

情境 3

1. 尿液检查结果中为什么出现了多项指标的异常？

2. 肝功结果中总蛋白及白蛋白水平均明显下降，可能原因是什么？

3. 肾功检查结果说明了什么？（氮质血症）

4. 何谓 Ccr？反映肾功能障碍的最佳指标是 Ccr 还是 GFR？（Ccr）

5. 汞对机体有何影响？

情境 4

1. 什么是汞中毒？（汞中毒，以慢性多见，主要发生在生产活动中，由于长期吸入汞蒸气和汞化合物粉尘所致，以精神-神经异常、齿龈炎、震颤为主要症状）

2. 日常生活中哪些途径可能会接触到汞？（水银温度计，台式血压计，荧光灯，电池，补牙材料中的银汞合金，化妆品）

3. 汞中毒对机体会带来哪些危害？其影响肾功能的机制如何？（职业性暴露和饮食是人体摄入汞的两个主要途径。此外，汞还可以通过呼吸和皮肤接触进入人体。汞对人体健康的危害与汞的化学形态、环境条件和侵入人体的途径、方式有关。元素汞毒性不大，通过食物和饮水摄入一般不会引起中毒，但金属汞蒸汽有高度扩散性和较大脂溶性，侵入呼吸道后可被肺泡吸收并经血液循环至全身。肝、肾、脑和胎儿易受到影响）

4. 你了解历史上最严重的汞中毒事件吗？（日本水俣病事件）

5. 如何预防和治疗汞中毒？（急性中毒：洗胃等；慢性汞中毒，常用的汞解毒剂包括二巯丙磺钠、二巯丙醇、乙酰消旋青霉胺）

情境 5

1. 王阿姨住院第 3 天，病情加重了。血钾正常吗？可能原因是什么？

2. 王阿姨出现了什么类型的酸碱平衡紊乱？（代谢性酸中毒）

3. 王阿姨尿量越来越少，说明了什么？

Note

4. 王阿姨的急性肾衰属于哪一型？哪一期？此期还会有哪些异常表现？（少尿型，少尿期。少尿期可能出现的变化：尿的变化、高钾血症、代谢性酸中毒、水中毒、氮质血症等）

5. 透析后，医院对王阿姨进行了后续处理，这些处理的理论依据是什么？

6. 第二次透析结束时，王阿姨出现了什么异常？

（黄　英）

案例4 他的感冒还没好?

情 境 1

1. 哪些原因能引起恶心、呕吐?
2. 水肿的发生机制如何?
3. 你会如何进行问诊?

情 境 2

1. 根据患者目前情况,你的初步判断是什么?
2. 需要进一步检查的项目是什么?

情 境 3

1. 从各项检验信息,你的初步诊断是什么?
2. 什么是蛋白尿? 如何产生的?
3. 为什么出现镜下血尿?(镜下血尿是指尿液外观正常,离心沉淀后的尿液镜检每高倍视野有红细胞3个以上)
4. 补体 C_3 检测的意义如何?
5. 你的治疗方案如何?

情 境 4

1. 急性肾小球肾炎的诊断标准是什么?
2. 急性肾小球肾炎的病因和发病机制。
3. 急性肾小球肾炎的治疗要点。
4. 急性肾小球肾炎的健康指导。
5. 急性肾小球肾炎的预后如何?

(李艳 许会静)

Note

案例5　她是累着了吗？

情　境　1

1. 什么是尿路刺激征？（尿频、尿急和尿痛合称为膀胱刺激征或尿路刺激征）
2. 引起尿频、尿急的原因有哪些？
3. 你会如何进行问诊？

情　境　2

1. 你作为医生在尿路刺激征问诊要注意什么？（尿频程度，是否伴有尿急和尿痛，尿痛的部位和时间，是否伴有全身症状，出现尿频尿急尿痛前是否有明显原因，有无慢性病史，有无尿路感染的反复发作史等）
2. 引起肾区叩击痛的疾病有哪些？
3. 尿路感染易感因素都有什么？
4. 提出下一步需要进行的检查项目。

情　境　3

1. 何谓尿路感染？
2. 尿液亚硝酸盐检测的临床意义。（尿亚硝酸盐是用于尿路细菌感染的快速筛检试验）
3. 你的初步诊断是什么？
4. 还需要进一步检查的项目是什么？

情　境　4

1. 急性肾盂肾炎的诊断标准。
2. 常见的尿路感染的致病菌有哪些？
3. 如何进行尿路感染的定位诊断？
4. 为什么检测尿液的NAG？（N-乙酰-β-D-氨基葡萄糖苷酶（N-acetyl-β-D-glucosaminidase，NAG）是一种广泛分布于哺乳动物身体各组织细胞中的溶酶体水解酶，在近曲小管上皮细胞中含量较高，尿中NAG主要来自肾近曲小管上皮细胞。此酶在尿中稳定，是反映肾小管实质细胞损害的指标）
5. 提出你的治疗方案。

情　境　5

1. 急性肾盂肾炎抗感染治疗用药原则。
2. 急性肾盂肾炎抗感染治疗疗效评定。
3. 如何预防肾盂肾炎复发？
4. 如何进行肾盂肾炎健康指导工作？

（李艳　许会静）

Note

案例6 刘能是变胖了吗?

情 境 1

1. 请分析水肿产生的原因及发生机制。

2. 为什么尿液像“洗肉水”?(尿液内含有一定量的红细胞,称为血尿,可呈淡红色云雾状、洗肉水样或混有血凝块)

3. 引起血尿的原因有哪些?(98%的血尿是由泌尿系统疾病引起,2%的血尿由全身性疾病或泌尿系统邻近器官病变所致)

4. 为明确血尿的诊断需要了解哪些病史?

情 境 2

1. 水肿问诊要注意什么?

2. 根据检查结果,你的初步判断是什么?

3. 下一步需要进行的检查项目是什么?

情 境 3

1. 何谓蛋白尿?分析其产生的机制。

2. 引起蛋白尿的常见疾病有哪些?

3. 根据检查结果,你的初步诊断是什么?

4. 还需要进行哪些检查?

情 境 4

1. 患者家属来问主任为什么要做肾活组织病理检查?如何解释?(肾组织病理学检查是确诊肾小球疾病的最主要依据)

2. 肾穿刺活检的适应证与禁忌证。

3. 肾病综合征的诊断标准。

4. 肾病综合征的预后。

(李艳 许会静)

第九章 生殖系统

案例1 逐渐膨大的腹部

情境 1

1. 厌食、腹胀、右下腹痛这样的症状出现后,你首先会想到是什么脏器出了问题?
2. 慢性阑尾炎的诊断依据是什么,该如何治疗?
3. 头孢氨苄属于哪类抗生素,你能简述其主要的药理作用吗?
4. 为什么患者的腹部会越来越大?你考虑是什么原因导致的?(形成腹水)
5. 如果你是患者的主治医生,下一步你要采取哪些检查来确诊?

情境 2

1. 移动性浊音阳性说明什么?
2. 右下腹压痛、无反跳痛说明什么?
3. 为什么医生建议患者先到妇科检查?
4. 如果你是消化内科的医生你会怎么做?

情境 3

1. 妇科检查的流程是什么?
2. 女性生殖系统的解剖位置及正常的组织结构?
3. 什么是初潮和月经周期?如何计算月经周期?
4. 子宫在盆腔的正常体位有几种?
5. 医生以"盆腔肿物"将患者收住院,你认为这个盆腔肿物最可能是什么?给出你的理由。
6. 提出下一步需要检查的项目。
7. 医生决定进行择期手术,你同意吗?如果保守治疗可以吗?

情境 4

1. 正常子宫内膜的厚度在什么范围?患者的内膜厚度正常吗?
2. 什么是节育器?其材料是什么?有几种类型?作用机制是什么?
3. 彩超检查中的低回声代表什么?
4. 血清糖类抗原 CA125、CA199 及人附睾蛋白 4(HE4)分别是哪些疾病的诊断标志物?
5. 为什么家属拒绝 CT 检查,如果进行 CT 检查就能帮助诊断疾病吗?
6. 几种情况会在剖腹探查中出现,每一种情况的对策会是怎样?

情境 5

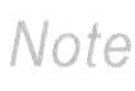

1. 手术有几种麻醉方式,你能简单叙述一下它们的应用吗?

2. 术中所见提示什么疾病?
3. 卵巢癌的分型及分期?
4. 简述慢性阑尾炎的大体及镜下病理。
5. 卵巢癌的术后化疗方案有几种,目前应用最多的是哪种？为什么？
6. 化疗的副作用有哪些？化疗的使用过程中需要监测哪些生化指标？为什么？
7. 卵巢癌需不需要做放疗？为什么？放疗的适应证有哪些？

（阚慕洁）

案例2 张小明的求子梦

情 境 1

1. 不孕不育的定义是什么？

2. 维持男性生育能力的条件是什么？（考虑精子发生、精子成熟、附属性腺、输精管道及性功能等方面）

3. 精液由哪些成分组成？来源是什么？（精浆中含有的重要生化成分。精液中除精子外，包含睾丸、附睾、附属性腺的分泌物）

4. 精液常规分析包括哪些指标，参考区间是什么？［参考《WHO 人类精液检查与处理实验室手册(第5版)》］

5. 该患者为无精子症，导致无精子症的原因有哪些？（常见原因可分为生精障碍和输精管道梗阻两大类。其中生精障碍可由先天性因素、感染因素、内分泌因素、理化因素等导致；而造成输精管道梗阻的原因又可分为先天性因素、感染、外伤、手术等）

6. 从病史中，可发现哪些社会问题？（不孕不育的隐私性；男性在生育中的重要性；私人诊所的合法性、正规性）

7. 对该患者，下一步应如何处理？

情 境 2

1. 从病史中可以获得哪些有用的信息？

2. 体检发现哪些有用的信息？（雄激素分泌减少的体征、睾丸体积）

3. 为何要复查精液常规两次？

4. 测定精浆生化指标的意义是什么？［果糖为精囊腺的分泌物，α-糖苷酶为附睾的特异性分泌物，主要用于排除梗阻性无精子症。精浆生化指标的测定方法和参考值参见《WHO 人类精液检查与处理实验室手册(第五版)》］

5. 为什么要测定外周血性激素水平？

6. 精子发生基因与精子发生的关系是什么？（AZF 位于 Y 染色体的长臂，分为 AZFa，AZFb，AZFc 三个区，任何一个区域的基因缺失均可导致无精子症或严重少精子症。无精子症或严重少精子症患者中约有 10% 由 AZF 缺失引起。不同区域的缺失产生的临床表现不完全相同）

7. 为何要查外周血染色体？

情 境 3

1. 该患者最终被确诊为哪种疾病？

2. 47，XXY 是如何形成的？为何会导致男性不育？（减数分裂的异常可导致非整倍体配子的产生，精子或卵子的异常均有可能导致 47，XXY 的产生）

3. 47，XXY 有哪些临床表现？

4. 对于 47，XXY 的患者应如何处理？（需考虑患者的生育要求和改善第二性征、提高生活质量两方面）

情 境 4

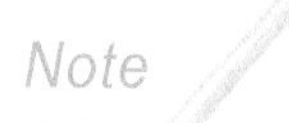

1. 47，XXY 患者精液中无精子，为何还要进行睾丸穿刺？（睾丸体积作为考虑睾丸穿刺适应证的主要依据）

2. 用47,XXY 患者的精子进行 ICSI,有无遗传风险？是否符合优生？

3. 如果该患者睾丸穿刺后没有发现精子,应如何进一步处理？（提醒学生注意,Klinefelter 综合征患者除精子发生障碍外,部分患者还伴有内分泌及代谢异常等症状,对于这部分患者,还应对这些临床症状进行治疗）

4. 供精人工受精(artificial Insemination with Donor semen,AID)会涉及哪些问题？［法律、道德、伦理等问题(AID 应遵循有利于供、受者,知情同意,保护后代,社会公益,保密,严防商业化,伦理监督等原则);医学问题］

5. 对供精者应如何选择？（考虑年龄、疾病史、个人生活史、体格检查、实验室检查等方面）

（霍 然）

Note

案例3 当上准妈妈的李婷

情 境 1

1. 该病例是否可以判定为女性不孕症？

2. 维持女性生育能力的基本条件是什么？（考虑卵泡发育与排卵、卵子质量、输卵管、子宫环境、激素水平等方面）

3. 患者月经周期不规律，那么正常的月经周期是如何形成的？

4. 从患者的家族史中可以获取哪些有价值的信息？

5. 对该患者，下一步应该做哪些检查以明确诊断？

情 境 2

1. 患者诉自幼体胖，那么其是否可以判定为肥胖？

2. 从患者的体格检查和妇科检查结果中可以发现哪些有用的信息？（注意肥胖、高雄体征，卵巢体积增大）

3. 为什么要给予患者肌注黄体酮？（黄体酮是由卵巢黄体分泌的一种天然孕激素，临床主要用于习惯性流产、痛经、经血过多或血崩症、闭经等）

4. 性激素六项测定的意义是什么？在月经周期中相关激素是如何变化的？

5. 为什么要检测甲状腺功能？

6. 为什么要检测血糖、血脂和胰岛素？

7. 检测 DHEA-S 有何意义？（血循环中约 90% 的 DHEA-S 来源于肾上腺皮质网状带，雄激素分泌过多时需检测 DHEA-S 用于评估肾上腺功能，判定雄激素的来源）

情 境 3

1. 根据患者的检查结果，可以诊断为哪种疾病？

2. 多囊卵巢综合征的诊断标准是什么？[目前国际上较为公认的是 2003 年欧洲生殖和胚胎医学会（ESHRE）和美国生殖医学会（ASRM）提出的鹿特丹标准。在此基础上，2011 年，中华医学会妇科内分泌学组在我国卫生部的支持下，根据汉族女性的特点，通过大样本资料的研究，完成了中国 PCOS 诊断标准：中华人民共和国卫生行业标准——多囊卵巢综合征诊断（Ws 330～2011）]

3. 多囊卵巢综合征的发病原因是什么？

4. 多囊卵巢综合征对女性健康的影响有哪些？（全面考虑如下几方面：①月经紊乱；②不孕；③影响美观；④增加其他疾病如高血压、糖尿病等的发病率；⑤妊娠并发症；⑥心理负担）

5. 多囊卵巢综合征与糖、脂代谢有什么关系？

6. 对于该患者，下一步应该如何处理以满足其生育要求？

情 境 4

1. 炔雌醇环丙孕酮片为什么能降低雄激素？

2. CC 是临床上最常用的促排卵药物，其作用原理是什么？

3. 卵泡的发育要经历哪几个阶段？何谓优势卵泡？

4. 卵泡成熟的标志是什么？除 B 超检测外，还可以有哪些方法来判断排卵的发生？（血清性激素测定、基础体温测定、宫颈黏液、子宫内膜检查、尿排卵试纸等）

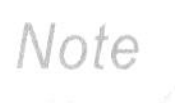

5. 血清 β-hCG 的来源及其测定的意义是什么?

6. 8 个多月后，该患者成功分娩一正常男婴，已达到生育目的，你认为该患者还需要继续治疗吗?（生育目的虽已达到，但患者内分泌及糖、脂代谢的异常还将长期存在，仍需给予治疗）

（霍 然）

案例4 一位厨师的难言之隐

情 境 1

1. 该患者的诊断可能是?

2. 前列腺炎确诊“金标准”是什么?(前列腺炎也是炎症的一种,请注意炎症的特点)

3. 该案例患者转来我院治疗反映了什么社会问题?

4. 前列腺的毗邻解剖结构?

5. 根据B超所示,该患者的前列腺体积是?残余尿量是?(前列腺可看做一个近球形,可利用球体的体积公式来计算前列腺体积)

6. 该患者形成前列腺结石的可能原因?

7. 前列腺增生的原因是?(前列腺是雄激素依赖性器官,应充分考虑体内雄激素在前列腺生长发育以及前列腺增生中的作用)

8. 前列腺分哪几区?增生在哪一区好发?

9. 前列腺液按摩的禁忌证是?(请参阅《中国泌尿外科疾病诊断治疗指南》)

10. 正常男性尿道的解剖分哪几部分,生理弯曲在哪?

11. 为何要查尿常规两次?(两次检查尿常规是为了排除尿路感染,只有在第一次尿常规检查结果正常后才可进行前列腺按摩,随后进行第二次尿常规检查,如结果异常则提示前列腺问题)

12. 前列腺炎分几型,该患者属于哪一类型?(请参阅《中国泌尿外科疾病诊断治疗指南》)

情 境 2

1. 通过病史询问可得到什么有用信息?

2. 患者的职业与疾病发生间有没有相关性?原因?

3. 前列腺炎的诱发原因有哪些?(辛辣刺激是诱发前列腺炎的重要原因之一)

4. 急性尿潴留发作的诱因和原因是什么?

5. 急性尿潴留导尿失败怎么办?(可采取膀胱造瘘)

情 境 3

1. 可引起前列腺特异性抗原(PSA)升高的原因有哪些?本患者PSA增高的原因可能是?(请参阅《中国泌尿外科疾病诊断治疗指南》)

2. 确诊前列腺癌的诊断“金标准”是?(考虑临床肿瘤确诊的金标准)

3. 为什么医生说现在不具备前列腺穿刺的指征?前列腺穿刺有哪些禁忌?

4. 为什么要1周后行PSA复查?(PSA是前列腺癌的早期筛查指标,但在多种前列腺疾病,如前列腺炎、前列腺增生及前列腺按摩后等均可出现PSA升高的情况。前列腺炎多伴有PSA增高,但治疗后会下降;而前列腺癌则不会在抗炎治疗后下降)

5. 米诺环素对哪些细菌有效?

6. 通过医生的医嘱可以看出前列腺炎的主要治疗原则是?(在前列腺炎治疗中首先应采取行为疗法:戒酒、戒辛辣、避免过于频繁的性生活、消除紧张以及提肛运动等;同时辅助抗炎药物治疗)

情 境 4

Note

1. 本次PSA降至正常说明什么?

2. 为什么要停用抗生素？

3. 非那雄胺片与坦索罗辛缓释胶囊的治疗目的是什么？

4. 为什么非那雄胺片的医嘱不在初诊时开立？（非那雄胺是5α还原酶特异性抑制剂，可以抑制睾酮向双氢睾酮的转变，降低血循环及前列腺内的双氢睾酮浓度，从而抑制前列腺增生。但同时，非那雄胺也使PSA浓度大幅下降。所以在初诊时，为防止掩盖病情，忽略对前列腺癌的考虑，故不立嘱服用非那雄胺片）

5. 请你预测患者再次复发的诱因是什么？

（霍　然）

Note

案例5 我想要一个健康的孩子

情 境 1

1. 什么是不孕症？

2. 女性不孕病因的检查包括哪几方面？（病史、全身体检、妇科检查、卵巢功能的检查、子宫的检查、输卵管功能的检查、盆腔超声等，了解卵巢、子宫、输卵管在女性生育过程中的主要作用）

3. 丈夫是否需要做一些检查？（精液检查、生殖内分泌激素检查）

情 境 2

1. 女性盆腔包块鉴别诊断。（需要考虑子宫、卵巢、输卵管及邻近脏器如肠管、膀胱等的病变）

2. 提出可能的假设。

3. 进一步处理方案。（肿瘤标记物检测，盆腔 CT 检查等）

情 境 3

1. 什么是盆腔子宫内膜异位症？盆腔子宫内膜异位症是如何导致不孕的？

2. 诺雷德是什么药？为什么能治疗盆腔子宫内膜异位症？（诺雷德即醋酸戈舍瑞林缓释植入剂，是一种促性腺激素释放激素类似物）

3. 下丘脑促性腺激素释放激素的分泌与主要功能？

情 境 4

1. SMA 是什么疾病？以什么方式遗传？人群中的发病率如何？（SMA 是遗传性的神经性肌肉疾病，是一种常染色体隐性遗传疾病）

2. 受精卵是怎么形成的？父母的遗传物质是怎样传给下一代的？

3. 莎莎和她的丈夫可以通过哪几种办法获得一个正常的宝宝？（自然受孕、卵子赠送、供精、胚胎植入前诊断）

4. 各种办法获得正常宝宝的概率各是多少？

情 境 5

1. 什么是胚胎植入前诊断？胚胎植入前诊断的方法与过程？（胚胎植入前遗传学诊断指从体外受精第 3 日的胚胎或第 5 日的囊胚取 1 ~ 2 个卵裂球或部分滋养细胞，进行细胞和分子遗传学检测，检出带致病基因和异常核型的胚胎，将正常基因和核型的胚胎移植，得到健康后代。主要解决有严重遗传性疾病风险和染色体异常夫妇的生育问题）

2. 精子和卵子是如何结合的？

3. 胚胎早期如何发育？早期胚胎何时着床？

4. 月经周期中子宫内膜是如何周期性变化的？

5. 应该在什么时候解冻胚胎并将胚胎植入子宫？（一般在受精后第 3 天，8 细胞期）

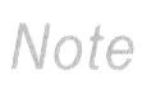

情 境 6

1. 莎莎的宝宝没有携带SMA基因的概率是多少？
2. 莎莎和丈夫都是SMA致病基因的携带者，莎莎夫妻是否可以生育？
3. 胚胎着床前诊断卵裂球活检后会影响子代的健康状态吗？

（俞 颖）

案例6　女友的月经乱了

情　境　1

1. 正常女性月经周期有何特点？

2. 月经血有何特征？

3. 患者本次阴道流血是月经吗？

4. 妇科老师会怎么问诊呢？

情　境　2

1. 药物避孕会引起月经失调吗？

2. 生育年龄妇女异常月经或阴道流血应该考虑什么情况？（子宫、卵巢、输卵管的各种病变，如炎症、肿瘤、妊娠、药物、异物、生殖内分泌激素异常等）

3. 现应开出哪些检查？（血、尿 hCG，血孕激素检测，盆腔 B 超）

情　境　3

1. 血清孕激素的来源、生理作用及临床应用？

2. hCG 是一种什么样的激素？由哪些细胞分泌？有哪些情况可致尿 hCG 阳性或血 hCG 升高？

3. 什么是黄体？超声下见到右侧卵巢黄体血流说明什么问题？

4. 目前应该考虑哪些诊断？（先兆流产、难免流产、异位妊娠、肿瘤）

5. 应该如何对患者进行监护和定期检查？（隔日复查血 hCG、孕激素水平，一周后复查盆腔 B 超）

情　境　4

1. hCG 监测的临床应用有哪些方面？

2. 血清 hCG 水平及其变化与各种妊娠结局有何关系？

3. 你的诊断是什么？诊断依据是什么？

4. 异位妊娠治疗有哪几种治疗方案？各种方案的适应证是什么？就治疗方案，应如何与患者沟通？

情　境　5

1. 女友为什么会突然下腹剧痛？

2. 异位妊娠的高危因素有哪些？该患者的病因是什么？

3. 暂时没有生育要求的性生活该如何做好避孕措施？

4. 你如何看待婚前性行为？

（俞　颖）

Note

第十章 血液系统与肿瘤

案例1 冬冬的眼

情境 1

1. 眼球的结构及各部分的功能是什么？（眼球包括眼球壁、内容物、神经、血管等组织）

2. 什么是“白瞳症”？哪些原因可引起“白瞳症”？（瞳孔区失去正常的黑色而呈现白色的病态。严重的先天性白内障，视网膜母细胞瘤，早产儿视网膜病变、眼内炎症性疾病等均可引起白瞳症）

3. 如何关注留守儿童的健康及教育问题？（需要家庭和社会的共同关注）

情境 2

1. 根据家属主诉，可以排除哪几种情况引起的“白瞳症”？（可排除先天性白内障、早产儿视网膜病变、眼内炎症）

2. 根据哪几个检查指标可以初步诊断冬冬可能患了视网膜母细胞瘤？（眼底见白色新生物生长，表面见新生血管）

3. 如果要确诊还需做哪些检查？（双眼 B 超和眼眶 CT 检查等）

情境 3

1. 根据哪些检查结果可以诊断冬冬患了视网膜母细胞瘤？（双眼 B 超：右眼球内占位；眼眶 CT：右侧球内多发钙化影）

2. 视网膜母细胞瘤的发病原因有哪些？（遗传型和散发型）

3. 视网膜母细胞瘤的临床表现有哪些？其发病机制是什么？

4. 视网膜母细胞瘤的诊断方法。（影像学、分子生物学）

5. 视网膜母细胞瘤的治疗及预后。

情境 4

1. 如你是负责手术的医生，手术前和患者家属就此病沟通的内容包括哪些？（视网膜母细胞瘤的危害性、当前的治疗手段以及首选治疗方案、冬冬目前的病情、手术中医生应注意的事项、手术的风险、手术的结果以及后期的治疗等）

2. 手术后，冬冬需要化疗吗？为什么？（化疗与否根据病情判断）

3. 你认为冬冬所患的视网膜母细胞瘤是遗传型的还是散发型的？遗传型和散发型有什么区别？（散发型。发病时间和病情严重程度有区别）

4. 冬冬手术后要注意哪些事项？后期治疗还包括哪些？（定期复查，安装义眼）

Note

5. 冬冬的父母能再生个孩子吗？再生的孩子患视网膜母细胞瘤的风险有多大？（可以再生，因为冬冬所患的视网膜母细胞瘤属散发型，其父母再生的孩子患视网膜母细胞瘤的风险很低）

（马长艳）

Note

案例2 与时间赛跑的疾病

情 境 1

1. 血液系统的细胞组成及各部分的结构特点及功能是什么？（红细胞、白细胞和血小板）

2. 白细胞数增高的原因有哪些？从王老师目前的身体情况，你可以排除哪些因素？（急性感染、严重创伤、急性出血、急性中毒、白血病、恶性肿瘤等）

3. 如果要确诊王老师的病，还需做哪些检查？（完善血常规检查、外周血涂片、胸片等）

4. 应如何对待体检结果中的异常指标？（要持慎重的态度，认真对待，遵医嘱）

5. 如何关怀空巢老人？（子女的责任、社区的责任、国家的养老保障政策）

情 境 2

1. 从血涂片的结果可以初步得出什么结论？（恶性血液病）

2. 白细胞数持续增高，提示什么？（炎症、造血系统恶性肿瘤）

3. 为了确诊，王老师还需做哪些检查？（骨髓穿刺、核型分析、分子生物学检查）

情 境 3

1. 骨髓穿刺的意义。

2. 显带核型分析的概念及意义。

3. FISH 的原理及应用。

4. 费城染色体的概念及应用。

5. 慢性粒细胞性白血病的病因有哪些？（慢性粒细胞白血病的病因仍未明确，但认为费城染色体与该病密切相关）

6. 慢性粒细胞性白血病发病的分子机制。[9 号染色体(9q34)上的原癌基因 *abl* 和 22 号染色体(22q11)上的 *bcr*(break point cluster region)基因重新组合形成融合基因，后者具有增高了的酪氨酸激酶活性]

7. 慢性粒细胞性白血病的预后及治疗。

情 境 4

1. 羟基脲及尼洛替尼治疗慢性粒细胞性白血病的原理。

2. 为什么要辅以水化碱化、利尿碱化尿液的治疗措施？（降低药物副作用）

3. 王老师出院后，要定期检查吗？平时生活应注意哪些？（需要定期检查，注意并发症）

（马长艳）

Note

案例3　突如其来的打击

情　境　1

1. 同样作为大学生的你们，而且是医学生，你对张倩目前遇到的问题有什么建议？（重视身体健康，自我保护）

2. 发热的定义是什么？人体正常体温是多少？体温是如何调节的？

3. 发热的原因有哪些？（常见的原因有微生物感染、肿瘤、抗原抗体复合物等）

4. 你认为张倩的手擦伤、面部炎症是否与发热有关系？（从发热的原因考虑这些症状之间存在的关联）

5. 接下来为确诊，到医院还会继续采集哪些病史？做哪些检查？（主要采集与发热相关疾病的病史）

情　境　2

1. 确定与张倩有关的体检资料和实验室资料。（确定患者的阳性体征和异常的实验室检查）

2. 从这一情境的资料看，除再生障碍性贫血外，你觉得还可能有其他诊断吗？（导致全血细胞减少还可能有哪些疾病）

3. 重型再生障碍性贫血的诊断标准是什么？除已知的检查资料外，还需补充哪些检查？（全面了解再生障碍性贫血的诊断依据与分型依据）

4. 一经确诊为重型再生障碍性贫血，需要立即采取的处理措施有哪些？（再生障碍性贫血的治疗方案）

5. 为更好地诊断和治疗，你还需要学习哪些内容？

6. 有可能出现张倩与其父母和兄弟姐妹血型都不一样的情况吗？（血型的遗传学基础）

7. 你对无偿献血后用血的相关政策了解吗？（无偿献血的相关政策）

8. 张倩为什么需要住进重症监护病房，她可能出现了哪些并发症？为什么会出现这些并发症？（血细胞的生理功能）

情　境　3

1. 你是否也认为张倩得病与她实习所从事的工作有关？（张倩从事工作的性质，特殊工作岗位的防护问题）

2. 再生障碍性贫血的发病原因和发病机制有哪些？

3. 是否能预防再生障碍性贫血的发生？（再生障碍性贫血的病因）

4. 作为大学生，你们也将面临实习的问题。针对你的专业，你认为实习时应注意哪些问题？

情　境　4

1. 免疫抑制剂有哪些？为什么免疫抑制剂可以用于治疗再生障碍性贫血？（再生障碍性贫血的发病机制）

2. 为什么再生障碍性贫血最终要进行骨髓移植？（骨髓移植的治疗机制）

3. 骨髓移植的费用为什么如此昂贵，主要花费在哪些方面？（骨髓移植的详细过程）

4. 张倩治病的费用国家是否可以报销一部分？你对我国的医疗保险制度有多少了解？（中国医疗保险制度的相关规定）

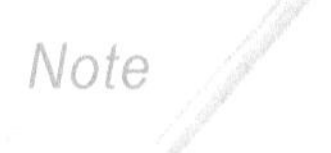

5. 你对职业病鉴定有多少了解？张倩所患疾病属于工伤吗？（职业病鉴定相关知识以及相关的法律知识）

6. 你认为张倩的病能治好吗？她的实习单位需要承担责任吗？

7. 作为未来的医务工作者，你对张倩的遭遇有什么看法？如果她是你的同学，你愿意为她做些什么？（医德医风的树立）

（王　晗）

案例4 下一个孩子还会这样吗?

情 境 1

1. 拔牙是否需要去大医院?社区可以完成哪些医疗项目?社区卫生服务与医院的卫生服务相比有什么优势和劣势?(社区卫生服务的定义、发展意义、总体目标、指导标准等)

2. 如果你是社区的牙医,你在给孩子拔牙前会做些什么?(主要是了解是否有拔牙禁忌的疾病,如高血压、心脏病、血液系统疾病等)

3. 儿童换牙的时间、顺序和注意事项有哪些?经常吃甜食会影响换牙的过程吗?(饮食和营养对换牙的影响)

4. 你认为孩子拔牙后有些渗血与他平时刷牙时也有些出血有什么联系吗?(要考虑到之间可能存在关联,要重视找出此次拔牙渗血的原因)

情 境 2

1. 小强回到家后牙齿还是渗血,没有停止,你有哪些假设或推测?(包括局部因素和全身因素,局部因素主要是牙龈本身的问题,全身因素包括血液系统疾病、肝脏疾病、药物因素等)

2. 血常规检查中的项目与牙齿出血有什么关系?为什么血常规正常还要继续检查?(血常规中与出血相关的因素主要是血小板,但与出凝血相关的因素不只有血小板,还包括凝血因子等)

3. 如果你是医院中接诊的医生,你还会向小强和他的妈妈了解哪些情况?交代哪些事情?(还需要了解与你的初步诊断相关的主要病史,交代在诊断明确前的一些注意事项,包括行为上的和心理上的)

4. 为更好地诊断和治疗,你需要学习哪些相关内容?(与出凝血相关的主要疾病的特点)

情 境 3

1. 小强的家人没有遵医嘱回到医院做检查,你觉得主要原因在哪里?你认为医患之间应如何建立信任的关系?(医患沟通的重要性和技巧)

2. 小强再次出现状况,你认为是另一个独立的事件吗?与前段时间拔牙出血有什么联系吗?(要考虑到两次出现状况之间的关联性)

3. 作为骨科医生,需要哪些证据可以确定小强的状况不再属于外科范畴?(从引起双膝肿胀的真正原因考虑)

4. 曾有两个医生都建议小强到血液科就诊,小强到底可能存在哪种血液系统疾病?(结合血常规主要从出凝血疾病方面考虑)

情 境 4

1. 医生对小强的诊断结果你是否认同?(血友病的诊断标准)

2. 小强是否可以和正常孩子一样游戏和玩耍?能否正常上学?能否正常从事各种工作?(血友病患者的生存质量)

3. 小强是否能正常的生长发育?他的预期寿命是否正常?(血友病患者的寿命与疾病本身的关系)

4. 如果你是小强的接诊医生,除了医疗上的叮嘱,你会从社会、心理层面对他的父母和孩子本人有哪些指导?(医学人文关怀)

Note

情境 5

1. 本幕中提到“小强的妈妈是携带者，如果再生个儿子，将有 50% 的概率患血友病；如果再生个女儿，有 50% 的概率成为携带者”。为什么？血友病究竟是怎样的遗传病？（血友病的遗传学基础）

2. 假设你是医生，如果小强的妈妈再次成功受孕，并向你咨询，你会给出哪些建议？（把小强妈妈遇到的各种情况都交代清楚，由本人自己做决定）

3. 小强的父母可能会认为生男孩的危险性太大而想要一个女孩，伦理学或法律上是否允许终止携带者的妊娠，是否允许对胎儿进行性别鉴定？（伦理委员会的相关作用）

4. 你是否感觉到医生身上的责任之大？你是否感到压力？

（王　晗）

Note

案例5 前妻的抉择

情境 1

1. 乙肝病毒携带者就是乙肝吗？

2. 小张是乙肝病毒携带者，若在日常生活中经常喝酒，对肝脏会有什么影响？

3. 负面情绪对肝脏尤其是乙肝病毒携带者有何影响？

情境 2

1. 什么是肝癌？肝癌的常见病因有哪些？

2. 肝癌患者有哪些症状及体征？（肝区疼痛、肝大、黄疸、肝硬化征象等）

3. 目前我国肝癌的发病率？死亡率？

4. 你认为小张患肝癌可能与哪些因素有关？（乙肝病毒、不良生活习惯尤其是酗酒、负面情绪、工作压力等）

情境 3

1. 小张的黄疸是什么类型的？（肝细胞性黄疸）

2. 小张的黄疸其血、尿、粪便胆色素代谢特点？［血清中非酯型胆红素和酯型胆红素均↑，胆红素定性试验双相反应阳性；粪中粪胆原、粪胆素↓，粪色较淡；尿中尿胆原、尿胆素↑，胆红素(+)］

3. AFP增高常见于哪些情况？（原发性肝癌，病毒性肝炎，肝硬化）

4. 黄疸患者皮肤、巩膜为何易黄染？（皮肤、巩膜富含弹性蛋白，而胆红素与弹性蛋白有较高亲和力）

情境 4

1. 入院后第3天小张血氨165μmol/L，血氨增高的原因是什么？（氨中毒学说——氨产生过多，氨清除不足）

2. 小张出现肝性脑病，除了和氨中毒学说有关，还可能和哪些机制有关？（假性神经递质学说；血浆氨基酸失衡学说；γ-氨基丁酸(GABA)学说等）

3. 小张出现DIC的可能原因是什么？（肝功能障碍既是DIC病因，也是DIC诱因）

4. 小张的凝血酶原时间及3P实验结果说明了什么？（凝血酶原时间测定：待测血浆+兔脑粉→测定凝胶生成时间，比参考区间延长3秒即为阳性结果，主要检查外源性凝血系统凝血因子消耗情况；3P试验：待测血浆+硫酸鱼精蛋白或酒精→水浴→若有凝胶生成，即为阳性结果，3P试验阳性即说明待测血浆中含有纤维蛋白(原)降解产物(FDP)中的X片段）

5. 医生为什么给小张用谷氨酸钠、支链氨基酸、左旋多巴等？（谷氨酸钠，降低血氨-氨中毒学说；支链氨基酸-血浆氨基酸失衡学说；左旋多巴-假性神经递质学说：左旋多巴能通过血脑屏障，在脑内代谢形成真性神经递质，排挤假性神经递质，恢复神经系统功能）

情境 5

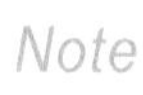

1. 肝移植适用于哪些疾病？（肝硬化、肝功能衰竭、肝或胆道原发性恶性肿瘤等）

2. 肝移植后需要注意哪些事项？（病情监测、营养支持、预防术后感染及排斥反应等）
3. 我国器官移植的现状？（以肝、肾器官为例）
4. 你对器官移植的伦理学有了解吗？（知情同意；器官移植供体采集、受体选择的伦理学）

（黄　英）

第十一章 皮 被 系 统

案例1 不痒的皮疹

情 境 1

1. 根据症状与体征,这个患者的可能诊断有哪些？为什么？
2. 无症状的皮疹有助于哪些疾病的诊断？
3. 右手指间关节的肿胀与疼痛有助于哪些疾病的诊断？
4. 银翘片等草药类制剂会引起药疹吗？有哪些药物容易引起药疹？
5. 这个患者的性生活活跃,有哪些性相关疾病会引起皮疹吗？

情 境 2

1. 停用银翘片及使用布洛芬,患者的皮疹和关节痛好转。这个情况说明了什么？
2. 患者考试期间的精神压力对皮疹的发生有影响吗？为什么？
3. 患者的皮疹范围扩大了,说明什么问题？
4. 校医的处理是否合适？为什么？

情 境 3

1. 患者的症状被激素控制住了,但是这种短期的好转对疾病的发生发展影响如何？机制如何呢？对这类皮肤疾病使用全身性甾体类药物是否合适？为什么？
2. 患者体位改变导致血压改变,你认为这种体位性血压变化是否有助于诊断？为什么？
3. 银屑病的病因是什么？
4. 你认为患者指甲凹陷是一个诊断信息吗？为什么？
5. 医生决定让患者住院治疗,你认为合适吗？为什么？
6. 住院治疗时的治疗原则是什么？

情 境 4

1. 皮肤科陈主任采集病史时发现,患者有银屑病的家族史。银屑病的遗传方面的机制及流行病学如何？
2. 如何做皮肤活组织检查？这个患者进行皮肤活检是否必要？为什么？
3. 银屑病的皮肤组织病理学表现是怎样的？
4. 银屑病的全身性治疗原则是什么？

（王会平 夏强）

Note

案例2 痒

情 境 1

1. 发热的分级如何？
2. 出现水疱的原因有哪些？
3. 患者需要作何处理？

情 境 2

1. 水疱的分布提示什么？你的可能诊断是什么？
2. 什么是 Tzanck 涂片？Tzanck 细胞阳性提示什么？
3. 对这个患者的治疗策略是什么？

情 境 3

1. 带状疱疹是什么？
2. 疱疹呈皮节分布的机制是什么？
3. 现在使用的药物的作用机制如何？
4. 除了现有的治疗药物外，还有其他哪些治疗方法吗？
5. 带状疱疹为什么会复发？复发后药物的控制效果为什么变差了？
6. 什么是带状疱疹后神经痛？形成机制如何？主要的治疗方法有哪些？

情 境 4

1. 在旅途中，患者出现的口、喉、眼睛、皮肤症状的原因是什么？野外接触是可能的诱因吗？为什么？
2. 患者的疱疹特点是什么？你的鉴别诊断有哪些？
3. 患者存在体位性低血压吗？如何判断体位性低血压？

情 境 5

1. 完整描述患者的原发性和继发性病变。
2. 什么是 Nikolsky 征？什么是 Asboe-Hansen 征？阳性征的意义分别是什么？
3. 请描述患者的完整用药史。
4. 许教授开出的各类检查的目的分别是什么？
5. 此时，你的鉴别诊断是什么？

情 境 6

1. 郑教授为何要把患者转入 ICU？
2. 郑教授为什么还要增加患者的肝功能检查项目？
3. 为什么患者要插导尿管？
4. 什么是 Stevens-Johnson 综合征？Stevens-Johnson 综合征的诱发因素有哪些？
5. 不同种族群体对卡马西平发生不适反应，导致 Stevens-Johnson 综合征的发病率有什么区别？不同种族，突变相同吗？汉族群体容易发生 Stevens-Johnson 综合征吗？为什么？
6. 为了预防对卡马西平的药物反应，需要在可疑群体中进行基因检测吗？

（张咸宁 夏强）

参 考 文 献

1. 关超然,李孟智.问题导向学习之理念、方法、实务与经验.台北:台湾爱思唯尔有限公司,2009

2. 董卫国.临床医学PBL教程.北京:人民卫生出版社,2012

3. 赛米著,王维民,译.问题导向学习(PBL)指南.北京:北京大学医学出版社,2012

4. Howard S. Barrows, Robyn M Tamblyn. Problem-based learning: An approach to medical education. Springer Publishing Company, 1980

5. John F Barell. Problem-based learning: An inquiry approach. 2nd edition. Corwin, 2006

6. Dorothy H Evensen, Cindy E Hmelo. Problem-based learning: A research perspective on learning interactions. Routledge, 2000

案例主要疾病提示

案例	主要疾病
第一章　运动系统	
案例 1　“关心”带来的伤害	肱骨骨折
案例 2　都是足球惹的祸	半月板损伤
案例 3　有罪的螃蟹	腕管综合症
案例 4　难道劳动也有错	手部感染
第二章　感觉器官与中枢神经系统	
案例 1　毫无先兆的抽搐	脑膜瘤
案例 2　我的希望在哪里	抑郁症
案例 3　冬日暖阳	脑梗塞
案例 4　视力怎么越来越差了	颅底胆脂瘤
案例 5　分错科的病号	帕金森病
案例 6　教授倒在餐厅	缺血性脑卒中
第三章　内分泌系统	
案例 1　“月子”后遗症	席汉氏综合征
案例 2　难以控制的“头痛”	嗜铬细胞瘤
案例 3　他是真的癫痫吗	胰岛素瘤
案例 4　危险的“感冒”	糖尿病
案例 5　风湿关节炎又犯了	痛风
案例 6　她是更年期综合征	甲状腺功能亢进症
案例 7　她真的怀孕了	库欣综合征
案例 8　晚饭后刘先生昏倒了	糖尿病
第四章　宿主防御系统	
案例 1　迁延不愈的咳嗽	结核病
案例 2　被胶粘着双手的母亲	类风湿性关节炎
案例 3　喘不过气来的小男孩	过敏性哮喘
案例 4　让人崩溃的疾病	艾滋病
第五章　心血管系统	
案例 1　不断换药的李阿姨	高血压病
案例 2　都是大餐惹的祸	心肌梗塞

案例3 球迷的世界"悲" 高血压病

案例4 "快乐"的背包客 风湿性心脏病

案例5 青紫色的嘴唇 先天性心脏病

案例6 夕阳无限好 心肌梗塞

案例7 热爱跑步的帅哥 高迷走张力综合征

案例8 突如其来的胸痛 心肌梗塞

第六章 呼吸系统

案例1 "小珍珠"的颜色 呼吸窘迫综合征

案例2 胸痛 肺栓塞

案例3 医生,我的孩子不能呼吸了 哮喘

案例4 咳嗽咳痰几十年了 慢性支气管炎

案例5 咳嗽、咯血的何伯伯 肺癌

案例6 淋雨之后 肺炎

第七章 消化系统

案例1 酒精的考验 肝硬化

案例2 聚餐之后 急性胰腺炎

案例3 皮肤怎么变黄了 肝癌

案例4 黑矇与黑便 上消化道出血

案例5 长时间的腹泻 克罗恩病

案例6 只能喝稀的 食管癌

案例7 长治久安 溃疡性结肠炎

第八章 泌尿系统

案例1 当健康渐行渐远时 肾功能不全

案例2 误食毒蘑菇风波 毒蕈中毒

案例3 都是美白惹的祸 汞中毒

案例4 他的感冒还没好 急性肾小球肾炎

案例5 她是累着了吗 急性肾盂肾炎

案例6 刘能是变胖了吗 肾病综合征

第九章 生殖系统

案例1 逐渐膨大的腹部 卵巢癌

案例2 张小明的求子梦 Klinefelter 综合征

案例3 当上准妈妈的李婷 多囊卵巢综合征

案例4 一位厨师的难言之隐 前列腺炎

案例5 我想要一个健康的孩子 不孕症

案例6 女友的月经乱了 异位妊娠

第十章 血液系统与肿瘤

案例1 冬冬的眼 视网膜母细胞瘤

案例 2　与时间赛跑的疾病　　白血病

案例 3　突如其来的打击　　再生障碍性贫血

案例 4　下一个孩子还会这样吗　　血友病

案例 5　前妻的抉择　　肝癌

第十一章　皮被系统

案例 1　不痒的皮疹　　银屑病

案例 2　痒　　带状疱疹